ÉTUDES

SUR LES

MALADIES NERVEUSES

DU MÊME AUTEUR :

Anatomie pathologique de la moelle épinière, *Préface de M. le professeur Charcot*, 1 vol. in-4° ; Paris, G. Masson, 1891 (avec M. A. Londe). *Ouvrage couronné par la Faculté de médecine* (Prix Jeunesse) *et par l'Académie de medecine* (Prix Buisson).

Sur une affection caractérisée par de l'astasie et par de l'abasie, in-8° de 55 p. ; Paris, Delahaye et Lecrosnier 1888. *Ouvrage récompensé par l'Académie de médecine* (mention du Prix Alvarenga).

Des contractures ; contractures en général ; la contracture spasmodique ; les pseudo-contractures, in-8° de 216 p., avec 8 fig. et 3 planches ; Paris, Delahaye et Lecrosnier, 1888. *Ouvrage couronné par la Société médico-psychologique* (Prix Moreau de Tours) *et par l'Académie des Sciences* (Prix Lallemand).

Séméiologie et diagnostic des maladies nerveuses, in-18 de 530 p., avec 88 fig. dans le texte ; Paris, G. Masson, 1892 (avec M. Onanoff). *Ouvrage couronné par la Faculté de médecine* (Prix Chateauvillard).

Les troubles de la marche dans les maladies nerveuses, in-18 de 160 p., avec 21 fig. : Paris, Rueff et Cⁱᵉ, 1892.

Note sur l'athétose double, in-8° de 15 p. ; Paris, Alcan, 1887 (avec M. le Dʳ Blin).

D'une forme particulière de troubles nerveux des extrémités supérieures, in-8° de 16 p. ; Paris, Lecrosnier et Babé, 1889.

Migraine ophtalmique et paralysie générale, in-8° de 13 p. ; Delahaye et Lecrosnier, 1889.

Polynévrites et poliomyélites, in-8° de 35 p. ; Paris, Lecrosnier et Babé, 1889 (avec M. Marinesco).

Sur l'anatomie pathologique de la maladie de Friedreich, in-8° de 35 p. ; Paris, Lecrosnier et Babé, 1890 (avec M. Marinesco).

Sur un cas de paralysie conjuguée de la sixième paire, in-8° de 16 p.; Paris, G. Masson, 1891 (avec M. le Dʳ Guinon).

Sur un cas d'association hystéro-tabétique, suivi d'autopsie, in-8° de 25 p. ; Paris, G. Masson, 1891 (avec Onanoff).

Sur un syndrome caractérisé par de la topoalgie ; *neurasthénie mono symptomatique, forme douloureuse*, in-8° de 16 p. ; Paris, G. Masson, 1891.

Sur les lésions et la pathogénie de l'épilepsie dite essentielle, in-8° de 8 p. ; Paris, *Semaine médicale*, 1892 (avec M. Marinesco).

Sur un cas de myopathie primitive, suivi d'autopsie, in-8° de 22 p. ; Paris, Librairie du *Progrès médical*, 1893 (avec M. Marinesco).

Cinq cas de maladie de Friedreich, *Nouv. Icon. de la Salpêtrière*, 1888 (avec Gilles de la Tourette et Huet).

Note sur la guérison d'un cas d'impuissance (*Mercredi médical*, 1890).

Une définition naturelle du crime (*Revue scientifique*, 1890) (avec Onanoff).

Sur un cas d'hystérie atypique (*Progrès médical*, 1892) (avec M. le Dʳ Sollier).

Numération comparative pour les membres supérieurs et inférieurs des fibres nerveuses d'origine cérébrale, destinées au mouvement Acad. des Sciences, 1892 (avec Onanoff).

Syringomyelia (*Londres, Brain*, 1890). — Semeiology of Sleep. (*Ibid.*, 1891). — Neurasthenia (*Ibid*, 1891).

Morphologie des faisceaux neuromusculaires (Société de Biologie, 1890 (avec M. Marinesco). — Sur un système tubulaire spécial des nerfs (*Ibid.*, 1892) (avec M. Marinesco). — Sur un cas de tremblement parkinsonnien symptomatique d'une tumeur du pédoncule cérébral (*Ibid.*, 1893) (avec M. Marinesco).

Traitement de l'ataxie locomotrice par la suspension (*Bulletin médical*, 1889). — Des contre-indications du traitement par la suspension (*Ibid.*, 1889). — Des indications de l'hypnotisme dans le traitement de l'hystérie (*Ibid.*, 1889). — Nature centrale de la paralysie spinale aiguë (*Ibid.*, 1890).

Hystérie maniaque infantile (*Revue générale de clinique et de thérapeutique*, 1889). — Vigilambulisme hystérique et suggestion hypnotique (*Ibid.*, 1891). — Traitement de l'épilepsie par l'hydrate d'amylène (*Ibid.*, 1891). — Sur un cas d'automatisme comitial ambulatoire (*Ibid.*, 1891). — Nouveaux faits de topoalgie (*Ibid.*, 1892). — Topoalgies et algies centrales (*Ibid.*, 1893). — Epilepsie, syphilis, tabes (*Ibid.* 1893).

ÉTUDES

SUR LES

MALADIES NERVEUSES

PAR

le Dʳ PAUL BLOCQ

CHEF DES TRAVAUX D'ANATOMIE PATHOLOGIQUE
A LA CLINIQUE DES MALADIES DU SYSTÈME NERVEUX DE LA FACULTÉ,
LAURÉAT DE LA SOCIÉTÉ MÉDICO-PSYCHOLOGIQUE,
LAURÉAT DE LA FACULTÉ, DE L'ACADÉMIE DE MÉDECINE, ET DE L'INSTITUT

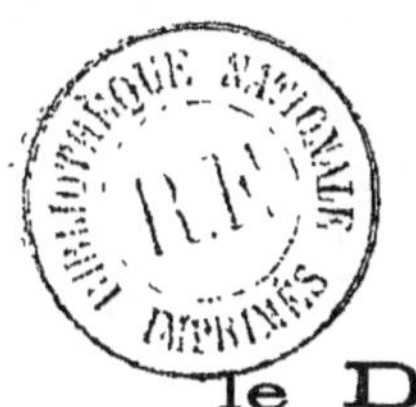

PARIS

RUEFF ET Cⁱᵉ, ÉDITEURS

106, BOULEVARD SAINT-GERMAIN, 106

—

1894

A la mémoire vénérée de mon illustre Maître,

Le Professeur J.-M. CHARCOT.

ÉTUDES

SUR LES

MALADIES NERVEUSES

I

LA NEURASTHÉNIE ET LES NEURASTHÉNIQUES

De même que l'Hystérie, avec laquelle elle affecte tant de points de contact, la Neurasthénie voit son domaine s'étendre de jour en jour. Est-ce parce que ses limites sont encore relativement indécises au point de vue clinique, et qu'alors on lui attribue souvent indûment un certain nombre de cas obscurs et d'un diagnostic douteux ? Cet accroissement provient-il plutôt de ce que les médecins connaissent mieux la nouvelle espèce morbide et constatent maintenant sa présence là où ils ne trouvaient autrefois qu'un simulacre de maladie, pour ne pas dire une maladie simulée ? En dernier lieu, cette névrose est-elle en réalité plus répandue actuellement par l'effet des progrès de plus en plus rapides de notre civilisation, qui ne s'effectuent pas sans un degré notable de surmenage, dont on la considère avec raison comme l'expression pathologique ?

Tous ces motifs pourraient être invoqués sans doute avec plus ou moins de raison; mais, quoi qu'il en soit de leur valeur explicative, la neurasthénie n'en est pas moins en voie d'occuper une place prépondérante dans la neuropathologie. Ce rang, elle le doit au nombre presque illimité de ses manifestations, à la diversité protéiforme de ses apparences, aux connexités compliquées de ses rapports, à la fâcheuse faculté, enfin, qu'on lui reconnaît de *régénérer la dégénérescence* nerveuse héréditaire, si l'on nous permet cette expression, sur laquelle nous aurons à nous expliquer ultérieurement.

HISTORIQUE. — Cependant, sa littérature était encore relativement pauvre il y a quelques années, non pas tant à cause de cela seul que l'entité qu'elle représente manque, jusqu'à présent, d'un substratum anatomique qui lui soit propre, mais plutôt parce qu'elle est dépourvue de symptômes objectifs, les seuls qu'affectionne la médecine expérimentale de notre époque; nous pensons, en effet, que l'entéroptose, qu'on pourrait considérer comme tel, n'a pas, dans la neurasthénie, la constance que M. Glénard a prétendu lui attribuer.

En 1869, Beard (1) donna le nom de neurasthénie à un état nerveux déjà connu et que l'on avait décrit, jusqu'à lui, sous divers titres. Parmi les dénominations extrêmement multiples qui ont été employées à cet effet, nous citerons entre autres : l'irritation spinale de Frank (2), la névros-

((1 BEARD. *Boston med. and Surg.*, 30 avril 1869.
(2) FRANK. *De Nevralgia et Neuritide. Univers. praxeos medic. præcipita;* Leipzig, 1821.

pasmie de Brachet (1), la névralgie générale de Valleix (2), la névrose protéiforme de Cerise (3), l'hyperesthésie générale de Monneret (4), l'état nerveux de Sandras (5) et le nervosisme de Bouchut (6).

Le néologisme de Beard ne fut, cependant, pas accepté d'emblée, car Krishaber (7) put encore présenter, comme une affection autonome, sa névropathie cérébro-cardiaque, dont l'histoire se rapporte évidemment à la neurasthénie.

C'est, en effet, seulement des mémoires ultérieurs et plus complets de Beard (8) que date la véritable différenciation de la neurasthénie d'avec les nombreux états nerveux plus ou moins similaires avec lesquels elle était auparavant confondue, et sa promotion au rang d'entité morbide autonome.

Or, ainsi que nous le faisions remarquer, pour nous en tenir aux travaux exclusivement consacrés à cet état morbide, depuis cette époque jusqu'à ces derniers temps, nous n'aurons à mentionner qu'un nombre assez restreint de publications.

C'est, tout d'abord, un court mémoire de Jewel (9), qui

(1) BRACHET. *Recherches sur la nature et le siège de l'hystérie et de l'hypocondrie, et sur l'analogie et la différence de ces maladies;* Paris, 1832.

(2) VALLEIX. *Traité des névralgies et affections diverses des nerfs;* Paris, 1841.

(3) CERISE. *Des fonctions et des maladies nerveuses;* Paris, 1842.

(4) MONNERET. *Traité de pathologie générale;* Paris, 1857, t. I, p. 420.

(5) SANDRAS. *Traité pratique des maladies nerveuses;* Paris, 1860, t. I.

(6) BOUCHUT. *De l'état nerveux aigu et chronique ou nervosisme;* Paris, 1860.

(7) KRISHABER. *De la névropathie cérébro-cardiaque;* Paris, 1873.

(8) BEARD. *Neurasthenia (nervous exhaustion). Its nature, symptoms and treatment;* New-York, 1880. — Its causes and consequences (*American Nervousness;* New-York, 1881).

(9) JEWELL. The varieties and cause of neurasthenia (*The Journ. on nerv. and ment. dis.;* Chicago, janvier 1880).

ne fait guère que commenter le travail de son compatriote.
C'est ensuite l'article « Neurasthénie » écrit, presque tout
entier, par M. Huchard (1), dans le *Traité des névroses*
d'Axenfeld et qui constitue à cet égard, en France du moins,
un travail didactique complet, le premier dans ce genre que
nous ayons à signaler sur ce sujet.

Weir Mitchell (2) a décrit depuis une forme particulière
de neurasthénie féminine, et, dans son travail, a insisté
surtout sur la valeur de la combinaison de certains agents
physiques dans le traitement de la neurasthénie. Arndt (3),
presque à la même époque, consacre, à la neurasthénie, un
mémoire fort important. Il ne la considère pas comme une
maladie, mais comme « un symptôme, un complexus symptomatique de processus morbides, d'états morbides, de
malaises déterminés », pour lesquels il crée une longue
terminologie.

La question a été posée sous un aspect tout à fait spécial
dans l'importante publication de M. Glénard (4). Cet auteur
décrit une entité morbide nouvelle pour laquelle il propose
le nom d'entéroptose, et pense qu'on lui peut rapporter la
plupart des cas de neurasthénie gastrique. Le syndrome
neurasthénique relèverait, selon cet auteur, d'un trouble de

<hr>

(1) Axenfeld et Huchard. *Traité des névroses ;* Paris, 1883.

Nous remercions ici très sincèrement M. Huchard, qui, avec la plus
grande obligeance, a mis à notre disposition un grand nombre de documents et de notes personnelles sur la neurasthénie, qui nous ont été
d'un utile profit pour la rédaction de cette Revue. — P. B.

(2) Weir Mitchell. *Du traitement de la neurasthénie*, trad. franç. ;
Paris, 1881.

(3) Arndt. *Die Neurasthenie (nervenschwæche) ihre Wesen, ihre Bedeu-
tung und Behandlung ;* Leipzig, 1885.

(4) Glénard. *Application de la méthode naturelle à l'analyse de la
dyspepsie nerveuse. Détermination d'une espèce. De l'entéroptose ;* Lyon,
1885.

la partie abdominale du tube digestif, caractérisé par le prolapsus des divers organes (foie et rein) et de l'intestin. On constaterait alors constamment des signes objectifs particuliers. Dans le traité de M. Grasset (1), non plus que dans le travail d'Erb (2), on ne trouve encore mentionnée l'idée originale de M. Glénard, à laquelle M. Lannois (3) consacre une revue critique très intéressante dans la *Revue de médecine*.

Nous citerons ensuite, et sans la mentionner autrement, une publication de Giovanni (4). M. Glénard (5) revient bientôt sur le même sujet en confirmant les notions précédentes dans une communication à la Société médicale des Hôpitaux, ce qui donne à M. Féréol (6) le sujet d'un rapport très remarquable. Cet observateur ne se prononce pas catégoriquement sur la réalité de l'entéroptose en tant que « maladie spéciale », mais n'en constate pas moins que les recherches de M. Glénard déterminent un fait clinique important qui mérite d'attirer l'attention parce qu'il peut être la source d'indications thérapeutiques.

La même année, Ziemssen (7) consacre un article assez important à la neurasthénie, puis M. Glénard (8) émet de nouvelles considérations sur le diagnostic de l'entéroptose. Nous devons signaler aussi l'excellente thèse de M. La-

(1) Grasset. *Traité pratique des maladies du système nerveux;* Montpellier, 1886.
(2) Erb, *Ziemssen Handbuch*, t. XII, art. Neurasthénie.
(3) Lannois, *Revue de médecine*, 1887, t. VII, p. 64.
(4) Giovanni. *Sulla neurasthenia;* Cremona 1885.
(5) Glénard. Société médicale des Hôpitaux, 15 mai 1886.
(6) Féréol. *Bulletins et Mémoires de la Société médicale des Hôpitaux*, 5 janvier 1887, p. 499, 509.
(7) Ziemssen. *Die Neurasthenie und ihre Behandlung;* Leipzig, 1887.
(8) Glénard. *A propos d'un cas de neurasthénie gastrique;* Paris, 1886.

fosse (1) sur la céphalée neurasthénique, ainsi qu'une revue de M. Lemoine (2) et un mémoire sur les dyspepsies neurasthéniques de Gratz (3).

Dans ces dernières années, au contraire, la bibliographie s'est enrichie de plusieurs publications importantes que représentent : les *Leçons du mardi* de M. le professeur Charcot (4), la monographie de M. Bouveret (5) et celle de M. Mathieu (6), Tant dans la première que dans la seconde année de ses leçons, M. Charcot a eu, à maintes reprises, l'occasion d'exposer ses idées sur la neurasthénie, et il s'est surtout efforcé d'établir la fréquence de la combinaison de la neurasthénie avec l'hystérie et la part exclusive que prenaient ces deux affections séparées ou associées à la constitution de la prétendue névrose traumatique, opinion qu'a ensuite développée M. le professeur Pitres (7). M. le professeur Grasset (8) a également étudié l'hystéro-neurasthénie.

L'ouvrage de M. Bouveret constitue pour sa part un excellent travail d'ensemble sur la question, aussi bien que le livre de M. Mathieu, dans lequel l'auteur insiste, en particulier, sur les troubles de l'appareil digestif.

(1) LAFOSSE. *La céphalée neurasthénique.* Thèse de Paris, 1887.

(2) LEMOINE. Pathogénie et traitement de la neurasthénie (*Annales médico-psychologiques*, septembre 1888).

(3) GRATZ. *Des dyspepsies et plus particulièrement de la dyspepsie neurasthénique;* Genève, 1888.

(4) CHARCOT. *Leçons du mardi*, 1888-1889, t. II, 2e, 12e et 13e leçons.

(5) BOUVERET. *La neurasthénie épuisement nerveux;* Paris, 1890.

(6) MATHIEU. *Neurasthénie épuisement nerveux* (Bibliothèque médicale Charcot-Debove; Paris, 1892).

(7) PITRES. De la neurasthénie et de l'hystéro-neurasthénie traumatique (*Progrès médical*, t. XII, 1889, n° 49, p. 448).

(8) GRASSET. Quelques cas d'hystérie mâle et de neurasthénie (*Montpellier médical*, mai-juin 1891, n°* 9, 10, 11 et 12).

Des recherches d'un ordre plus spécial ont été produites également par M. Régis (1), qui a tenté de faire rentrer les obsessions conscientes dans le cadre de la neurasthénie, et leur a proposé le nom de neurasthénies psychiques. On sait que ces syndromes ont été rattachés, par Charcot et Magnan, à la dégénération nerveuse. En cette qualité, ils peuvent s'associer non seulement à la neurasthénie, mais encore à un grand nombre d'autres affections nerveuses; aussi ne nous semble-t-il pas qu'on les puisse faire dépendre spécialement de la névrose que nous étudions.

M. Pitres (2), au congrès de l'Association française pour l'avancement des sciences de l'an dernier, a fait observer qu'un assez grand nombre de troubles moteurs objectifs, le tremblement entre autres, pouvaient reconnaître une origine neurasthénique qu'on ne soupçonnait pas.

Nous-même (3) nous avons différencié, enfin, une forme de neurasthénie locale monosymptomatique sous le nom de topoalgie, et M. Huchard (4), qui avait déjà signalé autrefois les neurasthénies viscérales, est revenu à plusieurs reprises sur cette même question, montrant le rôle et l'importance d'une variété de neurasthénie locale qu'il propose d'appeler l'algie viscérale.

(1) Régis. Les neurasthénies psychiques (*Journal de médecine de Bordeaux*, 1891, n°s 36, 37 et 38).

(2) Pitres. Congrès de l'Association française pour l'avancement des sciences (*Bulletin médical*, 1891, p. 1263).

(3) Paul Blocq. Sur un syndrome caractérisé par de la « topoalgie » (neurasthénie monosymptomatique, forme douloureuse) (*Gazette hebdomadaire de Médecine et de Chirurgie*, mai et juin 1891, n° 22, p. 287; n° 23, p. 268).

(4) Huchard. Les neurasthénies locales (*Archives générales de médecine*, décembre 1892, p. 642).

II

Étiologie. — La neurasthénie est une affection extrêmement répandue ; on s'en rendra compte, au moins grossièrement, par ce fait que les malades qui en sont atteints représentent à peu près la douzième partie de la totalité des sujets qui se rendent aux consultations externes de la Salpêtrière (1). Si l'on considère, de plus, que cette névrose est, d'une façon générale, plus fréquente dans les classes aisées de la société que dans la clientèle hospitalière, on aura une idée assez vraie, bien qu'approximative, de ce qu'il en est de la proportion moyenne des cas de neurasthénie.

Bien que la neurasthénie, surtout dans ses formes graves, reconnaisse le plus habituellement une origine héréditaire, on admet qu'elle peut se développer sur un terrain indemne jusque-là de toute tare nerveuse, dans certaines circonstances. Quand l'hérédité constitue la prédisposition, c'est rarement l'hérédité similaire, et, le plus souvent, c'est l'hérédité de transformation qui entre en jeu. On trouvera alors, dans les antécédents : des vésaniques, des tabétiques, des hystériques, des épileptiques, etc.

On a signalé des cas de neurasthénie survenant de bonne heure, entre onze et vingt ans, mais ces faits sont vraiment exceptionnels, et la maladie se développe, de préférence, entre vingt-cinq et cinquante-cinq ans, présentant son maximum de fréquence entre trente et quarante-cinq ans.

Les hommes sont aussi souvent frappés que les femmes ;

(1) D'après le relevé que j'ai fait de diagnostics portés sur les listes de consultations recueillies pendant mon année d'internat (1887-1888).

car, si le sexe féminin offre, par les désordres des fonctions utérines auxquels il est exposé, des occasions nombreuses au développement de la névrose, le sexe masculin est, pour sa part, plus particulièrement soumis aux traumatismes et aux surmenages, ce qui rétablit l'équilibre.

Par contre, certaines professions prédisposent incontestablement à la neurasthénie, parce qu'elles exigent des efforts intellectuels soutenus et considérables, ou bien parce qu'elles entraînent des préoccupations morales excessives et permanentes. C'est ainsi que les médecins, qui réunissent ces deux fâcheuses conditions, les spéculateurs, les ingénieurs, les hommes de lettres fournissent un contingent notable de neurasthéniques.

Sans doute, c'est plutôt parce qu'ils se trouvent dans la situation précitée, que par suite de raisons d'ordre météorologique, que les Américains sont également frappés dans des proportions relativement plus grandes. La race juive (1) et la race slave seraient aussi prédisposées à cette maladie, comme elles le sont, du reste, à la plupart des névropathies, sans que l'on puisse donner avec certitude les véritables causes de cette particularité ethnique.

La goutte et le rhumatisme constitueraient en dernier lieu un terrain des plus favorables à l'éclosion de la neurasthénie. « Dans la plupart des cas, dit M. Huchard, la neurasthénie est une névrose arthritique. »

Les causes *déterminantes* acquièrent pour la provocation de la neurasthénie une importance moins banale que lorsqu'il s'agit d'autres névropathies, pour cette raison que la prédisposition nerveuse héréditaire peut faire défaut.

Celles-ci réalisent toutes cette unique condition : le *surme-*

______

(1) Voir à ce sujet : MEIGE. Le Juif-Errant à la Salpêtrière (*Nouvelle Iconographie de la Salpêtrière*, 1893).

nage cérébral, que celui-ci soit entrainé directement par le fait d'un excès d'activité psychique, ou encore qu'il survienne indirectement à la suite d'un affaiblissement de tout l'organisme, qui frappe le système nerveux en particulier. Dans ce dernier cas, cependant, on serait autorisé à invoquer la prédisposition, constituant un lieu de moindre résistance.

Il nous reste à examiner ces diverses causes qui déterminent le surmenage, que nous venons de proclamer la raison d'être capitale de la neurasthénie. L'un et l'autre des deux modes réactionnels primordiaux du système nerveux : *sensibilité* (émotivité, affectivité) et *motilité* (intelligence, volonté) ont pu être suractivés.

Dans le premier cas, toutes les passions, ou même les sentiments excessifs, sont susceptibles d'entraîner la neurasthénie; que ce soit l'amour ou l'ambition, ou l'affection filiale, ou encore la cupidité qui entrent en jeu, il va suffire que leur développement soit contrarié pour que se déclare parfois un état neurasthénique consécutif.

Dans la sphère intellectuelle, tous les excès de travail pourront être incriminés, et, s'il s'y joint, ce qui n'est pas rare, des préoccupations morales, la combinaison des deux ordres de causes entrainera la neurasthénie plus facilement encore. C'est ce qui arrive notamment lors de la préparation des examens et des concours.

Le traumatisme, dont M. Charcot a démontré l'influence pathogène prépondérante, est assimilable, à notre avis, à une sorte de surmenage, dont l'extrême intensité compenserait le peu de durée ; aussi, ne sont-ce guère que les grands traumatismes, et surtout ceux qui s'accompagnent de shock ou d'une émotion très vive (accidents de chemin de fer), qui sont suivis de neurasthénie. La mondanité extrême de la vie des grandes villes, l'abus des plaisirs, certaines intoxications (morphine, éther, cocaïne) agissent encore de la même façon.

Parmi les causes qui influent par l'intermédiaire de l'affaiblissement général de l'organisme qu'elles réalisent, on a cité, en premier lieu, la plupart des maladies infectieuses (fièvre typhoïde, grippe) et ensuite les désordres des grands appareils et, en particulier, des systèmes digestif, génito-urinaire et nerveux.

Pour ce qui est des troubles gastriques, il semble incontestable que l'atteinte de la nutrition générale qu'on observe dans la dilatation de l'estomac ou mieux dans l'auto-intoxication qui en résulte (Bouchard) puisse provoquer la neurasthénie. Quant à l'entéroptose, nous aurons à nous demander ultérieurement si elle n'agit pas par des conséquences secondaires (atrésie des conduits et troubles nutritifs consécutifs) analogues. Les excès sexuels, la masturbation, les maladies des organes génitaux sont aussi des causes fréquentes de neurasthénie. Quant aux maladies nerveuses, il est difficile de savoir si, dans les cas où elles précèdent le développement de la neurasthénie, elles ont joué le rôle d'agent provocateur (comme il arrive dans l'hystérie développée sous l'influence d'autres neuropathies), ou si elles ne figurent seulement qu'à l'état d'associées morbides simples. Quoi qu'il en soit, c'est surtout au cours du tabes, de l'hystérie et de la syphilis cérébrale qu'apparaît la neurasthénie.

III

Étude clinique. — En raison de la multiplicité des signes de la diversité des formes et des nombreuses associations morbides qui caractérisent la neurasthénie, nous avons cru, pour plus de clarté dans l'exposition, devoir aborder l'exposé clinique dans l'ordre suivant, qui procède, en quelque sorte, du simple au composé. Nous étudions, en premier lieu, les *symptômes isolés*, puis les *formes* qui résultent du groupement de ces symptômes et, enfin, les *associations des formes* elles-mêmes avec d'autres états morbides.

1° *Signes*. — Dans la masse de symptômes de tout ordre qu'on peut observer chez les neurasthéniques, il en est quelques-uns qui se distinguent des autres non seulement par leur constance, mais encore par leurs caractères spéciaux, au point de mériter — par analogie avec les symptômes équivalents de l'hystérie (Bouveret) — le nom de *stigmates*, dans le sens bien connu que M. Charcot attribue à ce terme dans son enseignement. Nous exposerons ces stigmates en premier lieu, car ils constituent, dans la circonstance, de véritables points de repère, et nous indiquerons ensuite les *symptômes variables*.

A. *Stigmates neurasthéniques*. — On peut ranger sous ce titre : la *céphalée*, la *rachialgie*, la *dépression intellectuelle*, l'*affaiblissement des forces* et les *troubles gastriques*.

M. Lafosse, dans le travail que nous avons cité, a rencontré la *céphalée* 44 fois sur 45 cas ; c'est dire qu'il s'agit là d'un symptôme d'une grande fréquence. Le mal de tête consiste rarement, et c'est là un point d'une réelle importance, en une véritable douleur. Il s'agit plutôt d'une sensation de pesanteur et de constriction, siégeant sur la région frontale et sur l'occiput, et comparable à celle que produirait un casque lourd et trop étroit (*casque neurasthénique* de M. Charcot). Sa localisation habituelle se fait selon une zone circulaire partant de la nuque pour comprendre les tempes et le front, le maximum de la souffrance étant ressenti à la nuque. Parfois, la douleur n'occupe même que l'occiput (*plaque occipitale*). Il peut y avoir, au contraire, une douleur localisée entre les sourcils. Enfin, la céphalée est quelquefois hémilatérale.

La céphalée est le plus ordinairement diurne, aussi trouble-t-elle rarement le sommeil. Elle disparaîtrait la nuit lorsqu'il existe en même temps de l'insomnie. Elle se montre au réveil et persiste d'une façon continue, améliorée quelques instants à la suite des repas, puis elle ne tarde pas à reprendre avec plus d'intensité encore pendant la digestion.

Elle est augmentée par les excitations sensorielles : bruit, odeurs fortes, par les émotions et par le travail intellectuel. Dans les cas où elle ne présente pas la continuité qui lui est ordinaire, ces causes la provoquent habituellement. Elle s'accompagne enfin parfois d'hyperesthésie du cuir chevelu ; mais cette hyperesthésie, au point de vue de son intensité, est rarement comparable à celle que l'on observe dans l'hystérie. M. Huchard a particulièrement insisté sur ce symptôme. Souvent aussi il existe des bourdonnements d'oreilles, de la pesanteur des paupières, de l'obnubilation de la vue et même des vertiges.

Outre la sensation de pesanteur, qui est la plus constante, certains malades se plaignent en même temps de ressentir du *vide* ou de la tension intra-cranienne, et parfois comme des corps étrangers qui suivraient les déplacements de la tête.

La *rachialgie* est moins fréquemment rencontrée que la céphalée, à laquelle elle peut s'associer ; mais elle mérite cependant, par la fixité de ses caractères, de figurer parmi les stigmates de la neurasthénie. M. Charcot se sert pour la désigner d'une dénomination aussi frappante que celle de *casque*, que nous avons rappelée, en ce qui concerne la céphalée ; il emploie habituellement le terme de *plaque sacrée*, qui indique bien le siège et les limites les plus ordinaires de cette rachialgie. « La plaque sacrée est, en quelque sorte, le pendant de la plaque occipitale ou cérébelleuse. » (Charcot).

La douleur dorsale consiste en une sensation de pression ou de chaleur, allant rarement jusqu'à la douleur véritable. Parfois cependant il existe une douleur vive, assez semblable à celle des névralgies. Nous avons noté, pour notre part, qu'il est habituel que ces phénomènes douloureux soient accompagnés de quelques troubles de la sensibilité objective : hypoesthésie ou hyperesthésie de la peau. Dans ce dernier cas, le malade supporte difficilement les moindres contacts et même le frôlement des vêtements. D'autres fois, la pression profonde des apophyses épineuses est douloureuse (douleur apophysaire).

Le siège de prédilection de la douleur est la région sacrée, mais elle se localise aussi au niveau des régions cervicale et lombaire, et elle occupe même le coccyx. La rachialgie se rencontrerait enfin plus souvent chez la femme que chez l'homme ; quant à sa durée, elle serait soit passagère, soit permanente.

Les troubles primordiaux par lesquels se manifeste la *dépression mentale* du neurasthénique sont la diminution de la faculté d'attention et l'affaiblissement de la volonté. « Le travail intellectuel est ordinairement pénible, l'application sur un sujet est difficile ; il existe souvent une paresse de l'esprit, une sorte de fatigue cérébrale qui contraste singulièrement parfois avec l'animation de la conversation. » (Huchard).

La diminution de la mémoire est habituelle ; il s'agit d'une amnésie rétrograde et portant de préférence sur les noms propres. L'altération de la faculté d'attention rend enfin la lecture pénible.

L'affaiblissement de la volonté, qui est surtout marqué dans les cas d'hystéro-neurasthénie traumatique, peut empêcher toute activité et tout effort. Les malades deviennent alors incapables de travailler, intellectuellement ou matériellement, et en ressentent une tristesse et un découragement notables.

Le caractère se modifie également, le sujet devient morne, abattu, maussade ; son émotivité est excessive, un rien l'affecte; de plus, il est très préoccupé de son état, il fuit la société et cherche l'isolement et la solitude. Ces troubles mentaux sont constants dans leur ensemble, mais subissent, selon les cas, de grandes variations d'intensité.

L'affaiblissement des forces doit être encore cité parmi les signes les plus communs de la neurasthénie. Il ne s'agit pas seulement, dans la circonstance, d'une sensation d'accablement et de lassitude, mais bien d'une asthénie réelle et constatable au dynamomètre. Sans que l'on ait à noter aucune trace de paralysie, et alors que le sujet exécute sans difficulté apparente tous les mouvements qu'on lui commande, on observe que le dynamomètre donne des différences de 20 à 60 degrés, dans les conditions normales.

La sensation de fatigue et l'anéantissement qui accompagne l'asthénie se montrent spécialement *le matin, au réveil*, ou encore à la suite d'émotions ou d'une fatigue physique modérée. Elle peut déterminer le malade à passer dans le décubitus la plus grande partie de la journée.

Les *troubles gastriques* font bien rarement défaut dans le tableau de la neurasthénie : l'appareil qu'ils revêtent de préférence est celui de la dyspepsie *flatulente* ou par atonie gastrique. M. Bouveret en distingue deux formes, ou mieux deux degrés, selon que les symptômes fonctionnels sont ou ne sont pas accompagnés des signes objectifs d'entéroptose décrits par M. Glénard. Dans le premier cas, l'appétit est généralement diminué et la langue est un peu saburrale. L'ingestion des aliments ne tarde pas à être suivie de gonflement de l'estomac qui oblige les malades à desserrer leurs vêtements après les repas. Le ballonnement s'étend de l'épigastre à l'abdomen et s'accompagne de sensations de malaise et de plénitude. Des éructations gazeuses abondantes surviennent, en même temps que des bouffées de chaleur montent au visage. Le trouble dure de deux à trois heures et souvent plus. La constipation est habituelle et entraîne parfois des phénomènes d'auto-intoxication, et plus fréquemment encore de la colite glaireuse.

De là suit, nécessairement, que le malade offre une teinte terreuse du visage et parfois un amaigrissement qui peut être assez prononcé pour faire penser à l'existence d'un cancer de l'estomac ou du rectum ; nous avons eu, nous-même, l'occasion de voir commettre l'une et l'autre erreur par des praticiens émérites.

Dans la forme grave des troubles gastriques, on constate en outre, par l'exploration méthodique de l'abdomen, de la dilatation de l'estomac, la flaccidité de la paroi abdominale antérieure et les divers signes de l'entéroptose, signes sur lesquels nous reviendrons.

B. *Symptômes variables*. — La neurasthénie est « remarquable par le grand nombre de ses manifestations (non morbus sed morborum cohors), par la multiplicité des souffrances, des spasmes, des douleurs viscérales et des malaises sans nom qui finissent par constituer ce qu'un médecin, bien connu par son état névropathique, appelait le *supplice des nerfs* (supplicium neuricum). Chez ces malades, l'état de souffrance est général ; tous leurs organes peuvent être atteints tour à tour et cependant aucun d'eux ne subit une altération matérielle ; il en résulte qu'il n'y a souvent pas de localisation possible, ni pour le patient, ni pour le médecin, et qu'on peut dire de la neurasthénie ce que Mead disait de l'hypocondrie : « Non unam sedem habet, sed morbus totius corporis est. »

Ces lignes, que nous empruntons à M. Huchard (1), dépeignent admirablement les difficultés qu'on rencontre presque constamment dans l'examen des malades. Ces difficultés, nous les retrouvons pour l'exposé des symptômes; aussi les décrivons-nous dans chaque appareil, en y insistant d'après l'importance qu'ils prennent en clinique.

Dans le domaine *cérébral*, nous avons déjà signalé quelques désordres auxquels leur fréquence mérite le nom de stigmates. Les troubles du sommeil sont, eux aussi, presque habituels. Rarement le sommeil est augmenté, car on ne peut considérer comme un véritable sommeil les somnolences qui tourmentent souvent le neurasthénique après les repas. Le plus ordinairement, on observe de l'insomnie, insomnie tenace et qui a pour caractère de résister parfois aux médicaments hypnotiques, les plus fidèles en tout autre cas.

Les vertiges figurent parmi les symptômes fréquents de la neurasthénie : ils procèdent par accès, survenant à jeun et diminuant après les repas, ou encore s'installent d'une façon presque continue, entraînant même parfois une légère titubation. Ils ne sont jamais accompagnés de perte de connaissance.

(1) Huchard. *Loc. cit.*, p. 881.

Il n'est pas exceptionnel que les neurasthéniques présentent certaines de ces idées obsessives que l'on connaît sous le nom de syndromes épisodiques des dégénérés : agoraphobie, claustrophobie, pathophobie, etc. Mais ces signes ne nous paraissent pas ressortir à la maladie elle-même, bien qu'ils aient été décrits comme tels par la plupart des auteurs, par Régis en particulier. Ils interviennent là, en compliquant le tableau clinique, de même qu'ils s'observent parfois chez le tabétique ou l'hystérique; mais en tous ces cas ils sont également engendrés par le fonds commun de névropathie héréditaire qu'ils caractérisent.

Toutefois, nous n'en dirons pas autant des préoccupations hypocondriaques, qui sont presque constantes chez ces malades. « Le neurasthénique, dit M. Pitres (1), est inquiet, raisonneur, écrivassier et foncièrement nosomane. Il se préoccupe outre mesure des symptômes qu'il éprouve. Il croit toujours être atteint d'une affection organique incurable. Il se tâte le pouls, se palpe, s'examine, s'étudie. Il aime à parler de sa maladie et à raconter ses souffrances. » Ajoutons à cela ces quelques particularités très significatives. Ces malades ont, pour la plupart, recherché et lu tous les livres de médecine qu'ils ont pu se procurer. Il en résulte qu'en faisant le récit de leurs misères ils abondent en termes techniques et s'étendent complaisamment sur des théories plus ou moins physiologiques. D'autre part, ils ont l'habitude de consigner les épisodes de leur maladie et la description de leurs sensations en de longs mémoires qu'ils s'empressent de lire et de commenter aux médecins qu'ils vont consulter successivement. Ce dernier détail est à ce point caractéristique, qu'il suffirait presque à établir le diagnostic.

(1) Pitres. *Loc. cit.*

Les troubles de la *sensibilité objective* sont moins rares, à notre avis, que ne l'admettent les auteurs, pour qui il n'existerait guère que des troubles subjectifs. Nous avons constaté, dans presque tous les cas où nous les avons recherchées, des altérations de la sensibilité cutanée, assez régulièrement localisées aux parties qui se trouvaient le siège de sensations pénibles, et consistant en hypo ou en hyperesthésies. Il n'est pas rare, non plus, que tout le tégument soit le siège d'une véritable hyperesthésie.

Les troubles *subjectifs* de la *sensibilité* sont innombrables et revêtent des formes très diverses quant à leur caractère ou à leur siège : craquements douloureux dans la colonne vertébrale, douleurs névralgiques, ou à type plus ou moins fulgurant, engourdissements, sensations de froid ou de chaud, etc.

Les *organes des sens* sont fréquemment atteints. Du côté de la vue, on a noté la pesanteur des paupières, l'asthénopie accommodatrice rendant la lecture impossible, la conservation du réflexe pupillaire à la lumière, avec abolition de la réaction accommodatrice (Pitres). Du côté de l'audition, ce sont : de l'hyperacousie, des bourdonnements et des sifflements d'oreilles. Le goût et l'odorat, enfin, présentent des susceptibilités très remarquables : c'est ainsi que certaines odeurs entraînent parfois des accès de céphalée et des vertiges.

Outre l'affaiblissement général de la *motilité* dont nous avons parlé, il nous reste à signaler la fréquence des crampes et des secousses musculaires des membres inférieurs, survenant au moment de s'endormir, et enfin le phénomène du dérobement des jambes, connu sous le nom de « giwing away of the legs ». M. Pitres a décrit un tremblement neurasthénique qui offrirait les caractères suivants : il siège aux membres, surtout aux supérieurs. Nul ou à peine appréciable quand les membres sont pendants, il devient très manifeste quand ceux-ci sont étendus dans l'attitude du serment. Les oscillations sont brèves, rapides, avec une amplitude de 1 à 4 millimètres. Il est exagéré par les émotions. Il ressemble au tremblement du goitre exophtalmique.

Les troubles de *l'appareil circulatoire* offrent, comme épisode saillant, l'angine de poitrine neurasthénique. Elle a été décrite par M. Landouzy (1), puis par M. Huchard (2), qui la différencie de l'angine de poitrine vraie, en se fondant sur l'absence de l'effort comme cause occasionnelle, le retour parfois périodique et la durée plus longue des accès, l'agitation plus marquée du malade et l'intensité moindre de la sensation d'angoisse. On observe aussi, chez le neurasthénique, des accès de palpitations et la fréquence du pouls, qui est en même temps *instable*, selon l'expression de M. Huchard (3).

Les troubles *vaso-moteurs* sont pour ainsi dire constants ; chez la plupart des malades, on provoque aisément la *raie méningitique*; mais, de plus, les spasmes vasculaires entraînent, du côté des extrémités, le refroidissement et la pâleur, et sont assez intenses pour pouvoir être rendus responsables des sensations de froid que nous avons signalées.

L'appareil *respiratoire* est moins souvent intéressé ; on n'observe guère que des accès de polypnée (Huchard), pouvant faire croire à de l'asthme. Mentionnons également un caractère particulier de la voix, qui deviendrait faible, confuse et traînante (Beard).

(1) Landouzy. *Progrès médical*, septembre 1883.
(2) Huchard. *Maladies du cœur et des vaisseaux*, Paris, 1889.
(3) *Ibid.*, *Traité des névroses*, p. 886.

Les organes *génitaux* offrent, eux aussi, des désordres fonctionnels : ce sont les pertes séminales et l'impuissance. La vessie serait le plus souvent épargnée, mais on a décrit une véritable oxalurie et un excès d'urates et d'acide urique dans les urines ; ce dernier symptôme, s'il était constant, acquerrait une grande importance diagnostique.

Les diverses *sécrétions* sont parfois plus ou moins affectées : le larmoiement, la salivation, les sueurs profuses des extrémités, ou, au contraire, la sécheresse de la peau et des muqueuses ont été signalés.

Nous avons rapporté déjà, en traitant des *stigmates*, les principaux signes qu'on remarquait du côté de l'appareil digestif. Nous n'y reviendrons pas ici, car nous nous proposons de compléter ce que nous en avons dit, plus loin dans le paragraphe suivant consacré aux formes.

2° *Formes.* — Les apparences cliniques si diverses que revêt la neurasthénie et qui résultent non seulement du mode de groupement des symptômes que nous venons d'exposer, mais surtout de la prépondérance qu'acquièrent quelques-uns d'entre eux, ont fait qu'on lui a décrit des formes très nombreuses.

Sans rappeler la nomenclature inépuisable de Arndt, disons que M. Bouveret présente comme types : la neurasthénie *féminine*, la neurasthénie *traumatique*, la neurasthénie *commune*, et distingue, de plus, une forme *cérébrale* ou cérébrasthénie, une forme *spinale* ou myélasthénie, et une forme *aiguë*.

M. le professeur Pitres, de son côté, admet : 1° la forme *cérébrale* ; 2° la forme *spinale* ou rachialgique ; 3° la forme *névralgique* ; 4° la forme *cardialgique* ; 5° la forme *gastro-intestinale* ; 6° la forme *génitale*.

Nous proposerons, quant à nous, une nouvelle division

qui, bien que moins complexe, fera place cependant à une certaine catégorie de faits qui ne nous paraissent pas avoir été, jusqu'ici, suffisamment différenciés : les neurasthénies *locales*.

Nous considérons qu'on peut se borner à séparer deux formes, selon qu'il n'y a pas ou qu'il y a prédominance excessive d'un syndrome. Dans ce dernier cas, alors, nous admettons que le syndrome prédominant détermine une variété en rapport avec la localisation qu'il *paraît* révéler. Le tableau suivant rend compte de cette division :

NEURASTHÉNIE	*sans* prédominance excessive d'aucun syndrome.		*N. générale.*
	avec prédominance d'un syndrome paraissant relever plus particulièrement......	de l'appareil nerveux	cérébral...... *N. cérébrale.*
			spinal........ *N. spinale.*
			sympathique. *N. sympathique.*
		de l'appareil nerveux *central périphérique*....................	*N. locale.*

1. *Neurasthénie générale.* — Nous rangeons dans cette catégorie les cas, assurément les plus fréquents, dans lesquels l'association des symptômes offre un tableau relativement uniforme, et tel, en quelque sorte, qu'aucun d'eux ne prédomine manifestement sur les autres. Ces cas sont, en réalité, les plus vulgaires et les plus répandus. Nous en tracerons une description sommaire à titre d'exemple et comme terme de comparaison.

Il s'agit, le plus souvent, d'un sujet d'une trentaine d'années, qui a souffert de peines morales ou a été soumis à des excès de travail. Depuis quelque temps, il a maigri et pâli, il éprouve de la difficulté à se livrer à tout effort. Constamment il se sent faible, las, fatigué. Il éprouve une douleur de tête presque continue, dont il indique le siège en désignant sa nuque, dans laquelle, du reste, il ressent comme des craquements. Il appréhende que ce ne soient là les signes de début d'une affection cérébrale ou cérébelleuse, d'autant que son sommeil est presque perdu. De plus, son appétit est un peu diminué, mais surtout les digestions sont lentes et pénibles; l'estomac se gonfle après le repas au point de l'obliger à desserrer ses vêtements; puis il se produit des éructations, des bouffées de chaleur au visage.

Si on vient à l'interroger, il n'est aucun de ses grands appareils où le malade n'accuse quelque irrégularité. Au cœur? il y éprouve des douleurs et des palpitations; dans la poitrine? la respiration se fait mal, avec effort; dans l'abdomen? l'intestin est paresseux. La puissance génitale est très diminuée... Toutefois, l'examen objectif des divers organes ne révèle rien. A peine trouve-t-on du côté de la motilité une légère diminution de la force musculaire dynamométrique : la sensibilité est presque normale, sinon que la pression des apophyses lombaires est douloureuse; les appareils des sens n'offrent aucune anomalie; les réflexes tendineux sont conservés. Le pouls est peut-être irrégulier, augmenté de fréquence, mais l'auscultation ne démontre l'existence d'aucun signe de lésion organique. Quant à l'exploration des poumons, elle est négative; et seul peut-être l'appareil digestif présente une légère dilatation de l'estomac, qu'on n'oserait rendre responsable de l'ensemble symptomatique si grave éprouvé par le sujet.

2. *Neurasthénie cérébrale.* — Dans cette variété, comme dans les suivantes, les symptômes paraissent ressortir plus particulièrement à l'un des départements du territoire nerveux.

La forme *cérébrale* peut revêtir une apparence *hémiplégique,* ainsi que l'a signalé Beard (hémi-neurasthénie) et que l'a établi M. Charcot; dans ce cas, la céphalée et l'affaiblissement de la motilité occupent le plus souvent le même côté du corps. Les diverses paresthésies, sensations de fourmillement, crampes, etc., sont également unilatérales. Il en résulte parfois de grandes difficultés pour le diagnostic.

La neurasthénie cérébrale (cérébrasthénie) survient, le plus souvent, chez les *intellectuels*; elle correspond au *surmenage* dans le sens habituel du mot. Elle s'accompagne plus rarement des troubles de la nutrition : amaigrissement, pâleur, que nous avons signalés plus haut; les phénomènes gastriques y sont réduits à leur plus faible expression, et n'existent pas en bien des cas.

Ce qui domine alors, c'est la fatigue cérébrale, la sensation de vide dans la tête, l'impossibilité de tout travail intellectuel. La conversation, elle-même, devient rapidement pénible, les tendances hyponcondriaques sont presque constantes. Le caractère se modifie : le malade est triste, préoccupé, fuit la société. Son émotivité et son irritabilité sont extrêmes.

De plus, la céphalée est constante avec ses caractères et son siège habituels; elle acquiert même parfois, dans ces cas, un degré d'intensité qui pourrait faire craindre l'existence d'une tumeur cérébrale. L'insomnie est fréquente, le sommeil est tourmenté de rêves pénibles. Les vertiges, enfin, complètent souvent ce tableau symptomatique. Cette forme est parfois longue et rebelle aux divers traitements.

3. *Neurasthénie spinale.* — Cette variété, qu'on a appelée *myélasthénie*, et qui répond aussi à l'*irritation spinale*, est parfois consécutive à des excès vénériens. Elle diffère un peu chez l'homme et chez la femme, bien qu'il s'agisse surtout, dans l'un et l'autre cas, de douleurs rachialgiques et de troubles de la sphère génitale.

Chez l'homme, on constate la rachialgie, l'affaiblissement des membres inférieurs, souvent compliqué de la sensation de dérobement des jambes. De plus, il existe habituellement des troubles de la fonction génitale, de l'impuissance plus ou moins complète, accompagnée de spermatorrhée.

Chez la femme, la rachialgie irradie le plus souvent, gagne le ventre sous forme de douleurs péri-utérines ou ovariques ; il peut exister aussi du prurit vaginal.

C'est à cette forme spinale que doit être rapporté le type morbide qu'on a décrit à tort sous le nom de *pseudo-tabes neurasthénique* (1). On observe, dans ces cas, des douleurs simulant plus ou moins les douleurs fulgurantes, quelquefois des crises viscérales, et une démarche plutôt vertigineuse que franchement ataxique.

4. *Neurasthénie sympathique.* — On comprend aisément pourquoi nous réunissons ici les cas dans lesquels ont prédominé les troubles de l'un des divers appareils : cardiaque, gastrique (neurasthénie cardialgique, gastro-intestinale de Pitres), respiratoire (neurasthénie viscérale de Huchard), qui tirent en partie leur innervation de ce système.

Nous y comprenons aussi une variété très intéressante, que M. Charcot nous a signalée, et dans laquelle ce sont les troubles de la nutrition (neurasthénie *trophique*, pourrait-on dire) qui dominent.

La forme de neurasthénie dans laquelle les troubles *cardiaques* sont prépondérants reconnaît comme type l'angine de poitrine des névropathes (Landouzy), neurasthénique (Huchard). Il s'agit là d'une angine de poitrine bénigne, qui a des caractères particuliers. L'angoisse est moins vive, les irradiations moins régulières ; elles manquent

(1) Voir, sur le pseudo-tabes neurasthénique, notre revue sur ce sujet (*Gazette des Hôpitaux*, 1890, p. 321).

parfois, ou bien siègent à droite et des deux côtés. Elle est souvent nocturne, se répète très souvent, s'accompagnant de palpitations et de sensations diverses. En somme, les crises cardialgiques ont des allures « tapageuses », alternent avec des accidents nerveux, ont enfin une fréquence et parfois une sorte de périodicité, tous caractères qui les distinguent bien de l'angine vraie.

C'est aux cas où dominent les signes de l'appareil *digestif* que nous rapportons l'*entéroptose* de M. Glénard. Les *principaux* symptômes fonctionnels et physiques, relatés par cet auteur, seraient les suivants :

1° Symptômes *asthéniques* (faiblesse, lassitude habituelle, faiblesse d'estomac, faiblesse des reins) ;

2° Symptômes *mésogastriques* (délabrement, talement, bâillement, tiraillement, serrement, poids, creux, vide, fausse faim, qui sont tous synonymes) ;

3° Symptômes *gastriques* (flatulence, étouffement, gonflement, oppression, vapeurs, bouffées, bâillement, douleur, aigreur, crampe, brûlure, vomissement).

Les symptômes asthéniques et mésogastriques présentent les uns et les autres une étroite connexité avec ces quatre caractères suivants, qui leur sont toujours associés :

1° Réveil à deux heures du matin, puis malaise et insomnie plus ou moins marqués ;

2° Exacerbation ou apparition des malaises au lever et à trois heures du soir ;

3° Relation constante, marquée ou non, des malaises avec la nature de l'alimentation (aggravation des malaises par les graisses, fécules, acides, légumes, crudités, le vin, le lait) ;

4° Irrégularité et insuffisance des selles (constipation, diarrhée, alternance).

Pour ce qui concerne les signes physiques, l'exploration méthodique du mésogastre décèle quatre signes importants : 1° flaccidité de l'abdomen (diminution de tension, ballonnement; ventre en besace, gourde, bissac, bateau) : HYPOTASE abdominale ; — 2' prolapsus, abaissement de la masse intestinale : ENTÉROPTOSE, et accessoirement comme signes contingents, prolapsus viscéraux, tels que rein flottant, *néphroptose*, foie mobile, *hépatoptose*, rate mobile, *splénoptose* ; — 3° étroitesse du côlon (boudin cœcal rénitent et sensible, cordon sigmoïdal, corde colique transverse, et comme conséquence, battements épigastriques) : ENTÉRO-STÉNOSE ; — 4° clapotement gastrique par abaissement et flaccidité de l'estomac : GASTROPTOSE et ATONIE GASTRIQUE.

Dans le chapitre que nous consacrerons à la pathogénie, nous aurons à nous demander si, comme le prétend M. Glénard, l'*entéroptose* peut s'attribuer la majeure partie des cas de neurasthénie, ou si, au contraire, selon notre avis, elle ne constitue qu'une simple complication de cette névrose.

Ajoutons que Glatz (1) a constaté, par l'examen objectif, la suppression de la sécrétion du suc gastrique, dans un grand nombre de cas de neurasthénie gastrique : dans un fait que nous avons observé et où M. le professeur Charcot a confirmé notre diagnostic de neurasthénie (démontré par l'évolution ultérieure de la maladie), l'analyse du contenu de l'estomac, pratiquée par M. Durand-Fardel, a montré l'absence d'acide chlorhydrique, d'acide lactique et de peptones.

Pour M. Mathieu, on peut observer dans la neurasthénie toutes les variétés de dyspepsie ana et hyperchlorhydriques.

La variété que nous avons appelée *trophique* de la neu-

______

(1) GLATZ. *De la dyspepsie neurasthénique ;* Genève, 1889.

rasthénie offre cette particularité que ce qui domine alors, c'est l'état de dénutrition, de déchéance, de cachexie presque du malade. Il existe, dans ces cas, un affaiblissement général très marqué, un amaigrissement réel — le poids du corps diminue parfois assez rapidement dans des proportions notables — et une teinte pâle, terreuse, des téguments. Si l'on joint à cela quelques phénomènes douloureux plus ou moins localisés, on verra que la confusion est extrêmement facile avec la cachexie cancéreuse. On constate toutefois les variations assez rapides du poids du corps, la conservation de l'appétit, l'absence habituelle de vomissements, la durée prolongée, enfin, de cet état, avec les alternatives que nous signalions.

5. *Neurasthénie locale.* — Cette forme, *que nous n'avons pas trouvée décrite dans les auteurs*, du moins en tant que type distinct, et qu'on pourrait appeler aussi neurasthénie *partielle, dissociée*, est caractérisée par cela que les malades qui en sont atteints ont bien, il est vrai, les tares héréditaires et l'état mental ordinaire des neurasthéniques, mais n'accusent qu'une seule souffrance très localisée (1).

On pourrait, croyons-nous, comparer légitimement cette forme à l'hystérie dite *mono-symptomatique*, dans laquelle il n'existe, comme on sait, qu'un seul symptôme: contracture, vomissements, etc., à l'exclusion de tout autre, et dire que la neurasthénie revêt, dans les cas dont nous parlons, la même apparence *mono-symptomatique*.

En raison de l'extrême variété des signes subjectifs accusés par les neurasthéniques, chacun de ces symptômes

(1) Depuis la publication de notre travail (18 avril 1891), plusieurs mémoires ont paru sur ce sujet: *Les Neurasthénies locales*, par M. Huchard (*Archives de médecine*, t. XII, 1892), et la Thèse de Weil (Nancy, 9 juin 1892). Celle-ci est intitulée : *Neurasthénies locales;* toutefois, son auteur paraît ignorer notre publication.

étant susceptible, en somme, de se présenter ainsi à l'état d'isolement — *dissocié* — on conçoit que les aspects de cette forme puissent être très nombreux.

Le plus habituellement, c'est d'une *douleur* périphérique localisée qu'il s'agit. Le malade, si c'est un homme, se plaint, par exemple, d'une douleur siégeant sur le tronc ou sur un membre, douleur plus ou moins intense, atroce dans quelques cas, dont la topographie ne correspond à aucune zone anatomiquement ou physiologiquement délimitée. La paresthésie peut être aussi en rapport d'apparition avec certains actes physiologiques, digestion ou coït.

Une femme demandera conseil pour une plaque douloureuse siégeant au niveau d'un sein, sans substratum pathologique invocable après exploration. On observera d'autres fois des douleurs de la langue, l'obsession dentaire (Galippe), des plaques douloureuses entre les sourcils, sur les membres, sans aucun autre signe morbide. Dans la plupart des cas de ce genre, sur lesquels notre attention a été attirée, l'exploration nous a fait découvrir des altérations peu intenses, mais très nettes de la sensibilité (analgésie plutôt qu'hyperesthésie), au niveau de ces régions douloureuses. Cette forme (comme son analogue hystérique) est, en général, extrêmement tenace. C'est elle que nous avons désignée sous le nom de *topoalgie*.

M. Huchard (1) a étudié plus particulièrement, sous le nom d'*algies centrales*, les cas où ces phénomènes douloureux semblent se localiser à un organe (neurasthénie gastrique, cardiaque). Il arrive, chez les femmes, que des douleurs de ce genre à siège hypogastrique peuvent faire croire soit à

(1) HUCHARD. Les algies centralesou psychiques des neurasthéniques, considérées surtout dans leurs rapports avec les névralgies pelviennes (Société médicale des Hôpitaux, 24 février 1893).

des lésions de l'utérus ou de ses annexes, soit à des névralgies pelviennes. L'auteur que nous citons a surtout insisté sur la grande importance qu'acquiert alors un diagnostic exact, au point de vue thérapeutique.

3° *Associations*. — La neurasthénie s'associe de diverses façons avec un grand nombre d'autres névropathies, et en particulier avec : l'*hystérie*, l'*ataxie locomotrice progressive*, la *maladie de Basedow* et la *paralysie générale*.

Il peut arriver que l'une ou l'autre de ces affections se développe chez un sujet déjà neurasthénique, ou aussi que la neurasthénie se montre en même temps que l'hystérie et le goitre exophtalmique, ou, enfin, qu'elle n'apparaisse qu'au cours de la myélopathie.

Parmi ces rapports, les plus intéressants à relever sont ceux que la neurasthénie affecte avec l'hystérie, avec l'hystérie de cause traumatique en particulier. Cette question a été, comme nous l'avons dit, très complètement élucidée par les derniers travaux de M. le professeur Charcot, qui ont démontré, à l'aide de l'analyse clinique, que la prétendue névrose traumatique ne représentait, le plus souvent, qu'un mélange à doses variables de neurasthénie et d'hystérie, que notre maître désigne sous le vocable « d'hystéro-neurasthénie ».

Il est à remarquer qu'avant que ne se développe le tableau complet de l'*hystéro-neurasthénie*, on note fréquemment une sorte de phase prémonitoire, période d'incubation souvent assez longue, qui n'est guère marquée que par des accidents neurasthéniques légers. L'hystérie se révèle alors sur ce fonds neurasthénique, donnant à la maladie des caractères bien tranchés, mais qui, malgré leur combinaison, n'en sont pas moins susceptibles d'être rapportés chacun à leur névrose originelle.

Les formes de neurasthénie qui se combinent dans ces cas, le plus ordinairement à l'*hystérie*, sont les variétés cérébrale et spinale : phénomènes psychiques, dépression mentale, idées sombres, absence de volonté, émotivité, insomnie, céphalée, ou encore affaiblissement des fonctions sexuelles, pertes séminales, plaque sacrée.

Lorsque la neurasthénie s'associe au *tabes*, il est relativement rare que la névrose précède la myélopathie, et, le plus souvent, elle s'installe alors que cette dernière s'est développée depuis quelque temps. Elle acquiert généralement dans ces cas un caractère de ténacité rebelle et se montre surtout sous la forme cérébrale : idées tristes et préoccupations hypocondriaques.

Le *goitre exophtalmique* se complique souvent aussi de neurasthénie, mais la coexistence des deux névroses n'offre alors aucune particularité notable.

Quand la neurasthénie précède la *paralysie générale*, ce qui n'est pas exceptionnel, elle peut, grâce aux phénomènes psychiques qui lui sont propres, masquer pendant très longtemps le début de la méningo-encéphalite et exposer à de fâcheuses erreurs de diagnostic. Aussi importe-t-il d'être prévenu de l'éventualité de cette succession.

IV

MARCHE. DURÉE. TERMINAISON. — Au point de vue de sa marche, on a décrit à la neurasthénie une forme aiguë (Bouchut, Bouveret), à laquelle M. Huchard croit devoir rattacher les faits de fièvre nerveuse proprement dite, signalés par les auteurs. Nous pensons que les observations auxquelles il est fait allusion ici commandent une extrême réserve. Si la neurasthénie aiguë existe, elle est certainement extrêmement rare.

Dans la très grande majorité des cas, la neurasthénie, même lorsqu'elle survient à la suite d'un traumatisme, débute lentement et suit une marche continue avec alternatives d'aggravation et d'amélioration donnant à la maladie une sorte « d'allure circulaire ». (Déjerine) (1). Elle dure ensuite longtemps, des mois et des années.

Tous les cas sont susceptibles d'amélioration, et la plupart de guérison complète ; d'autres persistent.

Les neurasthénies héréditaires et tenaces peuvent se terminer par un état hypocondriaque irrémédiable. De plus, l'état de déchéance générale des neurasthéniques les rend plus vulnérables aux causes extérieures qui peuvent entraîner la mort.

Il faut savoir aussi que la neurasthénie, tout à fait guérie en apparence, reste parfois *latente*, imprimant seulement un cachet spécial aux diverses affections, quelles qu'elles soient, qui peuvent survenir ultérieurement.

V

Pronostic. — On voit, par ce qui précède, que le pronostic de la neurasthénie n'est pas grave *quoad vitam*. D'autre part, la guérison est le plus souvent possible ; cependant, la neurasthénie est tenace et rebelle au traitement, elle empêche le patient de se livrer à ses occupations et peut, enfin, durer indéfiniment, toutes considérations qui atténuent d'autant cette bénignité relative du pronostic.

(1) Déjerine. Thèse d'agrégation ; Paris, 1886, p. 167.

A ce point de vue, on peut diviser les neurasthénies en deux catégories : les primitives et les héréditaires. Dans les cas où il s'agit de neurasthénie acquise, la guérison est de règle. Dans les seconds cas, on a affaire à la neurasthénie héréditaire, vésanique, pourrait-on dire, et cette variété est le plus souvent incurable. Toutefois, la lente évolution de la maladie est alors coupée de rémissions parfois longues.

On considérera aussi que la neurasthénie conduit souvent à la morphinomanie et qu'elle constitue une tare nerveuse susceptible d'entraîner chez la descendance le développement de diverses maladies nerveuses.

VI

Diagnostic. — Si nous devions établir le diagnostic de la neurasthénie avec toutes les maladies qui ont été confondues, avec plus ou moins de raison, avec elle, nous devrions passer en revue la plus grande partie de la pathologie, tant interne qu'externe. Aussi nous bornerons-nous à signaler ceux des états morbides qui prêtent plus particulièrement à la confusion.

Parmi les affections nerveuses qui sont dans ce cas, nous citerons : la paralysie générale et les tumeurs du cerveau en ce qui concerne l'encéphale, l'ataxie locomotrice pour ce qui regarde la moelle, l'hystérie et l'hypocondrie dans le domaine des névroses.

La dépression mentale, l'affaiblissement de la mémoire, les tendances hypocondriaques peuvent faire croire à un début de *paralysie générale*. On sera rassuré jusqu'à un certain point à cet égard par l'absence de troubles pupillaires, d'embarras de la parole et de tremblement; mais souvent,

3

lorsque ces symptômes feront défaut, il sera nécessaire de maintenir le malade assez longtemps en observation, pour que l'évolution ultérieure fixe le diagnostic.

Les vertiges et la céphalée donneraient aisément l'idée d'un *néoplasme cérébral,* mais l'absence d'altérations oculaires, et les caractères spéciaux du mal de tête différents dans les deux cas ne permettront pas une longue hésitation. Si le malade neurasthénique est en même temps syphilitique, la difficulté sera plus grande, bien que la coexistence des manifestations neurasthéniques cérébrales et gastro-intestinales permettent, dans ce cas, aussi d'éviter l'erreur.

La création du pseudo-tabes neurasthénique montre que certaines apparences cliniques ont pu faire penser au *tabes.* Toutefois, les douleurs n'ont pas l'intensité et les autres caractères des douleurs fulgurantes. Les réflexes rotuliens ne sont pas abolis dans la neurasthénie, et l'on ne constate pas de troubles oculaires. De plus, les phénomènes viscéraux ne ressemblent en aucune façon aux crises des ataxiques.

L'*hystérie,* même lorsqu'elle s'associe à la neurasthénie, s'en distingue soit par ses crises convulsives, soit par la présence de ses stigmates : hémi-anesthésie sensitivo-sensorielle, ou anesthésies segmentaires, zones hystérogènes, rétrécissement du champ visuel, insensibilité du pharynx, etc.

Quant à l'*hypocondrie vésanique,* elle se différenciera par la fixité et l'intensité des préoccupations morbides et l'impuissance absolue de toute espèce de raisonnement pour les modifier, contrairement à ce qui a lieu chez le neurasthénique.

« Doit-on, se demande M. Huchard, faire le diagnostic de la neurasthénie avec une forme de rhumatisme qu'on appelle le *rhumastisme vague* ou *nerveux ?* Le diagnostic devient plutôt un parallèle, car nous avons la conviction que les deux maladies se confondent presque toujours et qu'elles ne forment qu'un seul et même état morbide. »

Les troubles gastriques de la neurasthénie peuvent faire confondre la névrose avec une maladie organique de l'estomac : *gastrite* ou *cancer.* L'erreur est d'autant plus à craindre, qu'ainsi que nous l'avons dit, l'examen objectif de la digestion montre parfois la diminution et même l'absence de suc gastrique, comme dans les gastropathies véritables. On se basera alors sur l'absence de vomissements dans la neurasthénie, sur la durée de la maladie, sur les alternatives d'amélioration et d'aggravation, enfin, sur l'absence de tumeur et d'adénopathie ganglionnaire.

Nous ne reviendrons pas sur les signes qui permettent de différencier l'*angine de poitrine* vraie de l'angine de poitrine neurasthénique, signes que nous avons exposés plus haut.

VII

Nature et pathogénie. — La neurasthénie n'a pas actuellement une anatomie pathologique qui lui soit propre, car on ne saurait admettre qu'elle dépende du substratum anatomique invoqué par M. Glénard et constitué par des lésions du tube digestif. Celles-ci, en les supposant susceptibles de provoquer des symptômes de neurasthénie, éventualité que nous allons examiner, n'agiraient, en tout cas, que d'une façon indirecte, par les modifications de l'état général et, par suite, du système nerveux en particulier qu'elles entraîneraient.

Aussi, manquant du terrain solide des constatations

nécroscopiques pour y édifier une pathogénie, nous n'indiquerons qu'avec réserve les conceptions de cette nature que nous paraît autoriser la manière d'être *clinique* de cette affection.

Nous pensons, tout d'abord, avec M. le professeur Charcot, que la neurasthénie est « une espèce morbide dont la fixité nosographique ne saurait être contestée, puisqu'on la voit conserver son individualité dans les circonstances très variables où elle peut se développer (1) ». Il nous semble également vrai qu'on peut lui appliquer cette assertion de M. Huchard, à savoir que : « dans la plupart des cas, la neurasthénie est une névrose arthritique (2). » Nous croyons, enfin, que, malgré la diversité des apparences, qui *seules* nous ont guidé dans la classification clinique que nous avons proposée, la neurasthénie est, comme l'hystérie, une psycho-névrose à *siège cérébral* en tous les cas.

Sa caractéristique est, en effet, un trouble, un déséquilibrement des diverses fonctions psychiques.

Les sujets atteints de neurasthénie sont, en général, peu suggestibles, surtout si on les compare aux hystériques, chez qui la suggestibilité constitue un des caractères primordiaux de l'état mental. Les hystériques ont une perversion, les neurasthéniques une *catalepsie* de la volonté, selon l'expression de M. Huchard. A quoi tient cette différence, qui peut expliquer, jusqu'à un certain point, à notre avis, la psychologie du neurasthénique, capitale, en somme, dans cette question de pathogénie ?

Chez l'hystérique, c'est en raison d'une sorte de rétrécissement du champ de la conscience, que l'idée peut acquérir une intensité qui la rend dominante ; c'est relativement à

(1) Charcot. *Policlinique*, 1888-1889, 12ᵉ leçon, p. 260.
(2) Huchard. *Traité des névroses*, p. 902.

cette concentration de l'activité consciente que les autres parties du cerveau *paraissent déprimées*, alors qu'elles ne sont qu'*inactives*. Le neurasthénique, au contraire, n'est pas capable de réaliser une idée forte, en raison d'une dépression réelle de toutes les parties de son intellect. S'il perçoit et surtout conserve si longtemps des images sensitives plus ou moins intenses, et qui l'obsèdent, c'est à cause du fonctionnement défectueux des appareils ordinairement automatiques et silencieux qui président aux fonctions organiques.

S'exerçant dans le domaine plutôt intellectuel, cet affaiblissement détermine la forme cérébrale. La diminution du pouvoir régulateur exercé normalement par le cerveau sur les autres parties du système nerveux, moelle, sympathique, rend compte de l'existence des formes *spinales* et *sympathiques*. Les fonctions viscérales en particulier, qui d'habitude s'accomplissent inconsciemment, deviennent alors conscientes et provoquent par là même toute une série de sensations anormales. Quant aux formes *monosymptomatiques locales*, elles sont créées par un mécanisme analogue, et résultent de la persistance et de la fixité dans la mémoire, d'images sensitives erronées et extériorisées.

Quels sont les rapports qu'affecte, selon cette manière de voir, l'entéroptose avec la neurasthénie ? Le fait de la coexistence des prolapsus viscéraux et des phénomènes nerveux, d'une part, étant mis hors de doute, de même que celui parfois de la disparition des signes de neurasthénie à la suite du traitement de la splanchnoptose, d'autre part, plaident évidemment en faveur de la subordination de l'une à l'autre. L'entéroptose agirait, selon M. Glénard, en déterminant de l'atrésie de l'intestin et, consécutivement, de l'atonie gastrique.

Sans nier les relations de l'entéroptose et de la neurasthénie, il ne nous paraît pas admissible que les troubles méso-gastriques puissent être considérés comme les éléments étiologiques *spécifiques* de la névrose. Il est, tout d'abord, très fréquent d'observer des neurasthéniques chez lesquels on ne constate aucun des signes objectifs de M. Glénard, et même chez lesquels les symptômes gastriques sont très peu accusés. De plus, certaines neurasthénies se développent plus ou moins rapidement à la suite de surmenage psychique, d'émotions ou de traumatisme, toutes causes qui ne provoquent pas d'habitude de désordres intestinaux mécaniques au moins immédiats. L'influence héréditaire, enfin, est souvent incontestable au point de vue pathogénique, de même que les terminaisons favorables, sans la mise en jeu d'une thérapeutique intestinale, ne sont pas rares.

Il nous parait donc plus acceptable à cet égard que c'est par les désordres généraux de la nutrition inhérents à l'atonie gastrique, qui sont la conséquence la moins douteuse de l'entéroptose, que ce désordre joue son rôle étiologique, rôle ainsi réduit à celui d'un agent provocateur.

La pathogénie de la neurasthénie soulève encore une dernière question. Il s'agit là de cette conception intéressante, selon laquelle on a considéré l'état neurasthénique comme le premier échelon dans la famille neuropathique, comme « le terrain éminemment favorable sur lequel vont germer et se développer, dans les générations suivantes, les plus graves des maladies nerveuses ». (Bouveret). Cette idée a surtout été développée par Mœbius (1), puis reprise et adoptée par M. Déjerine (2). « La tendance actuelle, dit ce

(1) Mœbius. Ueber Nervœse Familien (*Allg. Zeitschr. f. Psych.;* Berlin, 1884).

(2) Déjerine. *L'hérédité dans les maladies du système nerveux,* Thèse conc., 1886, p. 170 et 226.

dernier auteur, est de voir dans la plus commune, la plus banale des névroses, dans la neurasthénie, le point de départ de toutes les affections du système nerveux, la souche de cette grande famille neuro-pathologique... C'est la neurasthénie qui, lui fournissant sans cesse de nouveaux aliments, s'oppose à l'extinction de cette dernière, de par les lois fatales de l'hérédité convergente, combinée avec les états de dégénérescence. » Il existe incontestablement un grand nombre de faits qui viennent à l'appui de cette manière de voir.

<h1 style="text-align:center">VIII</h1>

Traitement. — Il est nécessaire, avant d'exposer les règles thérapeutiques qui conviennent aux diverses formes de la neurasthénie, de formuler, au préalable, certaines considérations d'ordre général.

Non seulement la maladie offre une résistance considérable à toutes les médications, mais, de plus, les malades présentent, à l'égard des médicaments, des réactions tout à fait particulières. Dans quelques cas, les agents *thérapeutiques* ne produisent pas leurs effets accoutumés ; dans d'autres cas, ils provoquent des manifestations extraordinaires. « En un mot, il s'agit souvent, comme le dit M. Huchard (1), d'une véritable *ataxie thérapeutique*, puisque, dans la neurasthénie, le réactif, c'est-à-dire l'organisme, ne répond pas ou répond mal à l'action des substances chimiques ou médicamenteuses. »

S'il faut donc se garder d'abuser des drogues, il est non

(1) Huchard. *Loc. cit.*, p. 907.

moins nécessaire, pour assurer le succès du traitement, que le médecin sache inspirer confiance au malade et prendre sur lui une grande autorité. A ce propos, il convient sans doute de se demander jusqu'à quel point l'hypnotisme et la suggestion sont indiqués ici.

Pour nous, il n'est pas d'exemple plus probant que celui de la neurasthénie, pour montrer combien l'action curative de l'hypnose est bornée au point de vue thérapeutique. Ne semblerait-il pas, en effet, *à priori*, que, dans cette affection dynamique et psychique par excellence, la suggestion hypnotique dût faire merveille?

En réalité, il n'en est rien; très peu de neurasthéniques sont hypnotisables, de l'aveu même de M. le professeur Bernheim (1), et le fait a été confirmé par M. Pitres. L'état mental du neurasthénique, tel que nous l'avons décrit, nous parait rendre compte, du reste, de ce fait d'observation. Nous devons dire, toutefois, que M. Bernheim a rapporté quelques exemples de guérison d'affections qu'il appelle *neurasthéniques ;* mais, dans la plupart de ces cas, il ne semble pas qu'il se soit agi de neurasthénie à proprement parler. Aussi pensons-nous que la suggestion *hypnotique* ne peut figurer dans les méthodes thérapeutiques *usuelles* de la neurasthénie et ne rendra guère de services que dans des cas *exceptionnels.*

Dans la neurasthénie *commune* et *bénigne*, le traitement hydrothérapique général, associé à l'emploi du fer et du bromure de potassium, est en général suffisant.

Dans les formes *graves*, on aura recours avec succès parfois à la méthode de Weir Mitchell, qui consiste, comme

(1) BERNHEIM. *Hypnotisme, suggestion, psychothérapie ;* Paris, 1891, p. 221.

on sait, dans l'isolement, le repos absolu, le massage, la faradisation et la suralimentation.

Dans les cas où l'on constatera de l'*entéroptose*, on sera autorisé à appliquer au sujet la méthode employée avec succès par M. Glénard et que nous rappelons succinctement : 1° usage de la sangle pelvienne, jour et nuit; 2° régularisation des évacuations intestinales, laxatif quotidien; 3° alimentation comprenant quatre repas : un potage au pain ou café au lait le matin; un repas de viande de bœuf ou de mouton rôtis, et d'œuf à la coque avec pain, à onze heures; un goûter à quatre heures, avec pain et confiture ou thé; à six heures et demie, repas comme celui de onze heures; comme boisson, de l'eau alcaline ou de la bière; 4° alcalinisation, bicarbonate de soude ou eau de Vichy; 5° hydrothérapie sous forme de douches froides, de vingt à trente secondes.

Aux formes locales monosymptomatiques, nous avons souvent opposé avec avantage la faradisation localisée du siège des phénomènes douloureux, faite à l'aide du pinceau électrique.

Si nous ajoutons, comme agents connus, l'extrait fluide de kola (15 à 40 gouttes) à l'intérieur, préconisé par M. Huchard, et les pratiques d'électrisation statique, souvent prescrites par M. Charcot, nous aurons exposé la plupart des modes thérapeutiques, ou du moins ceux dont l'application isolée ou la combinaison sont, le plus souvent, utilement employées (1).

(1) *Gazette des Hôpitaux*, 18 avril 1891.

II

GRIPPE ET MALADIES DU SYSTÈME NERVEUX

L'épidémie d'influenza que nous venons de traverser aurait affecté plus qu'aucune des précédentes, ainsi qu'on l'a noté, des rapports étendus avec un grand nombre de neuropathies. Il serait possible, jusqu'à un certain point, qu'il n'y ait là qu'une apparence due à ce que nos connaissances se sont grandement étendues en ces dernières années dans ce domaine de la pathologie, en France notamment, et cela, il est à peine besoin de le rappeler, grâce à l'impulsion qu'a donnée à ces études notre éminent maître, M. le professeur Charcot.

Quoi qu'il en soit, il n'est pas sans intérêt actuellement de synthétiser, pour ainsi dire, les nombreux documents qui viennent d'être produits sur cette matière, et nous nous proposons de le faire ici, en y ajoutant les résultats de nos observations personnelles, et les considérations qu'elles nous paraissent comporter.

La grippe, dans certains cas, s'est localisée d'emblée, et presque exclusivement, sur le système nerveux, donnant naissance à ces formes de la maladie qu'on a appelées *nerveuses*; d'autres fois, ce n'est pas la grippe elle-même, mais ce sont ses *déterminations secondaires* qui ont occasionné les désordres nerveux; enfin, dans plusieurs cas, la grippe n'a joué que le rôle banal *d'agent provocateur*, mettant seulement en évidence une affection nerveuse latente chez un prédisposé.

On pourrait donc ranger dans la classification préliminaire suivante ces diverses modalités :

$$\text{Neuropathies grippales.} \begin{cases} \text{de nature} \begin{cases} \text{Primitives......} & \text{A} \\ \text{Secondaires....} & \text{B} \end{cases} \\ \text{d'origine...............} & \text{C} \end{cases}$$

A. — Les *neuropathies grippales primitives*, ou formes nerveuses de la grippe, ont été nombreuses. Ce sont elles qui ont surtout causé des confusions et fait méconnaître la grippe au début de l'épidémie, en raison de l'absence de phénomènes catarrhaux qui les caractérisait. On leur doit aussi ces discussions qu'on n'a pas oubliées sur l'identité de l'épidémie avec la dengue.

Il est difficile, d'après les observations publiées, de savoir la raison d'être de la localisation relativement étroite de la maladie, dans ces cas, sur le système nerveux. Peut-être pourrait-on l'attribuer, selon nous, à un état de déchéance transitoire de ce système, provenant d'un surmènement antérieur et réalisant un *locus minoris resistentiæ*.

Il est de fait que les formes nerveuses ont été surtout fréquentes chez les *intellectuels*; on les a observées, en effet, en grand nombre dans les lycées, dans les écoles du gouvernement, et beaucoup plus rarement relativement chez des ouvriers ou des hommes adonnés aux travaux purement manuels.

La grippe nerveuse a été également plus ordinaire chez les jeunes sujets, ce qui se conçoit pour peu qu'on se rappelle avec quelle facilité le système nerveux réagit à toute occasion à cet âge, et quelle susceptibilité il manifeste à l'égard des excitants de toute nature.

La grippe nerveuse fut caractérisée chez les enfants : par de la somnolence et de l'abattement lorsqu'il s'agissait de nouveau-nés (Comby), et, chez les enfants plus âgés, par de la céphalalgie parfois assez violente pour faire songer à une méningite, par du délire nocturne, des convulsions et du lumbago. Dans un certain nombre de cas, les phénomènes céphaliques dominaient à ce point qu'on a pu les taxer de *pseudo-méningites* (Sevestre, Juhel-Renoy).

Chez les adultes, la prostration et les phénomènes douloureux ont été surtout notés (Leyden, Senator, Nothnagel, Moritz, Jaccoud, Reuwers, Huchard, Gaucher). Les désordres ont consisté principalement en des céphalées sus-orbitaires et des douleurs rhumatoïdes. Or, comme les symptômes nerveux jouent le rôle principal dans la dengue, la douleur caractéristique siégeant alors au niveau de l'articulation sacro-vertébrale et des deux symphises sacro-coxales, pour de là s'irradier dans les fessiers et le territoire du sciatique (Treille), on a pu faire la confusion, ou du moins établir une analogie.

En général, les formes nerveuses ont été rarement graves, mais certaines ont laissé à leur suite des accidents qui ressortissent à la convalescence de la même forme. Les plus fréquents parmi ceux-ci ont été les névralgies sus-orbitaires, cervicales (Joffroy), sciatiques (Leyden).

A côté de ces accidents douloureux, on a signalé des troubles paralytiques, notamment du côté des muscles de l'accommodation (Uthoff) ; mais la valeur réelle de ces dernières observations ne peut encore être formellement établie.

B.—Dans les *neuropathies grippales secondaires* se rangent, en premier lieu, les désordres sensoriels si nombreux qui en ont été signalés : manifestations oculaires (Nimier, Valude, Adler, Fuchs, Weichselbaum, Landolt) et auriculaires (Lœwenberg, Chatellier, Netter, Gellé, Hermet), troubles d'une grande variabilité, relevant le plus souvent d'infections secondaires, sans caractères propres, et sur lesquelles nous n'insisterons pas.

On aurait également constaté, chez un certain nombre de malades, des manifestations cérébro-spinales témoignant de lésions produites directement par l'action du poison morbide sur les centres nerveux. Ces lésions spinales auraient entraîné des désordres transitoires ou permanents, à forme variable, suivant les régions de la moelle intéressées (paraplégie, paralysie vésicale, zona, etc.). Des lésions cérébrales analogues se seraient manifestées par de l'hémiplégie et surtout par des troubles mentaux (Krœpelin, Bilhaut). Enfin, on aurait pu observer une véritable neurasthénie grippale (Huchard).

En exceptant les désordres des sens, qu'on peut attribuer, comme nous l'avons dit, à des infections secondaires, nous pensons que la plupart de ces autres troubles doivent plutôt se ranger dans la dernière catégorie, qu'il nous reste à examiner et ne constituent pas, à proprement parler, des maladies *grippales*.

C. — Les *neuropathies d'origine grippale* ont été, en effet, les plus fréquentes de toutes les manifestations nerveuses qu'a déterminées l'influenza. Nous leur reconnaîtrons une double modalité ; dans certains cas, un désordre nerveux, autrefois constaté et actuellement guéri, a récidivé sous l'influence de la grippe ; dans d'autres cas, la grippe a fait naître la maladie nerveuse chez un sujet prédisposé.

On pourrait ajouter, enfin, que quelques maladies nerveuses chroniques ont reçu comme un coup de fouet du fait de l'invasion grippale.

Il est à remarquer d'une façon générale que les affections nerveuses qui ont pris naissance dans ces conditions ont été en majeure partie de celles qu'on range nosographiquement dans la classe des névroses. On n'a guère observé, en effet, que des maladies d'ordre dynamique, au sens attribué à ce mot, telles que l'hystérie, la neurasthénie, la chorée et les vésanies, ainsi que des névralgies diverses. Cependant, nous avons constaté aussi plusieurs cas de paralysie faciale.

C'est, du reste, sur des observations de faits appartenant à cette catégorie, neuropathies d'origine grippale, que notre attention a été principalement attirée. Parmi les *réveils* de névrose, nous pouvons citer un fait intéressant de Duhomme : ce médecin est appelé auprès d'une dame qui, dans le cours d'une grippe, a présenté une attaque d'hystérie, alors qu'elle ne se souvenait pas avoir souffert d'attaques de ce genre depuis vingt ans.

Nous avons vu, nous-même, plusieurs exemples tout à fait analogues. Une jeune femme de vingt-deux ans a été atteinte, il y a deux ans, de crises de petite hystérie, pour lesquelles nous lui avons donné nos soins. Depuis dix-huit mois, il ne s'est plus produit de crises, et depuis huit mois elle n'offre plus aucun stigmate d'hystérie. Elle est prise de grippe à forme catarrhale, et non nerveuse, ce qui prouverait, jusqu'à un certain point, soit dit en passant, que le tempérament n'est pas le seul élément qui entre en jeu pour réaliser la forme particulière qu'affecte l'influenza, et, dans sa convalescence, elle est de nouveau sujette à des crises convulsives.

Un garçon de quatorze ans qui avait présenté, un an auparavant, divers accidents hystériques, et entre autres une paraplégie spasmodique, a été repris, à la suite de la grippe, de douleurs et de parésie de l'un des membres inférieurs, phénomènes qui ont cédé du reste très rapidement.

Dans le domaine de la neurasthénie, les exemples sont encore plus nombreux; mais alors les phénomènes nerveux ont pu revêtir une apparence insolite et faire errer parfois le diagnostic; de là vient, sans aucun doute, qu'on a attribué à la grippe nombre d'accidents nerveux, qui, après un examen attentif, peuvent être rapportés à cette seule névrose.

C'est, en réalité, surtout dans les cas de cet ordre, cas où l'influenza provoquait l'éclosion de névropathies, déjà couvées pour ainsi dire, qu'elle a pu être incriminée de les créer d'emblée. C'est dans ces circonstances sans doute que certains auteurs se sont crus autorisés à décrire des névropathies grippales essentielles.

Cependant, il ne paraît pas y avoir de raisons pour ne pas appliquer à ces états nerveux les règles étiologiques formulées, par M. Charcot à l'occasion d'états analogues qui se développent sous l'influence des troubles généraux de l'organisme. Notre maître et ses élèves, M. Guinon entre autres, n'ont pas peu contribué à fonder cette doctrine des agents provocateurs, traumatisme, infections, intoxications, qui mettent en évidence diverses neuropathies chez des prédisposés, neuropathies qui n'ont, en somme, rien d'autre de spécial que leur étiologie.

En adoptant cette manière de voir, déjà démontrée par des faits antérieurs, et rationnelle au point de vue biologique comme au point de vue clinique, nous ne sommes guère disposé à admettre la création de nouvelles espèces morbides, comme le seraient une neurasthénie ou une hystérie grippale.

La neurasthénie et l'hystérie qui se sont développées sous l'influence de la grippe ne diffèrent pas cliniquement, comme on pouvait s'y attendre, des mêmes névroses, lorsqu'elles surviennent à la suite d'une émotion morale, d'un traumatisme ou d'une intoxication.

Un cas de cette catégorie, hystérie provoquée par la grippe, cas particulièrement bien observé, a été publié par M. le professeur Grasset, qui fait remarquer à ce propos qu'une maladie n'a pas besoin d'être bien grave pour engendrer l'hystérie. Le même auteur a soin de bien établir, conformément aux vues que nous exposons, que cette hystérie d'origine grippale ne diffère pas de l'hystérie vulgaire.

Il en a été ainsi de plusieurs cas de neurasthénie qui se sont présentés à notre observation. Chez un homme de quarante-sept ans, arthritique, dont la mère a été choréique, et jusque-là indemne de tout accident nerveux, malgré qu'il ait subi des émotions vives et qu'à différentes reprises il se soit véritablement surmené intellectuellement, une grippe très bénigne survient en janvier. L'affection ne dura guère que trois jours. Mais, après ce temps, apparurent immédiatement des signes caractéristiques de neurasthénie : faiblesse générale, inaptitude au travail, casque céphalique, dyspepsie flatulente, parésie paraplégiforme, etc. Les troubles s'amendèrent considérablement et assez rapidement après un repos de six semaines à la campagne.

Dans un autre cas, les accidents neurasthéniques furent plus intenses. Une dame de trente-neuf ans, à antécédents nerveux, fut prise, après une grippe de sept jours, de douleurs céphaliques et erratiques vives, de faiblesse et d'abattement excessifs, de vertiges, d'insomnie, etc., tout cela sans fièvre, en même temps que d'angoisse et d'inquiétude. Elle dut garder le lit presque complètement, et les troubles nerveux, bien qu'extrêmement atténués, existent encore aujourd'hui sous forme de fatigue et de difficulté à se livrer à aucun travail intellectuel prolongé.

Dans ce dernier cas, précisément, le diagnostic parut très incertain à divers médecins qui furent successivement appelés. Les divers traitements, antipyrétiques, antiseptiques, etc., qui avaient été employés, ne donnèrent aucun résultat, alors que l'amélioration ne tarda pas dès que, supprimant la quinine et ses succédanés, on institua un régime à base d'hydrothérapie.

Un certain nombre de chorées (des cas de ce genre affluèrent, pour ainsi dire, ces temps derniers à la consultation externe de la Salpêtrière), de névralgies faciales, cervicales et sciatiques, enfin plusieurs paralysies faciales ont de même pu indiquer la prédisposition nerveuse de malades atteints de la grippe.

Je rappelle, à cette occasion, en ce qui concerne les paralysies faciales, que très fréquemment, ainsi que l'a démontré M. Neumann et que l'a confirmé M. le professeur Charcot, cette affection, dans ses formes dites *a frigore*, reconnaît une origine héréditaire.

J'ai observé, enfin, dans le domaine qui touche à la vésanie, l'apparition ou la réapparition, chez des dégénérés héréditaires à la suite de la grippe, d'idées obsédantes : angoisse, agoraphobie, maladie du doute, etc.

Pour ce qui est des psychoses, à proprement parler, Krœpelin a pu en rassembler onze cas survenus après l'influenza, le plus souvent chez des héréditaires. De même, après M. Joffroy, le professeur Mairet vient, dans une publication récente, d'établir les rapports étiologiques et pathogéniques qu'a affectés la grippe avec l'aliénation, à propos de plusieurs observations qu'il lui a été donné de recueillir, rapports qui, jusqu'à présent, avaient été laissés dans l'ombre. Il résulte de ces travaux que l'on a vu survenir, sous la seule influence de la grippe, une aliénation très nette se traduisant par un délire à direction lypémaniaque, avec perversions sensorielles, chez des sujets plus ou moins prédisposés à réaliser des troubles cérébraux, mais n'ayant jamais jusque-là eu de délire.

Pour ne rien omettre, je citerai en dernier lieu un groupe de faits qui ont avec ceux dont je viens de m'occuper un rapport au moins indirect. Je veux parler des états nerveux provoqués, non pas par la grippe elle-même, mais par la *peur de l'épidémie*, peur que certaines publications extra-médicales n'ont pas peu contribué à développer.

Dans cet ordre de faits se range le suivant. J'ai donné des soins à une malade, autrefois hystérique, et souffrant encore actuellement de diverses idées obsédantes émotives, laquelle réalisa, par une sorte d'auto-suggestion, le tableau de la forme nerveuse de la grippe, sans élévation de température, bien entendu.

D'autre part, la crainte et l'appréhension de la maladie infectieuse ont évidemment contribué, dans une certaine mesure, à la fréquence des neuropathies survenues à l'occasion de l'épidémie.

En résumé, on peut considérer que la grippe a déterminé des formes nerveuses, comme aussi des localisations secondaires sur les divers départements du système nerveux, qui n'ont pas revêtu d'apparences *spécifiques*. Quant au reste des cas, qui forment la majorité des manifestations nerveuses liées à l'épidémie, la grippe n'a agi là qu'en provoquant la détermination de divers états nerveux, chez des sujets déjà prédisposés.

L'influenza ne semble pas, en conséquence, avoir été capable de créer, de toutes pièces, des neuropathies qui lui soient propres, à moins que l'on ne veuille considérer comme telles les formes dites nerveuses de cette maladie (1).

(1) *Gazette hebdomadaire*, 7 juin 1890.

III

L'ÉCRITURE MÉDIANIMIQUE. — LE SPIRITISME AU
POINT DE VUE SCIENTIFIQUE.

Aucun des organes accrédités de la presse scientifique n'a
rendu compte des travaux du Congrès international des
spirites qui s'est tenu récemment à Paris. A en juger par
les relations que les journaux politiques ont consacrées à
ces assemblées, ils auraient sagement agi, car la plupart des
communications qu'on a entendues à ces réunions faisaient
plus que prêter à la plaisanterie.

Il est à remarquer, cependant, en ce qui concerne le spiritisme en général, que la persistance de ce mouvement des
esprits, sa diffusion internationale, son développement toujours croissant, méritent un examen sérieux et scientifique.
Au surplus, l'expérience du passé commande aux savants
une certaine circonspection en ces matières pour l'avenir.
Il suffirait de rappeler combien de fois, selon l'expression de
M. Taine, « l'erreur a mis sur la voie d'une découverte. »

Ce sont les alchimistes qui deviennent les précurseurs
des chimistes modernes. Les pratiques des rebouteurs con-
duisent les chirurgiens au massage thérapeutique. Dans

un ordre d'idées plus rapproché, enfin, M. le professeur Charcot tire du nombre des erreurs du magnétisme ancien les quelques vérités qui constituent aujourd'hui la base de l'hypnotisme scientifique.

Il y a lieu alors de se demander si du chaos des racontars et des exagérations du spiritisme, l'investigation scientifique ne pourrait pas dégager sinon un fonds, tout au moins un atome de vérité. La négation absolue n'est plus de mise, et il convient au médecin, si fréquemment interrogé dans ces circonstances, de savoir à quoi se réduisent ces étranges phénomènes. N'existerait-il pas, dans leur masse, certains faits vrais dont la réalité, en même temps que l'apparence surnaturelle, serait propre à entraîner une conviction, étendue dès lors sans discernement à l'égard de tous ?

Or, cela paraît aujourd'hui certain, et c'est précisément de l'un de ces phénomènes, dont la science vient d'aborder l'étude après les avoir longtemps et systématiquement négligés, que nous nous occuperons.

L'écriture *médianimique* serait, pour les spirites de bonne foi, une des preuves les moins contestables de la valeur des expériences sur lesquelles ils basent leurs assertions.

On sait que, d'après eux, il suffit qu'un médium appose ses mains sur une planchette munie d'un crayon pour qu'au bout de quelques instants la planchette se meuve de telle façon que le crayon écrive sans que le médium ait conscience des phrases ainsi tracées.

Que le crayon vienne à être placé directement entre les doigts du médium, celui-ci ne tarde pas à écrire automatiquement, sans rien savoir de ce qu'il fait.

Mais ce phénomène paraît plus extraordinaire encore lorsqu'on considère que le médium produit de cette façon non pas des phrases incohérentes et sans aucun sens, mais des relations coordonnées et des réponses plus ou moins intelligentes aux questions qui lui sont posées.

Bien plus, on voit parfois l'un de ces personnages écrire des poésies alors qu'il est notoirement incapable de composer des vers à l'état normal.

Eh bien ! la réalité de phénomènes *en tous points analogues* a été expérimentalement constatée. Je veux parler de l'*écriture inconsciente et intelligente* dite *automatique*, des hystériques, qui est actuellement un fait acquis et dont l'étude permet de se rendre parfaitement compte des prétendues merveilles qui ont servi de base aux conceptions erronées des spirites.

M. Ch. Richet et M. Gley, entre autres, avaient déjà établi (dès 1884), après Chevreul, l'existence de phénomènes psychologiques et de mouvements correspondants, inconscients. Mais l'étude expérimentale la plus spéciale et la plus complète qui ait été consacrée à l'*écriture automatique* est, sans contredit, le travail publié en 1887 par MM. Ch. Féré et Binet, dans les *Archives de Physiologie*. Les mêmes expériences ont été répétées, étendues et interprétées dans une série d'études publiées dans la *Revue philosophique* (1886 à 1888) par M. Pierre Janet, études complétées et synthétisées dans l'excellente thèse du même auteur sur l'*Automatisme psychologique*. M. Charles Richet et M. Myers ont, depuis, consacré des études intéressantes à cette question. Elle a été reprise par M. Binet, dans un article intitulé : « Recherches sur les altérations de la conscience chez les hystériques », paru dans la *Revue philosophique* (février 1889). M. Gley a exposé, sur le même sujet, des expériences très curieuses dans la même revue (mai 1889). Enfin, « l'écriture automatique » a été tout récemment mise à l'ordre du jour du Congrès de psychologie physiologique. J'ajoute que j'ai reproduit, pour ma part, nombre d'expériences de cet ordre, avec des malades hystériques anesthésiques du service de M. Charcot, dont quelques-unes, du reste, avaient déjà servi pour les études de MM. Féré et Binet.

Je rappellerai brièvement, toùt d'abord, en quoi consistent ces expériences. Si chez un sujet hémi-anesthésique droit, par exemple, on cache, à l'aide d'un écran, le membre supérieur anesthésique et qu'on place un crayon dans sa main, alors, souvent spontanément, quelquefois seulement après qu'on a guidé les doigts, on voit le malade se mettre à écrire automatiquement, soit indéfiniment le même mot qu'on lui a fait commencer, soit des lambeaux de phrases. Et — particularité intéressante, en ce qu'elle dénote l'intelligence qui préside à cette écriture — si, en guidant la main pour écrire le nom du malade, on commet à dessein une faute d'orthographe, dans le même mot tracé ensuite cette faute est corrigée.

D'autres fois, il suffit de mettre un crayon dans la main du même sujet pour qu'au milieu d'une conversation il écrive sans s'en apercevoir des réponses souvent longues à des questions qu'on lui pose incidemment. Un grand nombre d'observations sur les perceptions inconscientes de sens hypo-esthésiés ont pu être enregistrées de cette façon. Comme le dit M. Binet, dans le travail cité plus haut, « lorsque l'hystérique tient entre les doigts de la main anesthésique une plume dans la position nécessaire pour écrire, cette plume enregistre l'état de conscience prédominant du sujet. »

Les expériences de M. Gley sont non moins démonstratives. Voici comme il les a décrites : « La personne (non malade) sur laquelle je fais l'expérience prend une plume ou un crayon ; je lui dis de penser à un nom et que je vais, sans qu'elle me dise rien, bien entendu, écrire ce nom ;

alors, je lui saisis la main et, tenant celle-ci et *paraissant* la diriger comme lorsqu'on apprend à écrire à un enfant, en réalité je la laisse aller, car c'est la personne même qui écrit le nom en question, sans en avoir conscience.

Nous devons maintenant, en premier lieu, dépouiller ce phénomène de son apparence extraordinaire en montrant qu'il ne déroge pas aux lois communes de la psycho-physiologie ; puis — la comparaison de l'écriture *médianimique* et de l'écriture *automatique* établissant suffisamment qu'elles ne diffèrent en rien l'une de l'autre — nous ferons voir que l'état psychique du médium lui-même est identifiable à celui des sujets des expériences que nous avons relatées. Il en résultera cette conclusion, qu'il s'agit là de faits intéressants sans doute, mais rentrant dans les règles ordinaires, et dont la pathogénie physiologique seule — que nous exposerons succinctement pour terminer — est peut-être encore en discussion.

Au premier abord, cette ignorance absolue d'une personne à l'égard de ses propres actes, et en particulier de l'écriture, semble bien un fait surnaturel, puisque, d'une façon habituelle, nous avons toujours conscience de nos mouvements graphiques.

Nous savons cependant que, dans le nombre des actes qui se passent en nous, il en est que nous accomplissons de même à notre insu. Nous n'avons pas la sensation de la circulation du sang dans l'appareil cardio-vasculaire, pas plus que celle de la réplétion des alvéoles pulmonaires par l'air pendant la respiration ; nous ne percevons pas non plus les mouvements mécaniques et les actes chimiques que nécessite le travail de la digestion dans nos divers organes.

On pourrait objecter que ce sont là des actes de la *vie de nutrition*, et par conséquent involontaires. Mais, de même, il existe des actes de la vie de relation et volontaires qui revêtent ce caractère.

Tels la marche, la danse, le doigté des instrumentistes (piano, violon), etc. En général, la plupart des exercices qui nous sont familiers deviennent, comme on les a appelés, des actes *automatiques* secondaires.

L'inconscient ne règne pas seulement dans le domaine de la *trophicité* et de la *motilité*, mais encore dans celui de la *sensibilité*. Nombre de sensations peuvent emprunter ce caractère ; les faits d'anesthésie temporaire de cet ordre abondent. Pour n'en citer qu'un exemple, on sait qu'on ignore complètement le goût des aliments pour peu qu'on soit entraîné dans une conversation attachante au moment de leur mastication.

Il n'est pas enfin jusqu'aux *idées* elles-mêmes qui ne puissent se produire parfois en dehors de la connaissance. Ce nouveau monde des psychologues, entrevu par Leibnitz, signalé par Schopenhauer, a déjà fourni à M. Ribot et à M. Taine l'occasion d'amples moissons philosophiques. C'est de cette façon que souvent, en cherchant la solution d'un problème, celle-ci se présente tout à coup à notre esprit, quelque temps après que nous avions renoncé à la trouver. Les faits de ce genre prouvent qu'un travail intelligent peut se faire en nous sans que nous le soupçonnions.

Il résulte de cet exposé qu'en bien des cas nous pensons et nous agissons sans en avoir conscience.

Or, les spirites, précisément en raison de cette inconscience remarquée chez le médium, ont cru pouvoir attribuer ses actes non pas à lui-même, puisqu'il n'en avait pas conscience, mais à des *esprits* étrangers qui le dirigeaient à son insu. Quelques observations sérieuses, dont certaines ont été contrôlées, plusieurs faits probants attestaient, en effet, l'entière bonne foi des sujets, et par suite la réalité du phénomène.

Mais cette interprétation simpliste en même temps que supra-sensible ne paraissait pas absolument convaincante à qui n'avait pas la foi. On ne pouvait nier, d'autre part, qu'en se traduisant par l'écriture médianimique la parole des grandes ombres, auxquelles étaient attribuées les réponses du médium, devenait singulièrement terne.

Racine, par exemple, donnait des vers d'une facture banale, et souvent incorrects. Massillon y perdait son éloquence ; Mozart son génie, et bon nombre d'autres personnages non moins illustres s'exprimaient d'une façon grossière, parfois incompréhensible, commettant d'inadmissibles anachronismes.

C'est en raison de l'étrangeté de l'explication *spirite* qu'on s'était contenté tout d'abord de nier en bloc leurs narrations. Les observations dont nous avons parlé, de production, lors de certains états psychiques, d'une écriture inconsciente et intelligente nous rendent maintenant compte de la réalité de la plupart de ces faits.

Nous ne nous attarderons pas plus à réfuter la doctrine des *spirites*, car le laborieux échafaudage des systèmes complexes ou mieux des hypothèses invérifiables, d'où résultait pour eux cette opinion que le médium était l'instrument choisi par les *esprits* pour communiquer avec les humains, ne reposait, en somme, que sur ce seul point. Ce qu'écrivait le médium ne lui était pas personnel.

Déjà, les explications précédentes nous permettent de concevoir le fait physique de l'écriture inconsciente; elle n'est, en effet, qu'une manifestation automatique du genre de celles que nous avons exposées et n'est pas pour nous surprendre.

Mais comment les phrases ainsi inscrites peuvent-elles

avoir un sens et exprimer des idées qui semblent autres que celles du médium? Comment lui paraissent-elles parfois complètement étrangères, et encore forment-elles parfois des réponses intelligentes à des questions données? Comment, enfin, le médium illettré arrive-t-il, dans certains cas, à composer des poésies? C'est ce que nous allons examiner successivement. Un des exemples précités montre qu'une partie de notre travail intellectuel peut rester inconnue de nous-même; des pensées se produisant ainsi, dont nous ne soupçonnons pas l'existence, en même temps que d'autres dont nous avons conscience, qu'adviendrait-il, si, par hasard, on nous rendait compte des premières? Évidemment, nous serions portés à les nier au profit des autres; c'est ce que fait le médium.

Quant aux conversations tenues avec les esprits, il est bien certain que les demandes *suggèrent* à la personnalité inconsciente de l'esprit dédoublé du médium des réponses qu'il pourra parfaitement ignorer, selon le mécanisme que nous invoquions, et qu'il n'en écrira pas moins. De plus, selon une formule psychologique dont nous avons maintes fois vérifié la constance, le sujet *croyant* qui interroge l'esprit fait table rase des réponses insignifiantes ou absurdes, pour ne retenir que celles qui concordent plus ou moins avec ses propres idées, et c'est ainsi qu'il en arrive à se créer, de bonne foi, la conviction que la totalité des réponses de son médium sont sensées.

D'autre part, voici un médium qui aligne une poésie assez longue. Il n'a, du reste, aucune connaissance technique en la matière et se trouve incapable autrement de composer le moindre vers. Dans la plupart des cas, on se rend bientôt compte que cette versification n'a rien d'inédit et n'est que la reproduction, plus ou moins intégrale, d'œuvres connues, souvent amalgamées. Il y a là intervention d'une exaltation de la mémoire, bien étudiée actuellement sous le nom d'hypermnésie.

A l'occasion d'influences spéciales, la mémoire prend parfois, comme on sait, une acuité extraordinaire ; son développement anormal fait que, chez le médium, les faits complètement oubliés d'habitude reviennent alors comme un souvenir précis qui animera leur plume.

Je puis rappeler à cette occasion deux exemples intéressants. Récemment, une revue *occultiste* publiait une pièce de vers d'une facture charmante, qu'elle attribuait à une jeune provinciale qui l'aurait composée inconsciemment, sous l'inspiration de l'âme de son fiancé. Or, cette poésie avait été publiée autrefois par Armand Sylvestre, comme le reconnut lui-même ultérieurement le directeur de cette revue, homme de parfaite bonne foi.

A la Salpêtrière, une somnambule hypnotique (nous verrons qu'il existe une proche parenté entre ces sujets et les médiums) intrigua fort, il y a quelques années, par une aventure du même genre. C'était au début des remarquables études de M. Charcot ; plusieurs savants, entre autres le regretté Parrot, avaient été conviés à venir observer les phénomènes de l'hypnotisme. M. Charcot, instamment sollicité de chercher à provoquer des effets de *lucidité* psychique, demanda à la jeune X..., mise en somnambulisme, de dire le nom de la personne qu'il lui désignait. Elle nomma sans hésitation le professeur Parrot, alors qu'éveillée elle affirmait ne le pas connaître. L'enquête à laquelle on procéda dévoila le mystère : X..., étant enfant, sept à huit ans auparavant, avait été soignée dans le service de Parrot. Elle avait depuis complètement oublié le nom de ce médecin, mais son souvenir resté inconscient s'était réveillé en état de somnambulisme !

Le médium, comme on pouvait le prévoir, reste donc le seul facteur *irresponsable* de l'écriture *directe*, et, dans tout cela, seul son esprit entre en jeu. Il est là, en même temps acteur et spectateur, avec cette différence que, chez lui, la partie active joue automatiquement, tandis que l'autre est consciente.

Il est presque inutile de faire ressortir l'analogie qui existe entre l'écriture médianimique des spirites et l'écriture automatique des hystériques, car cette analogie est évidente par la seule comparaison des faits.

Il nous reste à montrer que certains états hystériques, et le somnambulisme hypnotique en particulier, se rapprochent au point de se confondre avec la disposition psychique qui caractérise l'état de médium.

Ces sujets sont rares, ce qui prouve qu'ils sont anormaux, et, dans les relations spirites elles-mêmes il ne manque pas de traits qui confirment cette similitude et permettent presque le diagnostic de la névrose dont le médium est atteint (attaques, délires) ; mais il y a plus, et cette constatation a été effectivement faite, ainsi qu'on s'en rendra compte en relisant la très instructive leçon de M. Charcot, intitulée « Spiritisme et hystérie (1) », où il est question de plusieurs individus d'une même famille, qui, à la suite de la mise en œuvre des procédés spirites, se sont confirmés dans l'hystérie. Nous avons eu, depuis, l'occasion de rencontrer à la consultation de la Salpêtrière d'autres médiums qui n'étaient rien plus qu'hystériques. Les observations de

(1) On trouvera dans un livre récent de M. Binet (*Altérations de la personnalité;* Paris, 1892) et dans un substantiel article de M. Janet (Somnambulisme, *Archives de Neurologie*, 1892) des recherches très complètes et très concluantes sur l'étude des personnalités inconscientes et sur les agissements de celles-ci, dont fait partie l'écriture automatique.

deux de ceux-ci se trouvent consignées dans la thèse de Mlle Goldspiegel.

Quelle est plus précisément la pathogénie *psychologique* de ces états inconscients ? Il existe à cet égard diverses théories, dans le détail desquelles nous n'entrerons pas, nous contentant de donner un court aperçu des principales d'entre elles.

M. Myers base son interprétation sur le rôle de suppléance attribué à l'hémisphère droit du cerveau. Quand il se produit des lésions de l'hémisphère gauche dont la localisation entraîne l'une quelconque des variétés d'aphasie (motrice ou sensorielle), on admet généralement que la restauration, si elle intervient, est due au jeu de l'hémisphère droit. Cet auteur suppose alors que l'écriture des médiums est fonction de l'hémisphère droit. Les caractères de cette écriture — inconscience, forme en miroir, etc. — s'expliqueraient par l'infériorité d'action, et surtout par l'incomplète association des centres de cet hémisphère.

M. Gley fonde sa théorie sur les travaux de M. Charcot concernant l'aphasie et relatifs à l'association des quatre espèces d'images qui constituent la fonction du langage. Il pense que dans toute image il entre des éléments moteurs dont les résidus s'associeraient aux résidus de même nature qui résultent des mouvements graphiques. La représentation d'un mot, éveillerait toujours plus ou moins inconsciemment, l'image graphique correspondante, dont l'exécution active, dans le cas particulier, aurait alors lieu grâce à l'artifice expérimental.

M. Binet avait supposé que l'inconscience était due à la prépondérance qu'acquièrent, en raison de l'intensité des sensations déterminantes, certains états de conscience. Cette prépondérance serait telle que le champ de la conscience, en général, en serait rétréci au point d'être dès lors limité à ces seuls états.

Enfin, M. Pierre Janet croit qu'il s'agit d'un phénomène de désagrégation psychologique aboutissant à un dédoublement de la personnalité. En raison de certaines dispositions spéciales de l'état mental du médium, dispositions identiques à celles qui caractérisent l'hystérie, il se produirait chez lui, en dehors de la conscience, des groupements d'images mentales susceptibles de s'associer en une ou plusieurs personnalités distinctes, agissant indépendamment.

Ces personnalités seraient, au surplus, capables de sensations, d'idées et d'actes inconnus de la personnalité consciente. Cette dernière hypothèse est étayée sur des bases solides depuis les derniers travaux de M. P. Janet et de M. Binet, et c'est, à notre avis, ce mécanisme du dédoublement de la personnalité qui rend le mieux compte de ce curieux phénomène d'automatisme partiel (1).

(1) *Bulletin médical*, novembre 1889.

IV

DES « STIGMATES » HYSTÉRIQUES

Il est devenu banal, actuellement, d'affirmer que les symptômes de l'hystérie sont aussi nombreux que variés, et il est presque superflu de rappeler que ses manifestations portent, non seulement sur les fonctions de tout ordre du système nerveux : *intelligence, sensibilité, motilité,* mais encore qu'elles empiètent sur celles de tous les autres appareils : *circulatoire, respiratoire, digestif, sécrétoire,* et entraînent même parfois des désordres de l'état général : *fièvre,* ainsi que de la nutrition des tissus : *œdèmes, éruptions, atrophies musculaires.*

Il importe plus d'être mis en garde contre les combinaisons multiples de ces troubles, grâce auxquelles la névrose « protéiforme » parvient si souvent à se dissimuler sous le masque de bon nombre de maladies organiques. Qu'il nous suffise, parmi les affections dont elle peut emprunter les apparences, de citer : des *cérébropathies,* comme la syphilis du cerveau, l'hémorrhagie cérébrale, l'aphasie, la migraine ophtalmique ; des lésions *bulbaires,* telles que le syndrome de Weber ; des *myélopathies,* sclérose en plaques, mal de

Pott, tabes, syringomyélie ; des altérations des *nerfs*, paralysies radiculaires, névrites, sans compter : les *pseudo-méningites*, les *pseudo-tuberculoses pulmonaires*, les *pseudo-péritonites*, etc.

L'hystérie mérite donc, à juste titre, d'être appelée « la grande simulatrice », selon l'expression de M. Charcot, à qui nous devons, pour la plus grande part, les notions sur lesquelles est fondée cette singulière propriété de la névrose.

Aussi bien, le médecin se trouverait-il souvent aux prises avec des difficultés, parfois insurmontables, si, dans le plus grand nombre des cas où l'hystérie *joue un rôle*, elle n'offrait des points de repère.

En effet, encore que ses allures soient capricieuses, l'hystérie a sa physionomie propre, laquelle résulte de la constance et de la similitude de quelques-uns de ses traits, qui sont précisément : les *stigmates*.

I

DÉFINITION. DIVISION. — Selon l'enseignement de M. le professeur Charcot, nous désignons, sous ce terme de *stigmates*, des signes qui, par la fréquence de leur constatation, la spécificité de leurs caractères, la fixité de leur durée, peuvent être regardés comme pathognomoniques, en quelque sorte, de l'hystérie.

Si cette définition, et nous ne nous le dissimulons pas, ne répond, en somme, qu'à une sélection clinique, dépourvue qu'elle est de tout substratum anatomique ou physiologique, nous n'hésitons pas à avouer qu'elle n'a pas d'autres prétentions ; nous nous en autoriserons, cependant, pour,

5

dès l'abord, éliminer de notre cadre certain symptôme auquel on a conféré traditionnellement, mais indûment, à notre avis, une valeur presque absolue; nous faisons allusion à ce qu'on a appelé la mobilité, la versatilité de l'*état mental*.

Considérant que, sans idées fantasques et sans bizarrerie de caractère, on ne pouvait être hystérique, bon nombre d'auteurs se sont refusés à faire rentrer dans l'hystérie des cas où, au contraire, la mélancolie de l'esprit dominait. Ils ont donc dû créer, pour catégoriser ces hystériques tristes, une nouvelle espèce nosographique, la *névrose traumatique*.

Il est une autre question, de même controversée, celle de savoir si l'aptitude à être hypnotisé constitue ou non un stigmate hystérique. La conclusion qui me paraît s'imposer, à la suite des débats récents (1) qui ont eu lieu sur ce sujet est que la *prédisposition* hystérique, tout au moins, est indéniable, pour peu que le sommeil provoqué soit caractérisé par des phénomènes somatiques contrôlables. ·

L'hypnose acquiert alors la valeur d'un stigmate et peut même, comme nous aurons occasion de le montrer, décider du diagnostic en des faits douteux.

Des stigmates sur lesquels l'accord est unanime, les seuls que nous allons étudier ressortissent : A. à la sphère de la motilité, *diathèse de contracture* ; — B. à celle de la sensibilité générale : *anesthésies, hyperesthésies, zones hystérogènes;* et à celle de la sensibilité spéciale : *certains troubles de la vision,*

---

(1) Babinski. Hypnotisme et hystérie. Du rôle de l'hypnotisme en thérapeutique (*Gaz. hebd. de méd. et de chir.*, 1891, n°s 30 et 31). — Bernheim. Hypnotisme et hystérie, réponse à M. le docteur Babinski (*Ibid.*, n° 32). — Babinski. Hypnotisme et hystérie, réponse à M. le docteur Bernheim (*Ibid.*, n° 33). — Voir la fin de la polémique, *même journal*, n° 34, p. 409.

du goût, de l'ouïe et de l'odorat ; — C. enfin, à celle de la nutrition : *variations particulières des excreta urinaires.*

<table>
<tr><td rowspan="9">STIGMATES HYSTÉRIQUES</td><td>A. Motilité.........................</td><td></td><td>Contractures.</td></tr>
<tr><td rowspan="4">B. Sensibilité...........</td><td rowspan="2">1. Générale.</td><td>*a.* Anesthésies.</td></tr>
<tr><td>*b.* Hyperesthésies.</td></tr>
<tr><td rowspan="4">2. Spéciale.</td><td>*a.* Vision.</td></tr>
<tr><td>*b.* Audition.</td></tr>
<tr><td>*c.* Odorat.</td></tr>
<tr><td>*d.* Goût.</td></tr>
<tr><td>Trophicité.....................</td><td></td><td>Troubles urinaires.</td></tr>
</table>

<h2 style="text-align:center">II</h2>

DESCRIPTION. — *A.* — M. Charcot et M. Paul Richer ont, depuis longtemps, montré que, par différentes manœuvres, on pouvait provoquer des contractures chez certains hystériques, à l'état de veille, et M. Charcot a appelé *diathèse de contracture* la tendance spasmodique que présentent les malades dans ces cas (1).

Les procédés à l'aide desquels on peut produire ces contractures artificielles sont nombreux : la pression des masses musculaires, le tiraillement du membre, la percussion des tendons, la faradisation, l'application d'un diapason en vibration sur les tendons ou sur le muscle lui-même, enfin, et ce serait là le moyen le plus efficace, la constriction à l'aide d'un lien élastique, les réalisent.

Par l'un quelconque de ces artifices, on détermine, par-

(1) CHARCOT. *Leçons sur les maladies du système nerveux*, t. III. — BRISSAUD et RICHER. *Progrès méd.*, 1880. — BRISSAUD. Th. de Paris, 1880. — BALLET et DELANEF. *Gaz. méd. de Paris*, 1882. — CHARCOT et RICHER. Soc. de Biol. et *Progrès méd.*, 1883. — BRUNET. Th. de Paris, 1883. — BERBEZ. *Progr. méd.*, 1886. — P. BLOCQ. Th. de Paris, 1888. — PITRES. *Leçons cliniques sur l'hystérie*, 1891, t. 1.

fois, la contracture chez les hystériques hémi-anesthé-
siques, le plus souvent du côté anesthésié, mais non
exclusivement de ce côté ; les parties sensibles sont assez
fréquemment contracturables aussi, mais d'ordinaire à un
degré moindre.

Le phénomène apparaît brusquement sous l'une des
influences que nous avons énumérées et atteint d'emblée
son summum d'intensité ; lorsqu'on a eu recours à la ligature élastique pour le mettre en évidence, la raideur apparaît et se limite d'habitude à la partie du membre située
au-dessous du lien ; mais, d'autres fois, elle peut, non seulement gagner le membre entier, mais encore se généraliser
à tous les muscles.

Dans quelques cas, la contracture produite par le lien
circulaire cesse dès que celui-ci est enlevé ; mais il est
loin d'en être toujours ainsi, et, pour faire disparaître la
raideur artificiellement produite, on a recours à des frictions opérées sur le membre, au niveau des antagonistes
des muscles dont l'action prédomine.

M. Charcot insiste sur ce point que la contracture provoquée est, dans un membre, d'autant plus accentuée et
d'autant plus durable, après la cessation de l'action de
l'agent provocateur, que l'expérience a été plus souvent
répétée et plus longtemps prolongée. Il semble y avoir là
une ébauche d'organisation d'un centre fonctionnel, analogue à un phénomène d'éducation, qui exige la participation des centres nerveux.

On note aussi, lorsqu'on détermine la contracture par
pression sur les masses musculaires, que, plus cette pression est accusée, plus la contracture s'exagère.

Cette contracture appartient très évidemment au genre
spasmodique, et on y constate expérimentalement, pour

ainsi dire, le jeu des antagonistes. Si, par exemple, on imprime à la main un violent mouvement d'extension, on tiraille de cette façon les muscles fléchisseurs, excitation suffisante, chez le sujet en diathèse de contracture, pour produire la rigidité, et on relâche les muscles extenseurs ; mais, bien que l'excitation ait porté sur les fléchisseurs, la main se contracture en extension forcée et on s'assure aisément que fléchisseurs et extenseurs participent également au maintien de l'extrémité supérieure dans sa position anormale. Le même phénomène se produit inversement, si l'on fléchit fortement la main ; le tiraillement des extenseurs aboutit à une contracture en flexion.

Disons enfin que si, après avoir produit la contracture d'un membre par l'application de la bande d'Esmarch, on laisse cette bande en place un temps suffisant, la rigidité finit par disparaître, lorsque l'ischémie est assez prononcée, ce qui montre que le lien n'agit que par excitation des parties périphériques.

La « diathèse de contracture » constitue un stigmate hystérique par excellence ; nous verrons plus loin quelle en est la valeur séméiologique.

B. — Le plus grand nombre des stigmates de l'hystérie ressortissent au domaine de la *sensibilité*. Ces troubles offrent beaucoup de caractères communs, auxquels ils sont, en partie, redevables de leur qualité *stigmatisante*, et que nous aideront à comprendre quelques considérations pathogéniques préliminaires. En ce qui concerne les anesthésies hystériques, les plus fréquents de ces troubles, les lois de la physiologie sont encore insuffisantes à nous expliquer complètement les faits. Elles nous paraissent même *à priori* contradictoires avec certains d'entre eux : les brusques modifications que subissent les anesthésies sous diverses influcnces, celle de la suggestion notamment, et surtout le rappel possible de sensations antérieurement produites sur des parties anesthésiées. Aussi, est-ce aux données de la psychologie que nous devrons avoir recours pour l'interprétation proposée.

Le simple fait de la perception d'un objet, exprimé par ces mots : « Je touche un livre, » suppose la mise en œuvre d'une série de phénomènes complexes (1).

L'excitation produite par le contact de l'objet sur les terminaisons nerveuses des nerfs de la peau est transmise par la voie des nerfs sensitifs aux centres médullaires, protubérantiels et corticaux ; d'autre part, des excitations naissent corrélativement par suite des mouvements des muscles qui ont mis le membre dans les positions successives, nécessaires pour le contact. Les voies suivies par ces excitations sont, de plus, liées à celles qu'ont suivies les excitations homologues antérieures, et, comme auparavant, le même objet a pu donner lieu à des excitations complexes (de la vue, par exemple, d'où, et par cela seul, des excitations optiques, de couleur, du tact de l'œil, du sens musculaire d'accommodation et de celui des muscles directeurs du même organe, sans parler de l'ouïe, de l'olfaction, du goût, du sens musculaire), les excitations actuelles vont arriver finalement dans une région de leur centre cortical spécifique, où elles seront plus ou moins associées aux centres divers qui correspondent aux autres excitations.

Là s'opère un travail de sélection ou mieux une synthèse consistant à fondre d'une certaine façon ces divers éléments des excitations, travail qui constitue d'une façon générale la perception.

(1) Voir notre *Séméiologie et diagnostic des maladies nerveuses ;* Paris, 1891.

La perception serait ainsi la « faculté de synthétiser les sensations » (Pierre Janet), ou « le processus par lequel l'esprit complète une impression des sens par une escorte d'images » (Binet).

Pour les deux auteurs que nous venons de citer, l'anesthésie hystérique serait le résultat d'une dissociation de la perception. La perception ne serait pas agrégée à la personnalité consciente et demeurerait dans l'inconscient. Cette manière de voir que nous acceptons, pour juste qu'elle nous paraisse, est néanmoins une vue purement subjective, qui nous éclaire peut-être insuffisamment.

Voici comment, avec M. Onanoff (1), nous comprenons, objectivement parlant, le mécanisme de la perception et de celles de ses modifications auxquelles correspondent les anesthésies hystériques. Les excitations parties des surfaces sensibles sont transportées par les nerfs, d'abord aux centres réflexes inférieurs, puis de là, après une première élaboration, elles parviennent aux centres supérieurs, où se fait une association aboutissant à une sélection qui constitue le stade de perception.

De la synthèse en laquelle consiste cette perception résulte la mise en action d'un centre moteur; un mouvement a lieu, et, selon que les excitations dues aux impressions consécutives à ce mouvement font retour ou non aux centres d'association et s'y identifient, la perception est dite consciente (aperception) ou non.

Ce mécanisme délicat est plus ou moins faussé dans l'anesthésie hystérique. Le plus souvent, la série des phénomènes est incomplète. L'excitation venue du dehors n'est pas perçue consciemment, parce que le jeu des centres

(1) ONANOFF. De la perception inconsciente (*Arch. de neurol.*, n° 53).

d'association est déréglé ; certains de ces centres, trop unis entre eux, ne laissent pas rompre leurs liens par l'excitation nouvelle ; il s'ensuit que le produit émané de la zone de ces centres est mal élaboré et par suite insuffisant à provoquer la chaîne complète des phénomènes qui aboutit normalement à l'identification et à la conscience.

Il y a *perception inconsciente* (anesthésie, objectivement). On s'explique ainsi, d'abord, la conservation des réflexes, puisque leurs centres continuent à fonctionner. On conçoit aussi qu'il suffise d'une faible influence psychique, de la suggestion, de l'attention, pour rompre l'union des centres d'association, en raison de laquelle l'excitation n'est pas consciente (instabilité de l'anesthésie). Et, d'autre part, comme bien que non perçue consciemment, lors de son accomplissement, l'excitation a été cependant enregistrée dans les centres supérieurs, on conçoit qu'elle puisse ultérieurement rentrer dans le domaine de la conscience (rappel des sensations).

Avant d'établir les signes cliniques généraux des anesthésies hystériques, nous devons dire quelques mots d'un caractère psychologique qui leur est commun, car il permet, jusqu'à un certain point, de déjouer la simulation.

Il consiste en ce que la durée du temps de la réaction simple (temps qui s'écoule entre le moment d'une excitation et l'apparition du mouvement consécutif) est diminué dans l'anesthésie hystérique.

Si, chez une hystérique hémi-anesthésique, par exemple, on mesure comparativement la durée du temps de cette réaction des deux côtés, on trouve que cette durée est toujours plus longue du côté non anesthésié.

C'est là, comme l'a établi M. Onanoff, un caractère fondamental *objectif* de l'anesthésie hystérique, qui s'explique par la diminution des actes de cérébration, dont certains font défaut, comme nous venons de le voir, caractère qui peut même donner, en cas de doute, la certitude de la nature de cette anesthésie.

1. Les altérations de la sensibilité générale coexistent, le plus souvent, avec des troubles sensoriels ; nous les en séparerons, toutefois, pour la facilité de la description.

a. Anesthésies. — Les anesthésies hystériques ont un assez grand nombre de *caractères génériques* qui leur sont propres et permettent de les reconnaître (1).

C'est, tout d'abord, la *conservation des réflexes* de tout ordre, réflexes qui, on ne l'ignore pas, sont abolis dans la plupart des anesthésies organiques.

Les réflexes *cutanés*, au niveau des surfaces anesthésiées, sont indemnes, et il en est de même des réflexes *tendineux*.

Le pincement de la peau anesthésique provoque la *dilatation pupillaire* de la même façon que le pincement d'une partie intacte. Les réflexes *vaso-moteurs* sont également normaux, au niveau des zones d'anesthésie hystérique, alors que, dans l'analgésie syringomyélique, par exemple, ils sont tout à fait abolis (Hallion). Ce sont là des données très importantes et utilisables pour le diagnostic, car on ne les rencontre pas dans les anesthésies organiques par névrites ou par lésions médullaires (2).

Les anesthésies hystériques sont encore remarquables, en

(1) Ces caractères sont rarement notés dans les observations où l'on se contente de signaler la distribution de l'anesthésie et son intensité.

(2) Le réflexe de la cornée (mouvement de clignement des paupières qui succède aux attouchements de cette membrane) semble faire exception à cette règle. Nous ferons remarquer qu'il ne s'agit pas là d'un véritable réflexe, car ce mouvement n'est pas tout à fait automatique, mais soumis, au contraire, à la volonté ; c'est plutôt un mouvement de défense qu'un acte réflexe. Du reste, on l'a souvent vu persister chez les hystériques, lors d'anesthésie conjonctive cornéenne.

général, par leur *intensité*. Le plus souvent, en effet, ce n'est pas de diminution seulement de la sensibilité qu'il s'agit, mais d'absence complète, alors qu'il est loin d'en être ainsi pour les anesthésies organiques, qui sont, au contraire, plus fréquemment de simples hypo-esthésies.

Toutefois, ce dernier signe est moins spécial ; le *mode de distribution* qu'affectent en général les anesthésies est tout à fait particulier. Les zones d'anesthésie ne correspondent pas, en effet, à des territoires nerveux anatomiquement délimités, mais elles sont plutôt *systématisées* à des régions fonctionnellement différenciées pour ainsi dire (anesthésies systématisées de P. Janet). L'anesthésie est circonscrite par des lignes régulières, soit qu'il s'agisse d'hémi-anesthésies, c'est-à-dire d'une insensibilité de la moitié du corps, ce qui est le cas le plus fréquent, soit qu'on ait affaire à des anesthésies de membres ou de segments de membre. Dans ces derniers cas, l'anesthésie se limite par des lignes circulaires et perpendiculaires à l'axe des membres, d'où les expressions : anesthésie « en gant », « en botte », « en manchette », « en gigot », « en manche de veste », imaginées par M. Charcot, qui rendent bien compte de ce caractère.

Il faut noter aussi que les anesthésies hystériques n'entraînent guère de *gêne fonctionnelle*. Le plus souvent, malgré qu'elles soient étendues, le malade ne s'en aperçoit même pas, et l'examen médical seul le lui découvre à son grand étonnement.

Les anesthésies hystériques se distinguent, enfin, par leur *évolution*. Elles peuvent apparaître brusquement et disparaître de même. Des anesthésies de longue durée se suppriment parfois pendant un temps variable, pour se réinstaller ensuite. Elles sont, le plus souvent, influencées par des causes qui seraient sans effet sur des troubles organiques, par la suggestion hypnotique notamment. De plus, elles présentent, en certains cas, le phénomène du transfert d'un côté à l'autre (lorsqu'elles sont unilatérales), à la suite de l'application de divers corps (œsthésiogènes) et plus particulièrement de l'aimant.

En dehors de ces *caractères génériques*, les anesthésies hystériques offrent des signes variables selon les cas, quant aux genres de sensibilité qui sont atteints et quant à leurs dispositions topographiques.

On sait que la sensibilité générale comporte : la sensibílité au *tact*, à la *douleur* et à la *température*. On a coutume, cliniquement, d'y comprendre la sensibilité *profonde* — muscles, aponévroses, ligaments articulaires, os — et le *sens musculaire*.

Très souvent, tous ces modes de sensibilité font en même temps défaut, alors qu'il est rare d'observer des troubles aussi complets dans les anesthésies organiques. On peut alors toucher, piquer, brûler le membre, en tordre les jointures, sans que le sujet accuse aucune sensation : la notion de l'existence et de la situation du membre fait en même temps défaut. Il semble s'agir, pour le malade, d'une sorte de corps étranger, qui ne lui est rien, lorsque, à l'anesthésie, vient se joindre de la paralysié.

D'autres fois, tous les modes de sensibilité ne sont pas atteints en même temps ; il existe alors ce qu'on a appelé une dissociation de la sensibilité. M. Charcot a attiré l'attention sur un genre de dissociation hystérique analogue à la dissociation dite syringomyélique. Ce trouble consiste en ce que la sensibilité au tact est conservée, alors que la sensibilité à la douleur et à la température est abolie.

Outre les caractères topographiques généraux que nous avons indiqués, les anesthésies hystériques possèdent, selon les cas, des modes de distribution qui leur sont propres.

Lorsqu'il existe des troubles, quels qu'ils soient : paralysies, spasmes, contractures, œdèmes, etc., l'anesthésie se superpose, le plus souvent, à toute la région qui est le siège de ces désordres. Cette remarque, déjà établie, à un point de vue général, par M. Charcot, a été démontrée, en ce qui concerne en particulier le spasme glosso-labié et le spasme des paupières, par M. Gilles de la Tourette (1).

L'anesthésie atteint alors, non seulement la surface cutanée, mais encore les muqueuses, comme nous aurons occasion de le voir à l'occasion du blépharospasme.

Dans les autres cas, l'anesthésie peut être limitée à quelques points isolés de la peau ou à quelques organes des sens, ou bien frapper simultanément la peau, les muqueuses, les organes des sens, les tissus profonds, soit dans toute l'étendue du corps, soit hémilatéralement (Pitres) (2).

Lorsque l'anesthésie est généralisée, il existe souvent des différences d'intensité selon les régions, et même quelques îlots sensibles.

Quant à l'hémi-anesthésie, elle peut être régulière ; mais, d'autres fois, elle atteint, par exemple, toute une moitié du corps, moins le pied ou la main à droite, et se complète par l'anesthésie corrélative du pied ou de la main du côté sensible.

L'anesthésie est encore disposée quelquefois en petits îlots, plus ou moins irrégulièrement disséminés, en aires d'étendue variable sur la face, le tronc et les membres, aires qui ne correspondent en aucune façon à des territoires anatomiques, nerveux ou vasculaires.

(1) GILLES DE LA TOURETTE. De la superposition des troubles de la sensibilité et des spasmes de la face et du cou chez les hystériques (*Nouvelle Iconographie de la Salpêtrière*, 1889).
(2) PITRES. *Leçons cliniques sur l'hystérie*, t. I ; Paris, 1891.

b. Les *hyperalgésies* méritent aussi d'être considérées comme de véritables stigmates. Avec les hyperalgésies, nous étudierons les zones hystérogènes et spasmo-frénatrices, et dirons aussi quelques mots d'une paresthésie spéciale que M. Pitres a désignée du nom d'*haphalgésie*.

Les *hyperalgésies* consistent en ce que toutes les impressions sensitives sont perçues comme de véritables douleurs. Le moindre attouchement, le frôlement de la surface cutanée qui en est atteinte, donne naissance à une sensation très pénible. Les hyperalgésies siègent le plus souvent sur les téguments, et là même elles affectent une distribution en zones, très remarquable.

Toutefois, à l'instar des anesthésies, elles sont susceptibles de se superposer aux autres troubles hystériques, et c'est ainsi que la plupart des arthralgies hystériques s'accompagnent d'une hyperalgésie de la région articulaire. Le frottement ou le pincement superficiel de la surface de la peau correspondant à la région détermine des douleurs vives.

D'autres fois, les plaques hyperalgésiques ne semblent pas être régies, dans leur distribution, par des troubles autres. Leurs sièges de prédilection, ceux où il conviendra de les rechercher, sont alors, par ordre de fréquence, les régions ovariennes et testiculaires, la 'région dorsale médiane, les espaces sous-claviculaires et sous-mammaires.

Très souvent, le frôlement des zones hyperalgésiques ne provoque que de la douleur; mais, parfois, le sujet ressent en même temps des sensations d'*aura*, et, dans certains cas même, une attaque convulsive survient à la suite de cette manœuvre. C'est que la zone hyperalgésique en question est en même temps, dans ce cas, une zone *hystérogène* ou *spasmogène*. La pression plus forte des mêmes zones suffit, très fréquemment, pour arrêter les convulsions ; ces zones sont alors, comme on dit, *hystéro* ou *spasmo-frénatrices*.

Les zones spasmogènes peuvent occuper les divers points du corps ; tantôt il n'en existe qu'une, tantôt on en observe plusieurs. Elles affectent, elles aussi, les sièges de prédilection, les mêmes que nous venons d'indiquer à propos des zones hyperalgésiques : soit unilatéralement, dans les cas où il existe de l'hémi-anesthésie, soit des deux côtés. Elles peuvent se rencontrer, non seulement sur la surface cutanée, mais encore sur les muqueuses, le tissu cellulaire sous-cutané et les organes (mamelle, testicule, zones cutanées, sous-cutanées et viscérales) (Pitres).

Parfois, les qualités excitatrice et inhibitrice ne se trouvent pas réunies dans la même zone, et, chez certaines malades, telle zone est spasmogène, telle autre spasmo-frénatrice. Ces zones sont, enfin, aussi instables que les anesthésies, apparaissant et disparaissant, soit spontanément, soit sous diverses influences : réfrigération, électrisation, révulsion, etc.

L'*haphalgésie* (ἀφή, contact, et ἄλγος, douleur) est « une variété de paresthésie caractérisée par la production d'une sensation douloureuse intense à la suite de la simple application sur la peau de certaines substances qui ne provoquent, à l'état normal, qu'une sensation banale de contact ». (Pitres).

Ce phénomène aurait une valeur séméiologique d'autant plus sérieuse qu'il n'a encore été rencontré que chez des malades atteints d'hystérie avérée. Les substances dont le contact déterminait des sensations pénibles, dans les cas de ce genre, étaient certains métaux (cuivre, laiton, or, argent) ; les plantes, l'ivoire, le caoutchouc, ne provoquaient rien de semblable.

2. Les altérations de la sensibilité *spéciale*, ou mieux les troubles fonctionnels des organes des sens, sont tout aussi fréquents et significatifs que ceux de la sensibilité générale.

a. C'est du côté de l'œil et de ses annexes que seront recherchés les stigmates les plus significatifs.

Le *blépharospasme* a la plus grande valeur à cet égard, car il n'existe guère que dans l'hystérie, avec les caractères que nous allons énumérer.

Le blépharospasme peut revêtir différentes formes (Richer). On observe, en premier lieu, un blépharospasme *clonique*, dans lequel l'occlusion de l'œil se fait par d'incessants clignements des paupières. Ce spasme s'accompagne ordinairement de photophobie.

En second lieu, c'est d'un blépharospasme *tonique* qu'il s'agit. Cette fois, l'occlusion des paupières est permanente : il existe, ou non, de la photophobie, mais il est commun que la contracture de l'orbiculaire soit accompagnée du spasme des muscles du côté de la face correspondant.

On pourrait observer, enfin, une dernière forme que M. Pitres a nommée, avec M. Parinaud (1), *blépharoptose pseudo-paralytique*, dans laquelle les deux antagonistes de la paupière présentent des troubles complexes.

Le blépharospasme se présente donc sous l'apparence d'une occlusion des paupières. Les voiles palpébraux donnent au toucher une sensation vibratoire et opposent une certaine résistance quand on essaye d'ouvrir l'œil. M. Charcot a fait observer que le sourcil était abaissé par rapport à celui du côté sain, alors que, dans l'occlusion de l'œil, par

(1) PARINAUD. Anesthésie de la rétine. Contribution à l'étude de la sensibilité visuelle (*Annales d'oculistique*, août 1886). — Spasmes et paralysies des muscles de l'œil, (*Gaz. hebd.*, 1877, nᵒˢ 46 et 47).

chute de la paupière, par ptosis (paralytique), le sourcil était, au contraire, relevé. C'est là un signe diagnostique d'une très grande valeur.

Le blépharospasme est également d'ordinaire accompagné de troubles de la sensibilité, qui ont surtout été mis en lumière par M. Gilles de la Tourette. L'œil lui-même serait le plus souvent amaurotique ; de plus, la cornée et la conjonctive deviendraient complètement insensibles ; enfin, on constaterait autour de l'organe une zone circulaire d'anesthésie tégumentaire.

Le blépharospasme est relativement fréquent chez les hystériques, et il est maintes fois rapporté à tort, par les oculistes, à une origine réflexe (1). De même que les autres troubles que nous avons rapportés, il est susceptible d'apparaître et de disparaître brusquement. Toutefois, tant que l'anesthésie de la région persiste, même si le spasme semble guéri, il est susceptible de réapparaître (Gilles de la Tourette).

Ce serait aussi à des troubles musculaires (2) (muscles de l'accommodation) qu'on devrait rapporter ces signes, dignes, en tous cas, de figurer parmi nos stigmates, car, en dehors de l'hystérie, ils ne s'observent guère qu'en cas de lésions du cristallin ; je veux parler de la *polyopie*, de la *mégalopsie* et de la *micropsie* monoculaire, décrites par M. Parinaud.

La *polyopie* monoculaire consiste en ce que, dans la vision rapprochée, le malade voit deux ou plusieurs objets (d'un seul œil), au lieu d'un seul. On place verticalement un objet à une certaine distance variable de l'œil, distance à laquelle cet objet est vu normalement ; on l'éloigne ensuite progres-

(1) Borel. *Arch. d'ophtalmol.*, 1886-1837.

(2) M. Duret a rapporté récemment un cas de polyopie monoculaire qu'il prétend attribuable à une lésion centrale.

sivement, et deux ou trois images apparaissent par cette simple manœuvre.

De la même façon, dans la *mégalopsie* et dans la *micropsie*, les objets semblent augmenter ou diminuer de grandeur.

C'est, plus souvent encore, sur la fonction visuelle elle-même que portent les troubles caractéristiques de l'hystérie, qui sont représentés alors par l'*amaurose*, et surtout par le *rétrécissement concentrique* du champ visuel.

L'*amaurose* consiste dans l'affaiblissement de la vue allant jusqu'à la cécité complète. Elle apparaît ordinairement d'une façon brusque, et peut disparaître de même. Elle accompagne ou non d'autres troubles de la vision et, en particulier, le blépharospasme, ainsi que nous venons de le voir. Tantôt elle est bilatérale, plus souvent elle est unilatérale, complétant, dans ce cas, l'hémi-anesthésie sensitivo-sensorielle. Il est à peine besoin de faire remarquer que l'examen ophtalmologique ne révèle aucune lésion des milieux ni du fond de l'œil. Elle offre le plus souvent une particularité des plus significatives, lorsqu'elle est unilatérale, et qui consiste en ce qu'elle ne se manifeste *que dans la vision monoculaire*. Telle malade amaurotique, de l'œil droit, par exemple, n'est capable de rien distinguer lorsqu'on lui ferme l'œil gauche, et, les deux yeux ouverts, elle voit dans tout le champ de la vision binoculaire ; diverses expériences permettent de se rendre compte de la réalité de ce phénomène, à savoir que, dans l'amaurose unilatérale, le sujet voit de son œil aveugle dans la vision par les deux yeux.

Le *rétrécissement concentrique, régulier et permanent du champ visuel* mérite d'être considéré comme le stigmate le plus important de l'hystérie. Il est, en effet, extrêmement fréquent et, de plus, il *appartient presque exclusivement à l'hystérie.* Tout récemment encore, M. Möbius (1) confirmait, une fois de plus, cette donnée de l'enseignement de M. Charcot.

On a observé, il est vrai, du rétrécissement du champ visuel dans l'épilepsie ; mais là le trouble était transitoire, survenant après l'accès et lui survivant peu.

Quant au rétrécissement permanent du champ visuel, que MM. Déjerine et Tuilant (2) ont signalé dans la syringomyélie, étant donné le petit nombre de leurs observations, les faits contradictoires qui leur ont été opposés (3) ; la discussion reste encore ouverte à cet égard (4) ; on ne saurait, actuellement, et tout au moins au point de vue clinique, que nous considérons, s'en autoriser pour diminuer la valeur séméiologique que nous attribuons à ce symptôme.

Le rétrécissement concentrique du champ visuel consiste en ce que les parties périphériques de la rétine paraissent ne pas fonctionner. Seule une partie centrale d'étendue variable, et qui peut être presque punctiforme, semble avoir conservé son activité fonctionnelle. Le malade voit distinctement les seuls objets qu'il fixe, et le champ de sa vision ne s'étend pas au delà. On détermine exactement les limites du champ visuel à l'aide du campimètre. Le rétrécissement permanent du champ visuel dans l'hystérie peut s'observer, en l'absence de tout autre stigmate, ou coexister avec divers

(1) Möbius. Weitere Bemerkungen über Simulation bei Unfall-Nervenkrankheiten (*Munch. Med. Wochens.*, 29 sept. 1891, n° 29, p. 681).

(2) Déjerine. *Bull. de la Soc. de Biol.*, 12 juillet 1890. — Déjerine et Tuilant. Sur l'existence d'un rétrécissement du champ visuel dans la syringomyélie (*Méd. moderne*, 28 août 1890).

(3) Charcot. Syringomyélie, type Morvan, leçon recueillie par M. P. Blocq (*Gaz. hebd.*, 11 avril 1891).

(4) Souques. *Étude des syndromes hystériques « simulateurs »*, etc. Th. de Paris, 1891, p. 205.

troubles. Dans les cas d'hémi-anesthésie, il est plus accusé du côté anesthésique que de l'autre côté. Il se montre, du reste, des deux côtés, c'est le cas le plus fréquent, ou d'un seul, et varie dans des limites assez étendues.

Les troubles de la *vision des couleurs* ne sont pas rares dans l'hystérie, où ils offrent des caractères spéciaux. L'anesthésie chromatique peut être complète (*achromatopsie*) ou incomplète (*dyschromatopsie*).

Le second cas est le plus habituel ; mais il est à remarquer que la dyschromatopsie est plus souvent observée chez les hystériques femmes, sans qu'on sache encore la raison de cette prédilection.

C'est dans un ordre assez régulier, presque toujours le même, que disparaît la notion des couleurs, et cet ordre diffère absolument de celui qu'on observe dans les dys-chromatopsies organiques, dans celle du tabes notamment. Dans la dyschromatopsie hystérique, le violet disparaît en premier, alors que le rouge persiste ordinairement dans la grande majorité des cas ; la gamme de disparition des perceptions colorées se ferait dans l'ordre suivant : violet, vert, bleu, jaune, rouge. Dans le *tabes*, au contraire, et dans les affections (intoxications) où la dyschroma-topsie intervient, c'est le rouge qui est perdu en premier lieu.

b. Audition. — La surdité complète ou l'*hypo-acousie*, hémi-latérale (du même côté que l'hémi-anesthésie) ou bilatérale, constitue un stigmate hystérique, lorsqu'il n'existe aucune lésion de l'appareil auditif susceptible d'en rendre compte, ce que confirme non seulement l'examen otoscopique, mais encore l'intégrité des réflexes binauri-culaires (1).

(1) Gellé. Clinique otologique (*Progrès méd.*, 19 sept. 1891, n° 38, p. 202).

c. Odorat. — L'anesthésie olfactive, *anosmie*, hémi-latérale, *hémi-anosmie*, ou double, est rare en dehors de l'hystérie, puisqu'elle ne se voit guère qu'en cas de fracture du frontal ou de néoplasme de la base, quand elle n'est pas congénitale et ne dépend pas d'altérations organiques de la région.

d. Gustation. — La perte des sensations gustatives, *agueustie*, d'un seul côté, *hémi-agueustie*, ou des deux côtés, qui n'est pas liée à une lésion de la langue, est, elle aussi, presque toujours d'origine hystérique.

Dans tous ces cas, les troubles des sensibilités spéciales peuvent s'accompagner ou non de perte de la sensibilité générale de la muqueuse des organes. Parfois, il existe une corrélation entre la disparition de l'une et l'autre sensibilité ; mais il est également possible que la sensibilité gustative, par exemple, ait disparu, alors que la sensibilité à la douleur, dans la partie correspondante de la muqueuse, est conservée, et réciproquement.

Ainsi en est-il en ce qui concerne la vue (amblyopie, avec ou sans anesthésie conjonctivo-cornéenne), l'audition (surdité, avec ou sans anesthésie du conduit auditif) et l'odorat (anosmie, avec ou sans anesthésie tactile de la pituitaire).

C. *Trophicité.* — Il paraît établi, du moins d'après les recherches de MM. Gilles de la Tourette et Cathelineau (1), que les paroxysmes hystériques (attaques) et leurs divers équivalents (sommeils, hypnose, délires, crises névralgiformes, méningitiformes, etc.), sinon l'hystérie elle-même, déterminent une variation constante dans la composition de l'urine. Cette variation mériterait, à cet égard, d'être

(1) Gilles de la Tourette et Cathelineau. *La nutrition dans l'hystérie;* Paris, 1890.

considérée comme un stigmate des paroxysmes hystériques. Elle consiste en un abaissement du taux de l'urée, du résidu fixe, et surtout en une inversion de la formule des phosphates, à savoir : que le rapport des phosphates terreux, qui, chez l'hystérique *normal* (non en état de crise), de même que chez l'individu sain, est aux phosphates alcalins comme 1 est à 3, devient, pendant la durée du paroxysme, comme 1 est à 2, ou 1 est à 1.

IV

ÉTIOLOGIE. — La fréquence dans l'hystérie des stigmates, considérés *en général*, est difficile à établir. On peut dire toutefois qu'ils sont plus fréquents dans l'hystérie des *adultes* que dans celle des *enfants*, et que leur nombre et l'intensité de leurs diverses manifestations est en rapport avec le plus ou moins de gravité, et surtout de durée de la forme de la névrose.

Cependant, il est juste d'ajouter qu'ils font souvent défaut, et cela notamment dans ces cas rebelles où l'hystérie ne se manifeste que par un seul syndrome, dans les hystéries dites *monosymptomatiques*.

Quant à la fréquence de quelques stigmates, *en particulier*, nous ne pouvons faire mieux que de relater les résultats des recherches des auteurs à ce sujet.

M. Berbez a entrepris de déceler l'existence de la diathèse de contracture sur 70 malades, dont 43 femmes et 27 hommes. Il a trouvé 52 sujets contracturables, dont 19 hommes et 33 femmes (1).

(1) P. BERBEZ. Sur la diathèse de contracture, et en particulier sur la contracture produite chez les sujets hystériques (hommes et femmes) par l'application d'une ligature (*Progrès méd.*, 9 oct. 1886, n° 41, p. 835)·

Quant à l'anesthésie, M. le professeur Pitres (1) rapporte que, sur un total de 235 observations, Briquet a trouvé 4 cas d'anesthésie générale, 93 cas d'hémi-anesthésie et 138 cas d'anesthésie en îlots. Lui-même, sur 40 observations d'hystérie, a rencontré 2 cas (5 pour 100) où l'anesthésie faisait totalement défaut, 8 cas d'anesthésie générale (20 pour 100), 18 cas d'hémi-anesthésie (45 pour 100) et 10 cas d'anesthésie en îlots (25 pour 100). Il signale que, sur 142 cas d'hémi-anesthésie hystérique qu'il a ressemblés dans la littérature, il se trouve 107 exemples d'hémi-anesthésie gauche, contre 35 d'hémi-anesthésie droite.

V

DIAGNOSTIC. — Un certain nombre de stigmates hystériques ne peuvent prêter à l'erreur, d'autres sont difficilement confondus, et, dans la description que nous en avons donnée, nous avons signalé, chemin faisant, leurs caractères différentiels.

Aussi n'avons-nous réservé pour ce paragraphe que le seul diagnostic difficile que l'on ait parfois à faire de l'un des stigmates les plus fréquents de l'hystérie : nous voulons parler de la différenciation de l'hémi-anesthésie sensitivo-sensorielle hystérique de l'organique (par lésion du tiers postérieur du segment postérieur — carrefour sensitif — de la capsule interne). Dans l'hémi-anesthésie sensitivo-sensorielle organique, de même que dans l'hystérique, on trouve, en effet, une anesthésie de la sensibilité générale

(1) PITRES. *Loc. cit.*

totale, c'est-à-dire portant sur tous les modes de la sensibilité, avec intégrité des réflexes, et une anesthésie de la
sensibilité spéciale (avec rétrécissement concentrique du
champ visuel en ce qui concerne la vision).

Le mode de début peut, il est vrai, avoir lieu par un
ictus apoplectique, en cas de lésion capsulaire; mais nous
savons que l'hystérie procède aussi par des attaques tout à
fait semblables à de l'apoplexie (apoplexie hystérique de
MM. Debove et Achard).

Si l'hémi-anesthésie capsulaire s'accompagne fréquemment d'hémi-chorée, d'hémi-athétose et d'hémi-tremble-
ment, on n'ignore pas que des manifestations analogues se
rencontrent plus d'une fois chez les hystériques.

On pourra, quoi qu'il en soit, établir le diagnostic en se
fondant sur les considérations suivantes dans le plus grand
nombre des cas : fréquence de l'ictus apoplectique, à l'origine de l'hémianesthésie, moindre intensité de l'anesthésie
portant rarement sur le sens musculaire, exagération des
réflexes tendineux, concomitance d'accidents choréiques
permanents, absence d'attaques convulsives, non-instabilité
des manifestations, dans l'anesthésie *organique*.

Au contraire : rareté de l'ictus apoplectique et fréquence
de l'attaque à l'origine de l'hémi-anesthésie, grande intensité de l'anesthésie avec perte absolue du sens musculaire,
non-concomitance d'accidents choréiques, instabilité des
manifestations, présence de zones spasmogènes, dans
l'hémi-anesthésie hystérique.

Il importe de savoir qu'en certains cas ces divers signes
différentiels ou bien n'existent pas, ou bien ne sont pas
suffisamment marqués, et qu'alors l'évolution seule permettra, à la longue, de juger la question; le diagnostic est
alors impossible, extemporanément du moins.

VI

Valeur séméiologique. — La présence des stigmates hystériques, tantôt met sur la voie d'un diagnostic, tantôt décide d'un diagnostic hésitant, tantôt, enfin, confirme un diagnostic déjà porté.

Lorsque les stigmates existent seuls, sans aucun paroxysme hystérique, ils suffisent à indiquer que le malade a été, est ou peut devenir sujet à des paroxysmes hystériques.

Lorsqu'on les constate en même temps que d'autres troubles fonctionnels, il ne faut pas oublier que leur présence ne suffit pas, à elle seule, pour permettre d'affirmer la nature hystérique de tous les épisodes pathologiques susceptibles de survenir chez le sujet stigmatisé, pas plus, du reste, que leur absence n'est incompatible avec le diagnostic d'hystérie.

A cet égard, deux cas peuvent se présenter, selon que les troubles supposés sont propres à l'hystérie ou qu'ils peuvent appartenir à une autre affection, et sont par suite indéterminés ; cette éventualité se produit dans les associations hystéro-organiques, par exemple. Le diagnostic, dans ces cas, sera établi en déterminant la valeur de divers signes : aspect symptomatique, évolution, étiologie ; arguments tirés de l'étude de l'influence du traitement, renseignements fournis par l'expérimentation chez les hypnotiques (1), tous symptômes parmi lesquels les stigmates ne figurent qu'à leur rang, mais néanmoins pour une part importante.

(1) Babinski. De la migraine ophtalmique hystérique (*Arch. de neurol.*, 1890, n° 60, p. 313).

Leur constatation, enfin, dans des cas d'hystérie avérée, indiquera le plus souvent qu'il s'agit d'une forme relativement grave de la névrose.

En raison de l'extension prise par l'hystérie, de la simualtion des affections organiques dont elle est capable, enfin de son immixtion imprévue dans un grand nombre de maladies nerveuses, on est presque autorisé à dire qu'il est devenu nécessaire, pour le neuropathologue, de rechercher systématiquement les stigmates hystériques lors de l'exploration clinique de tout malade qui se présente à lui (1).

(1) *Gazette des Hôpitaux*, 23 janvier 1892.

V

DES SOMNAMBULISMES

Les diverses questions qui se rattachent au somnambulisme, comme toutes celles qui touchent en quelque point au domaine du merveilleux, bien que douées de l'incontestable privilège de provoquer un intérêt considérable, sont encore, malgré cela, entourées d'une très grande obscurité.

Cela tient en partie, sans doute, à ce que le mot somnambulisme est un mot vague sous lequel sont confondus une masse d'états distincts : le somnambulisme qui survient spontanément au milieu du sommeil, ceux qui dépendent de crises nerveuses épileptiques et hystériques, celui enfin que l'on provoque artificiellement. Aussi, M. le professeur Charcot vient-il, dans une remarquable leçon (1), dont nous nous inspirerons ici, de tenter la classification nosographique de ces divers états.

Si les somnambulismes méritent d'être étudiés par les psychologues, leur connaissance n'importe pas moins aux pathologistes. Les caractères *communs* qui les distinguent

(1) Du 18 février 1890, restée inédite.

sont surtout d'ordre psychologique, puisque tous ils représentent, à cet égard, des discontinuités de la vie psychique
normale; aussi leurs signes cliniques qui, eux, présentent
des variétés, pourront-ils offrir actuellement plus de prise
pour entreprendre cette différenciation. C'est du moins à
ce point de vue presque exclusif que nous allons nous placer.

Nous exposons, en premier lieu, la division clinique que
vient de formuler M. Charcot, car il nous sera commode
de la suivre dans la description ; et, par cela même, nous
la commenterons en la justifiant.

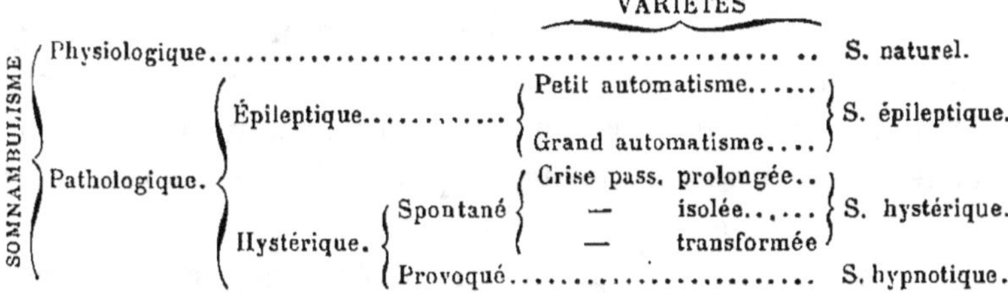

Le somnambulisme dit *naturel* ou physiologique est le
plus anciennement, mais non le plus complètement connu ;
c'est de lui qu'on s'occupe si habituellement dans le monde
extra-médical. Le somnambule de cette catégorie est,
d'après l'étymologie du mot, celui « qui marche en
dormant ». Notre collègue Gilles de la Tourette, qui a
consacré plusieurs pages fort intéressantes de son livre (1)
à cette étude, accepte, sous certaines réserves, la définition qu'en a donnée J. Frank : « Il y a somnambulisme
(naturel), dit ce dernier auteur, lorsque les fonctions qui
appartiennent à l'état de veille s'exécutent pendant un
sommeil d'ailleurs normal. »

Nos connaissances relativement à cet état sont très peu

(1) Gilles de la Tourette, *L'hypnotisme et les états analogues;* Paris,
1867, p. 171.

précises, car les observations ne peuvent être faites que pendant la nuit, et par suite rarement par des médecins. On sait, toutefois, que ce somnambulisme n'existe pour ainsi dire que chez les enfants ; il est rare chez l'adulte et presque inconnu dans la vieillesse. Ce sont de préférence les petites filles qui en sont atteintes. Le noctambulisme serait aussi très fréquemment en rapport avec l'hérédité neuropathique.

C'est ordinairement au milieu de la nuit qu'il se développe. Le sujet s'est couché comme d'habitude ; puis, après quelques heures de sommeil, brusquement ou à la suite d'une légère agitation de peu de durée, il se lève hors du lit. Il se livre alors, pendant un temps variable, aux actes les plus divers ; il se recouche ensuite, et, au réveil, il n'a conservé aucun souvenir de ce qu'il a fait pendant la nuit.

Tel le sujet dont parle Voltaire, qui, pendant son sommeil, saute tout à coup hors du lit, fait la révérence, danse le menuet, puis va se recoucher. Telle aussi, cette malade observée par M. Charcot, qui, au milieu d'un cauchemar où elle rêve de voleurs, quitte précipitamment son lit, descend éveiller et avertir la concierge de sa maison, remonte en la compagnie de cette femme dans sa chambre, et, arrivée là, regagne tranquillement sa couche et se rendort, sans que cette scène lui laisse, au réveil, aucun souvenir. On connaît assez, pour que nous n'ayons pas besoin de la rappeler, la scène fameuse de Macbeth. Il ne manque pas non plus d'observations dans lesquelles on a noté que les somnambules s'occupaient, dans leurs accès, de leurs travaux habituels : élèves préparant leurs devoirs, ouvriers s'occupant de leur travail journalier, etc. D'autres sujets ont des impulsions de caractère ambulatoire ; on sait les nombreux récits qui ont trait à ces promenades des noctambules sur les crêtes des murs, les

corniches et les toits. Parfois, les actes accomplis pendant
le sommeil paraissent moins précisément déterminés ; nous
nous rappelons, à cette occasion, avoir observé une malade
de la Salpêtrière (1) qui, dans son accès, se livrait à des séries
incoordonnées d'actes ; elle se dressait en sursaut sur son
lit, fuyant d'abord, comme sous le coup d'une poursuite, en
manifestant tous les signes de la terreur, sautait par la
fenêtre, puis courait au jardin, et là — le sol était gelé à
cette époque — faisait les gestes de cueillir des fleurs comme
pour faire un bouquet.

On a pu compléter ou vérifier, à l'occasion de cette dernière malade, quelques-uns des symptômes qui relèvent
de ce somnambulisme. Le somnambule a les yeux grands
ouverts, mais il les tient fixes, les pupilles contractées ; il se
dirige sans hésitation, ne voyant en apparence que les
objets ou les personnes qui jouent un rôle dans l'épisode
qu'il exécute. Certains somnambules entendraient, mais
cette notion est moins établie ; interpellés à haute voix, ils
n'en ont cure, en général, et poursuivent l'accomplissement
des actes qu'ils ont commencés. Le sens musculaire serait
remarquablement conservé chez eux, et c'est à l'hyperesthésie de ce sens que pourrait être attribuée la facilité avec
laquelle ces sujets se tirent souvent avec succès d'exercices
assez périlleux : sauts, courses en équilibre sur des toits, etc.
De plus, il n'existerait pas chez eux cette prédisposition
aux contractures musculaires spasmodiques qui caractérise
le somnambulisme hypnotique. Au réveil, et c'est là un
signe très important car il le rapproche des autres variétés,
le somnambule a complètement oublié tout ce qu'il a fait
pendant son accès.

(1) Il est question de cette malade dans les *Leçons du mardi*, 1887-
1888, p. 167.

Ainsi qu'on a pu s'en rendre compte par la lecture des quelques exemples que nous avons cités, le somnambule commet des actes très différents. Mais, d'une façon générale, il semble toujours poursuivre un rêve en action, rêve qui comprend une ou plusieurs séries d'épisodes très distincts. Le noctambulisme apparaît ainsi comme l'expression motrice d'un rêve, qui, en raison de son intensité ou de l'état spécial du sujet, passerait de l'idée à l'acte.

A l'appui de cette conception, on peut remarquer que les actes des somnambules sont en rapport, tout comme les rêves, avec des idées qui les ont frappés récemment. Une jeune pensionnaire, dont j'ai recueilli l'histoire, reproduisait dans son noctambulisme la scène de la confession, alors seulement que, dans la journée précédente, elle s'était livrée à cet acte religieux qui l'impressionnait vivement.

La malade de la Salpêtrière à laquelle j'ai déjà fait allusion fuyait apeurée de son lit, parce que, le même jour, la présence à notre laboratoire d'un singe, destiné à des expériences, l'avait vivement émue.

En dépit des incertitudes qui règnent encore sur bien des particularités de cet état, il est relativement facile de le reconnaître et de le diagnostiquer, si l'on tient compte de l'état tout à fait normal du sujet dans l'intervalle des accès ainsi que du caractère nocturne de ceux-ci.

Au sujet de la nature de cet état, on ne peut faire que des hypothèses. Gilles de la Tourette, se basant sur un certain nombre d'observations dans lesquelles des hystériques adultes confirmés auraient présenté dans leur enfance des accès de somnambulisme, pense que ce dernier état se rapproche à ce point de l'hystérie qu'il est assimilable à une sorte « d'hystérie larvée ». Les deux cas auxquels Gilles de la Tourette fait allusion sont, en effet, relativement nombreux,

et, pour notre part, nous en avons recueilli plusieurs exemples
frappants, qu'on pourrait joindre au fait que nous avons autrefois communiqué à cet observateur. Mais il est juste d'a-
jouter que beaucoup de sujets, ayant été somnambules dans
leur jeunesse, n'offrent plus ultérieurement le moindre
accident nerveux d'ordre hystérique ; cette considération ne
permettrait d'accepter l'hypothèse de notre collègue qu'avec
réserve si l'on ne savait la bénignité de l'hystérie infantile.
Ajoutons que des observations récentes ayant établi, non
seulement que l'hystérie avait pu débuter par des accès de
somnambulisme nocturne typiques qui, ultérieurement, se
reproduisaient à la suite d'attaques véritables, cette hypothèse a pris corps, et la *nature hystérique* du somnambulisme
dit naturel a paru à M. Charcot suffisamment établie pour
qu'il défendit cette manière de voir dans une de ses dernières leçons.

Contrairement à ce qui a lieu dans le somnambulisme
naturel, où les sujets, en dehors de leurs accès nocturnes, ne
souffrent d'aucun trouble, il est rare que, dans le somnambulisme épileptique, il ne soit pas donné d'observer quelques
troubles inter-paroxystiques. Toute épilepsie comporte une
sorte d'automatisme qui, rudimentaire habituellement, peut,
dans de certaines conditions, acquérir un développement
considérable.

Il s'agit alors de ces cas si bien étudiés par Hughlings
Jackson (1), sous le nom d'*automatisme mental*, cas dont
M. Ribot (2) a rapporté de curieux exemples, et auxquels
M. Charcot (3) a consacré plusieurs de ses leçons.

(1) Hughlings Jackson. *West Riding Asylum Reports* (Traduction dans
la *Revue scientifique*, 19 févr. 1876).

(2) Ribot. *Les maladies de la mémoire*; Paris, 1886, p. 54.

(3) Charcot, *Leçons du mardi*, 1887-1888, p. 165 ; 1888-1889, p. 303.

Leur diagnostic est souvent des plus embarrassants. Les formes simples, les moins rares, sont celles qui ressortent du petit mal ; c'est le *petit automatisme* de M. Charcot. Tantôt le trouble en question ne dure que quelques instants, et alors le malade, par exemple, continue inconsciemment le travail auquel il se livrait au moment de l'accès.

D'autres fois, l'accès est plus long et plus complexe : un magistrat, cité par Trousseau, siège dans une société savante ; tout à coup, il sort nu-tête de la salle, fait une centaine de pas au dehors, puis revient prendre part à la discussion, sans conserver aucun souvenir de ce qu'il a fait.

Les actes exécutés pendant l'accès peuvent encore être répréhensibles, comme en témoigné l'histoire de ce professeur qui, sous l'influence d'une crise de ce genre, se mettait à se déshabiller complètement, en pleine classe, comme s'il allait se mettre au lit (Charcot).

D'autres fois, on a affaire à des actes criminels : les malades sont en proie à un véritable délire ; un cordonnier, le jour de son mariage, tue son beau-père à coups de tranchet, et, revenu à lui ensuite, n'a pas la plus légère connaissance de ce qu'il a fait (Ribot). Les cas de cette catégorie sont relativement faciles à diagnostiquer, car ces accès à caractères psychiques et impulsifs sont rarement les seuls que présente le malade. Le plus souvent, il a eu de véritables vertiges, ou même des accès d'épilepsie convulsive, lesquels, dans certains de ces cas, ont précédé immédiatement le désordre psychique.

La difficulté s'accroit considérablement dès qu'il s'agit des autres formes, de celles que M. Charcot a proposé de désigner sous le nom d'*automatisme comitial ambulatoire*, et qu'il a étudiées à l'occasion d'un malade extrêmement intéressant. Nous rapporterons l'histoire de ce malade, qui peut être considérée comme un type de ce genre.

Cet homme « est sujet à des accès consistant en ce que, tout à coup, au milieu de ses occupations habituelles, sans prodromes bien marqués, il perd la conscience de ses actes, se met en marche résolument, sans savoir cependant où il va, à la manière d'un automate, et ne reprend sa lucidité qu'au bout d'une période de temps dont la durée peut varier de quelques heures à quelques jours (1) ».

Ces accès se sont manifestés à partir de l'âge de trente-cinq ans et ont été au nombre de sept en une période de trois ans ; leur durée a varié de deux heures à six jours. Dans la plus longue de ces fugues, le sujet, livreur de son état, se rappelle avoir fait la troisième de ses courses — c'était rue Maza-gran, — puis de là il se réveille sur un pont suspendu, au milieu d'une ville inconnue. Il va à la gare, et se rend compte qu'il est à Brest ; là, crainte d'être pris d'un nouvel accès, il confie son aventure à un gendarme, qui, ne comprenant rien à ses explications et le trouvant porteur d'une somme importante, le met en état d'arrestation. Ce n'est qu'après avoir passé quelques jours en prison que, grâce aux démarches de son ancien patron, il fut libéré. Toutes les fugues de ce malade ont été de même caractérisées par cette tendance à la déambulation, et il est à remarquer que, pendant toute la durée de chacun de ses accès, cet homme a toujours vécu inconsciemment, mais avec les apparences d'un homme normal, n'attirant pas l'attention et ne commettant aucune action qui pût le faire considérer comme un malade.

Il existe dans la science un certain nombre d'histoires

(1) Charcot, *Leçons du mardi*, 1887-1888, p. 155 ; 1888-1889, p. 303.

analogues. M. Charcot les considère comme des « équivalents épileptiques ». Le diagnostic en sera aisé si le malade présente des crises convulsives dans ses antécédents, et surtout si le début de la période d'inconscience est marqué par des prodromes d'ordre comitial. Mais il se peut qu'il n'en soit pas ainsi. C'est alors, en se basant sur des signes plutôt négatifs — absence de stigmates hystériques et d'attaques — et sur les analogies présentées par ces impulsions inconscientes avec celles qui suivent les accès comitiaux, c'est enfin en tenant le plus grand compte des résultats positifs de la médication bromurée, qu'on sera autorisé à ranger ces cas parmi les somnambulismes épileptiques.

Le somnambulisme *hystérique* est caractérisé par des accès qui, le plus ordinairement, sont précédés et suivis des phénomènes moteurs de l'attaque hystérique, et plus rarement se manifestent primitivement.

On peut considérer les somnambulismes hystériques comme des transformations d'une certaine période de l'attaque hystéro-épileptique, de celle qui, dans la nomenclature de M. Charcot, porte le nom de phase des attitudes passionnelles. Les différences, en apparence considérables, qui séparent les variétés de ces formes présentent comme limites extrêmes, d'un côté la phase passionnelle de l'attaque elle-même, de l'autre le somnambulisme hypnotique. Entre ces deux états prennent place tous les intermédiaires.

Ce n'est pas là une simple vue de l'esprit, car, au cours de cette même leçon, dont nous reproduisons l'expression, M. Charcot a pu montrer à ses auditeurs divers malades dont chacun réalisait objectivement les différents termes de cette série qu'il établissait.

On sait que cette troisième phase de l'attaque hystéro-épileptique est caractérisée par un délire dans lequel le malade, par ses paroles et par ses gestes, paraît être sous le coup d'hallucinations de diverse nature : gaies, tristes, lubriques, terrifiantes, etc. Les tableaux animés que les sujets interprètent alors se succèdent généralement dans le même ordre, et il en résulte une sorte de série. Or, de même que la première phase (épileptoïde) et la deuxième (convulsive) de l'attaque peuvent exister à l'état d'isolement, il arrive aussi que la troisième période se manifeste d'emblée. Cette manière d'attaque est surtout fréquente chez les enfants. Sous le titre d'*hystérie maniaque*, j'en ai publié récemment un très bel exemple, à l'occasion duquel j'avais pu dire (1) : « Si l'on admet que l'attaque hystérique offre une sorte de synthèse des symptômes de la névrose, l'hystérie maniaque, selon cette conception, représenterait l'une des phases dissociées de l'attaque, la période des attitudes passionnelles isolée à l'état de simplicité, et anormalement prolongée. »

Examinons, à l'aide de cette conception, les différents aspects sous lesquels se présente le somnambulisme hystérique.

Dans un premier groupe de faits, il s'agit d'une attaque d'hystérie dont la période convulsive est raccourcie et dont la *période passionnelle, exagérée par sa durée*, offre l'apparence somnambulique. Lorsque l'attaque survient, elle débute par quelques mouvements épileptoïdes de peu de durée, puis apparaît la phase délirante, comportant, comme d'habitude, une succession de tableaux toujours les

(1) Paul Blocq, *Revue générale de clinique et de thérapeutique*, 1889, p. 768.

mêmes. C'est alors que le sujet est un vrai somnambule ; il a les yeux ouverts, le plus souvent du moins, mais ne voit que le rêve qu'il poursuit ; il marche, gesticule, parle, crie ou chante. Voici des bêtes noires, il se précipite à terre, les invective, les chasse, les écrase ; brusquement, son attitude change, il ôte respectueusement sa casquette et regarde avec curiosité : l'enterrement cérémonieux d'un fonctionnaire passe, auquel il assiste d'un bout à l'autre, etc. Parfois on arrive, par la parole ou par certains bruits, à intervenir dans ce délire, mais seulement pour modifier l'ordre de succession des tableaux. On n'y ajoute rien de nouveau, c'est dire que la suggestion n'a aucune influence créatrice. Enfin, il est souvent possible de provoquer l'attaque par la mise en œuvre des procédés d'hyp-notisation, de même qu'on pourrait parfois l'arrêter par la compression des zones hystéro-frénatrices.

Dans un autre ordre de faits, ce n'est pas à une phase anormalement prolongée de l'attaque qu'on assiste, mais à une *phase complètement isolée*. A peine le sujet prélude-t-il à la scène qu'il va jouer par quelques mouvements de torsion des mains, qui représentent, en raccourci, les périodes convulsives de l'attaque. Il se livre d'emblée aux divers actes qui sont en rapport avec les halluci-nations qui le hantent, et sur la nature desquelles on est renseigné autant par ses paroles que par sa mimique expressive.

Cette fois, l'intervention étrangère est déjà plus efficace ; non seulement on modifie les tableaux du délire, sans y rien ajouter de neuf toutefois, mais encore on provoque des réponses du sujet aux questions qu'on lui adresse. Cependant, le malade n'est pas autrement suggestible et ne présente pas la contracture somnambulique. Mais son apparence est plus calme, son activité propre diminue, sa passivité augmente.

Enfin, dans une *dernière classe* se rangeront ces cas actuellement décrits comme des exemples de « dédoublement de la personnalité ». La description bien connue du cas de Félida, par M. Azam, est, à cet égard, tout à fait démonstrative. On sait que cette femme vivait, pour ainsi dire, d'une double vie, passant alternativement par deux états que M. Azam a désignés sous les noms de « condition première » et « condition seconde ». Dans son état normal ou condition première, la malade est grave et travailleuse. Tout à coup, il semble qu'elle s'endorme ou qu'elle ait une syncope, elle perd connaissance, et, revenue à elle, on la trouve en condition seconde. Dans ce nouvel état, son caractère a changé : elle est devenue gaie et oisive. Elle se souvient de tout ce qui s'est passé pendant les autres états semblables qui ont précédé et pendant sa vie normale. Au bout d'un temps variable, une sorte de torpeur la reprend, et elle revient à sa condition première. Dans cet état, elle a oublié tout ce qui s'est passé dans sa condition seconde et ne se souvient que des périodes normales antérieures (Ribot).

La malade que M. Charcot a présentée à son cours comme type de cette catégorie est non moins intéressante ; elle est dotée, elle aussi, d'un état n° 1 et d'un état n° 2. Tout ce qui se passe dans l'état n° 2, elle ne le sait que dans un nouvel état semblable, et il en est de même pour l'état n° 1.

Elle renferme donc, en réalité, deux personnalités qui s'ignorent l'une l'autre. Dans son état 2, elle offre les signes somatiques de la contracture somnambulique qui n'existent pas dans l'état 1 ; de même, l'hémi-anesthésie et le rétrécissement double du champ visuel, observés dans l'état 2, sont très exagérés dans l'état 1 ; on note enfin chez elle, dans l'état 1, une véritable abasie, qu'on ne retrouve pas dans l'état 2.

Du côté psychique, elle se conduit comme tout le monde en état 2, mais elle y est éminemment suggestible, disposition qu'on ne constate pas dans l'état normal. Enfin, lorsqu'elle passe de l'un à l'autre état, elle présente une esquisse d'attaque convulsive.

Une autre malade de la Salpêtrière, qui est également hystéro-épileptique, se trouve depuis trois ans dans un état second tout à fait semblable, c'est-à-dire qu'elle est constamment contracturable et suggestible.

On voit, par ce qui précède, que cette conception des somnambulismes hystériques regardés comme des modes d'attaques passionnelles est en quelque sorte la clef qui permet de se rendre compte de la place nosographique de ces états. M. Charcot fait remarquer, avec raison, qu'il existe une sorte de gradation de ces états. gradation qui va de l'attaque passionnelle normale, dans laquelle l'activité propre du sujet est exaltée, au somnambulisme hypnotique, où la passivité domine. C'est ainsi qu'on peut tout d'abord intervenir dans les actes du somnambule hystérique pour éveiller les seuls tableaux qui font partie de son programme ; à un degré d'activité moindre, on va pouvoir développer chez lui de nouveaux tableaux ; enfin, l'activité étant réduite aux actes de la vie ordinaire sans hallucinations, la passivité augmente et permet la suggestion. La passivité du sujet devient-elle en dernier lieu complète, il s'agit alors du somnambulisme *hypnotique*.

- De ce somnambulisme *hypnotique* nous ne dirons que quelques mots. Nous rappelons que M. Charcot désigne ainsi l'une des trois périodes du grand hypnotisme tel qu'il l'a décrit chez des hystéro-épileptiques. On l'obtient, consécutivement aux périodes de léthargie et de catalepsie, par de légers frottements sur le vertex. Le sujet paraît alors se réveiller ; mais, en réalité, il n'en est rien, ainsi qu'on peut s'en rendre compte par la constatation des signes somatiques de cet état. Il existe une hyperexcitabilité musculaire qu'on met en œuvre par une excitation superficielle du tégument externe. Le souffle, ou un frôlement très léger, détermine la contracture, que font disparaître des manœuvres de même ordre, exercées sur leurs antagonistes. On remarque aussi dans cet état une exaltation notable de la puissance musculaire, et surtout des sens spéciaux. Enfin, le sujet n'a aucune activité et il est passivement docile à toutes les suggestions qu'il plaît à l'expérimentateur de lui ordonner. De même que dans les états précédents, il oublie au réveil tout ce qui s'est passé, mais peut en conserver le souvenir au cours d'un nouveau somnambulisme.

M. Pierre Janet (1) a fait remarquer, au cours des études qu'il·a consacrées à ce sujet dans son livre sur l'automatisme psychologique, que la transition est facile entre les modifications de la personnalité que nous venons de signaler et celles qui ont lieu pendant le somnambulisme provoqué. Le même auteur ajoute que le passage est aisé d'un délire naturel à un somnambulisme artificiel. Ce sont là, pour le noter en passant, autant d'arguments à l'appui de cette opinion de M. Charcot, formulée autrefois et maintenue en dépit des assertions contradictoires, à savoir : qu'il existe les rapports les plus étroits entre l'état hypnotique et l'état hystéririque.

(1) Pierre Janet. *L'automatisme psychologique ;* Paris, 1889, p. 123.

Somme toute, si l'on fait abstraction de quelques variétés d'états seconds, comme ceux des amnésies traumatiques, et de certaines intoxications, analogues sans doute, mais dont l'étude est encore insuffisante aujourd'hui pour permettre de les classer, les états somnambuliques se réduiraient aux suivants : 1° somnambulisme épileptique; 2° hystérique-hypnotique (1).

Le somnambulisme épileptique comprend deux formes : le grand et le petit automatisme. Le somnambulisme hystérique admet un nombre extrêmement varié de formes — dont nous avons décrit quelques types — mais qui toutes représentent une phase variablement transformée de l'attaque hystérique. Leur comparaison — et cette donnée clinique est confirmée par leur étude psychologique, — montre enfin que ces formes tendent à réaliser des modes de transition entre la phase passionnelle de l'attaque et le somnambulisme hypnotique qu'on peut considérer comme leur prototype (2).

(1) Voir, sur ce sujet, le travail récent de M. LAURENT : *Les états seconds;* Paris, 1892.

(2) *Gazette hebdomadaire,* 22 mars 1890.

VI

TRAITEMENT DE L'HYSTÉRIE

Sous la féconde impulsion qui a été donnée, dans ces dernières années, aux études sur l'hystérie, grâce surtout aux travaux de M. le professeur Charcot et de l'École de la Salpêtrière, les médecins sont, dès à présent, relativement éclairés sur la symptomatologie et sur la physiologie pathologique de cette névrose ; aussi, les neuropathologues doivent-ils être mieux en mesure, dans le plus grand nombre des cas, d'instituer contre elle une thérapeutique efficace, satisfaction qui leur est si rarement accordée quand ils sont en présence des organopathies.

Tel est, du reste, le principal motif pour lequel on voit aujourd'hui succéder dans ce traitement une uniformité de bon aloi à la multiplicité indescriptible des procédés autrefois mis en œuvre.

Les lois cliniques et les principales données pathogènes ayant été en partie formulées, il était logique, en effet, que les indications thérapeutiques pussent en être tirées, et, en réalité, si l'on excepte quelques points encore controversés à l'occasion desquels nous devrons prendre parti, il est presque permis de considérer l'accord comme unanime, du moins sur les principes fondamentaux de cette thérapeutique.

Que si l'hystérie, en sa qualité de névrose, non seulement compromet rarement l'existence, mais encore est susceptible de guérir spontanément — *malgré les médecins*, serait-on tenté d'ajouter en se reportant à certains cas — il n'en est pas moins vrai que, tant par la gravité fonctionnelle des désordres qu'elle provoque, tant par la durée très longue — qui confine même parfois à l'incurabilité — qui caractérise ceux-ci, elle présente un intérêt thérapeutique de premier ordre au médecin si fréquemment aux prises avec l'une ou l'autre de ses manifestations.

Il faut savoir aussi que des moyens de traitement mal dirigés sont capables, en maintes circonstances, sinon de développer, tout au moins d'entretenir des syndromes hystériques, qu'il devient ensuite très difficile de maîtriser.

Or, il en est à cet égard de la névrose comme des autres maladies ordinairement curables : la rapidité de sa guérison, quand elle est possible, dépend le plus souvent de l'emploi plus ou moins judicieux et opportun des mesures appropriées.

Les considérations historiques prêteraient, certes, à un développement intéressant, mais elles ne seraient pas de mise dans ce travail, où nous nous attacherons surtout, en nous inspirant pour cela des données de l'enseignement de M. le professeur Charcot, que nous avons l'honneur de suivre depuis plusieurs années, à exposer l'examen critique des médications, pour, après cette analyse, essayer de synthétiser pratiquement les indications tirées de la forme et de la localisation des syndromes de la maladie.

Nous nous bornerons donc, à cet égard, à une sorte de vue d'ensemble très brièvement esquissée.

La thérapeutique de l'hystérie s'est successivement inspirée des diverses doctrines qui ont eu cours sur la nature de la névrose, et la lecture du remarquable Traité de notre ami M. le docteur Gilles de la Tourette (1) est tout à fait instructive à ce point de vue.

On sait que, de temps immémorial, l'hystérie était considérée comme la résultante d'une action morbide que l'utérus, non satisfait dans ses désirs, aurait exercée sur toute l'économie féminine. Plus tard, rajeunie il est vrai par les connaissances anatomiques, cette théorie fut rééditée par différents auteurs; Pujol regardait l'hystérie comme une névrose d'origine utérine, Chairon la croyait d'origine ovarienne. Toutefois, dès cette époque, Briquet avait soutenu qu'elle consistait en une névrose générale.

Après quelques vicissitudes, cette dernière opinion a fini par prévaloir, et il s'en est suivi la substitution de la méthode thérapeutique générale dite antispasmodique : hydrothérapie, calmants, aux divers traitements médicaux ou chirurgicaux qui visaient antérieurement l'utérus et ses annexes.

Plus récemment, enfin, dans la période actuelle, nous sommes entrés dans une nouvelle voie. L'hystérie étant envisagée comme l'expression d'un trouble mental, comme une psychose, c'est à la *psychothérapie* (ce mot étant pris dans son acception la plus générale) que l'on a surtout recours. On tend, en effet, de plus en plus, à faire dépendre

(1) GILLES DE LA TOURETTE. *Traité clinique et thérapeutique de l'hystérie* ; Paris, 1891.

la névrose d'une modification psychique particulière ; tel est, du moins, l'enseignement que paraissent comporter l'étude et l'interprétation de ses signes les plus importants (1).

Nous n'hésitons pas, pour notre part, à nous rallier à cette manière de voir, que nous avons, du reste, déjà défendue à plusieurs reprises, en montrant, entre autres, quelles étaient, à notre avis, les altérations du mécanisme psychique qui paraissaient régir les troubles les plus communs de l'hystérie (2). Nous ne reviendrons pas ici sur les raisons qui légitiment cette conception, ou, du moins, nous n'y ferons allusion qu'alors qu'il sera nécessaire pour justifier la sélection que nous préconiserons dans le choix des médications que nous allons, dès maintenant, examiner.

II

C'est donc surtout dans un but critique. que nous nous astreindrons à passer d'abord en revue la plupart des méthodes et des agents thérapeutiques qui sont proposés et employés actuellement avec des fortunes diverses.

Nous les grouperons sous les trois chefs suivants :

1° TRAITEMENT PSYCHIQUE ;

2° TRAITEMENT EXTERNE ;

3° TRAITEMENT INTERNE.

Après les avoir étudiés dans cet ordre, nous indiquerons

(1) Cette manière de voir paraît acceptée actuellement par le plus grand nombre des neurologistes. Voir, à ce sujet, Définitions récentes de l'hystérie, par Pierre JANET (*Archives de Neurologie*, 1893, n°ˢ 76 et 77).

(2) P. BLOCQ et J. ONANOFF. *Séméiologie et diagnostic des maladies du système nerveux ;* Paris, 1891.

ensuite comment il nous paraît qu'on les doit appliquer selon :

1° LES FORMES DE LA NÉVROSE ;

2° SES ACCIDENTS ;

3° SES CAUSES ;

4° LES SUJETS QUI EN SONT ATTEINTS.

Il nous restera, pour terminer, à dire quelques mots de l'INTERVENTION CHIRURGICALE EN MATIÈRE D'HYSTÉRIE.

III

1° TRAITEMENT PSYCHIQUE. — Sa mise en œuvre est *capitale* dans la thérapeutique de la névrose, sous toutes ses formes, et c'est pourquoi nous nous en occupons en premier lieu.

Ce traitement psychique, dont la formule précise n'est pas encore déterminée dans tous ses points, a fait l'objet d'une très intéressante conférence de M. le docteur Paul Sollier (1), qui a bien voulu nous la communiquer et à laquelle nous ferons de nombreux emprunts.

Il comporte deux modes particuliers et très différents en apparence : l'*isolement* et l'*hypnotisme*.

Isolement. — Dès longtemps, **M.** le professeur Charcot (2) a proclamé les bons effets qu'on obtenait de l'emploi de cette mesure : « Je ne saurais trop insister, dit-il, sur l'importance capitale que j'attache à l'isolement dans le traitement de l'hystérie, où, sans contestation possible, l'élément psychique joue, dans la plupart des cas, un rôle considé-

(1) P. SOLLIER. Conférence faite dans le service de M. le docteur Landouzy, à l'hôpital Laënnec, en septembre 1891 (encore inédite).

(2) CHARCOT. De l'isolement dans le traitement de l'hystérie (*Leçons sur les maladies du système nerveux*, t. III, p. 238).

rable, s'il n'est pas prédominant. Il y a près de quinze ans
que je suis fermement attaché à cette doctrine, et tout ce
que j'ai vu, tout ce que je vois, ne fait que confirmer de
plus en plus mon opinion. » Depuis, notre maître n'a jamais
cessé de constater son efficacité, que la plupart des neurologistes ont également reconnue.

En réalité, n'étaient les grandes difficultés que présente
parfois l'application de ce mode de traitement dans la pratique (difficultés d'ordre extra-médical, le plus souvent),
nous serions tenté de dire que l'isolement représente la
méthode de choix dans les cas d'hystérie grave.

L'isolement consiste simplement à soustraire le malade,
pour un temps variable, à l'influence de son milieu habituel. Il
doit donc avoir pour objectif de réaliser une séparation aussi
complète que possible. C'est-à-dire que, pratiqué dans une
chambre distincte de l'appartement occupé par la famille,
ou bien à la campagne, chez des parents ou des amis, qui
manquent de l'autorité et de la compétence nécessaires, il
est insuffisant et, par suite, inefficace. Aussi, les conditions
les meilleures sont-elles celles qu'offre l'hôpital ou l'établissement hydrothérapique.

Comment agit l'isolement? Il importe, à mon avis, de
l'expliquer brièvement. Tout d'abord, on saura ainsi en faire
mieux l'application ; de plus, si beaucoup de médecins ne
mettent pas en doute la réalité des succès qu'on lui doit, ils
n'en restent pas moins relativement sceptiques, admettant
avec peine, semble-t-il, qu'une mesure aussi simple ait
chance de réussir là où des médications et des médicaments
actifs sont restés sans effet. Or, l'action de l'isolement est
doublement favorable : elle l'est d'*une façon passive*, pourrait-on dire, en ce qu'il supprime certaines conditions
propres à la *culture* de l'hystérie ; elle l'est d'*une façon active*,

en ce qu'il réalise des conditions particulières et de nature à combattre précisément la déviation psychique fondamentale qui caractérise la névrose.

Pour en juger, il va nous suffire de rappeler : d'un côté, quels sont certains attributs du *milieu* auquel on soustrait le malade, et, de l'autre, quels sont les caractères de la perversion mentale *du malade* lui-même.

Le *milieu* où se développe l'hystérie offre un grand nombre de défauts communs, malgré la diversité résultant des variations de la situation sociale. Le plus souvent, il s'agit d'une famille de névropathes, et nous n'avons pas besoin d'insister sur ce que les conditions qui en résultent présentent alors de défavorable. Même lorsqu'il n'en est pas ainsi, il est habituel que la sollicitude et l'affection des proches s'exagèrent en proportion de l'aspect dramatique que revêtent, le plus souvent, les accidents pathologiques dont souffre le malade. Ce sont là, en quelque sorte, des éléments constants et dont la réaction réciproque va entraîner les conséquences déplorables que nous allons exposer.

L'hystérique ne tarde pas à devenir, en effet, le point de mire de préoccupations excessives de la part des membres de sa famille. Qu'il règne dès lors en maître et fatigue les siens d'incessants caprices auxquels ceux-ci se soumettent par compassion, c'est déjà là une résultante doublement fâcheuse. Mais il y a plus : il arrive que les attentions affectueuses continuelles dont le malade est l'objet, et surtout que les inquiétudes que provoquent ses accidents, se répercutent, en quelque sorte, sur son esprit malléable, et par là entretiennent et exagèrent au besoin le trouble mental. Les angoisses mêmes de l'entourage, se traduisant par des questions incessantes et maladroites, en la circonstance, ramènent et maintiennent l'attention du sujet dans le cercle des accidents morbides actuels ou possibles, qui devient à tous points de vue un véritable cercle vicieux.

En ce qui concerne l'hystérique lui-même, son trouble mental consiste, psychologiquement, ainsi que l'a bien montré M. Pierre Janet (1), en particulier, en un affaiblissement de la faculté de synthèse psychologique, en une sorte de rétrécissement du champ de la conscience. C'est de là que dérivent non seulement la plupart des manifestations somatiques (anesthésies, paralysies), mais encore, et c'est ce qui importe au point de vue que nous considérons ici, l'importance excessive acquise par toutes les idées qui, ne pénétrant pas dans ce champ restreint, règnent sans contrôle, soit la suggestibilité. Il en résulte que, tant qu'il vit dans ce milieu que nous venons de décrire, le malade se ressent inconsciemment des angoisses qu'il y fait naître. Il n'y a pas à douter même que cette inquiétude de l'entourage, formulée parfois en termes couverts, ou d'une façon plus ou moins précise, ne puisse provoquer par suggestion l'éclosion de désordres corrélatifs.

Il faut savoir, en outre, que, même dans certains états hystériques où la perte de connaissance semble absolue, la réception — nous ne disons pas la perception — des idées est toujours conservée, et celles-ci, bien que, ou plutôt parce que, développées sans le contrôle de la conscience, peuvent constituer une nouvelle source imprévue de suggestions d'un effet désastreux (2).

(1) P. Janet. *L'automatisme psychologique;* Paris, 1889.— *L'état mental des hystériques* (Bibliothèque médicale Charcot-Debove; Paris, 1892).

(2) « Il est prudent », dit M. Binet, « que les expérimentateurs pensent souvent à cet inconscient qui existe chez les hystériques même à l'état de veille; il faut apprendre à s'en méfier et bien savoir qu'alors que l'hystérique conscient ne voit pas et n'entend pas, l'inconscient peut voir et entendre, et par conséquent recevoir des suggestions. » (*Altérations de la personnalité;* Paris, 1892, p. 135).

Or, il est bien difficile de pallier, chez les proches du malade, l'émoi que fait naître, chez eux, l'apparence véritablement effrayante que prennent, en beaucoup de cas, les accidents qui ressortissent à la névrose.

Aussi, le fait de soustraire le malade à son entourage supprime-t-il, à lui seul, toute une série de causes qui ont présidé, dans quelques cas, au développement de l'hystérie et qui, certainement, dans la plupart, contribuent à son maintien. C'est là le premier effet curatif que nous avons appelé *passif*, de l'isolement.

A un autre point de vue, la même mesure aura pour conséquence, avons-nous dit, de corriger, en partie, la déviation pathologique qui caractérise l'état mental du sujet. L'isolement restreindra, en effet, la dispersion de l'attention, la distraction, cause principale, comme l'a établi M. Pierre Janet, des divers troubles de la sensibilité qui sont eux-mêmes liés intimement aux amnésies, constituant ainsi pour la plus grande part le *fonds hystérique*. Pour se rendre compte de l'importance de cette influence, il est à peine besoin de rappeler qu'à l'état normal, comme chacun sait, nous fortifions notre attention en nous soustrayant aux impressions extérieures, soit en nous isolant. Et, en d'autres cas, si le champ restreint de la conscience n'est occupé que de l'idée seule de la manifestation pathologique — hystérie monosymptomatique — l'isolement aura pour effet de substituer à cette auto-suggestion morbide, l'idée de guérison qu'entraîne, par une association intime, l'espoir de la sortie, à laquelle aspirent naturellement tous les sujets isolés.

En somme, et ainsi se produit le second effet de cette mesure — effet que nous avons appelé *actif* — l'isolement constitue à lui seul un mode thérapeutique des plus efficaces.

8

« L'isolement, dit M. Gilles de la Tourette (1), est le souverain baume de l'hystérie, et, en l'instituant comme base d'un traitement qui n'en est plus à faire ses preuves, M. Charcot, on le voit, n'avait agi qu'en parfaite connaissance de cause. »

Cela est d'autant plus évident qu'on lui peut adjoindre, au besoin, l'emploi de diverses autres médications, dont l'application sera même par là facilitée, tant en raison de l'installation spéciale des établissements disposés à cet effet, qu'à cause de la surveillance constante exercée par les médecins.

Hypnotisme. — Nous n'entreprendrons pas de rappeler ici les innombrables travaux qu'a suscités, dans ces dernières années, cette question de la valeur thérapeutique de l'hypnotisme ; on en trouvera, au surplus, l'indication dans le beau livre de M. le professeur Pitres (2). Les uns préconisent l'hypnotisme comme une véritable panacée, ou tout au moins comme le traitement spécifique de l'hystérie; les autres en restreignent les indications à quelques manifestations de la névrose. Ces opinions extrêmes sont également défendues à l'aide des données de l'expérience ou de la statistique. La question envisagée de cette façon, il devient difficile de prendre un avis raisonné, soit de juger en connaissance de cause de la réelle valeur thérapeutique de l'hypnotisme en la matière.

Aussi procéderons-nous d'une manière différente, et n'est-ce qu'après avoir fait valoir, au préalable, certaines considérations générales, que nous entrerons dans le domaine concret des faits.

La perversion mentale, à laquelle répond l'hystérie, con-

(1) GILLES DE LA TOURETTE. *Loc. cit.*
(2) PITRES. *Leçons cliniques sur l'hystérie:* Paris, 1891.

siste en un vice fondamental de l'association des idées, qui engendre lui-même un trouble de la personnalité conscicnte, caractérisé par une diminution de cette personnalité, un rétrécissement du champ de la conscience. Celui-ci se manifeste, entre autres, par de la *suggestibilité*, soit par une tendance à réaliser sans contrôle les idées suscitées dans l'esprit.

Lorsque les processus d'association se font normalement, l'ébranlement moléculaire, déterminé par une impression dans un centre cortical, irradie par les fibres commissurales dans les autres centres, où s'éveillent alors les impressions identiques enregistrées antérieurement, ce qui nous permet de contrôler la nature de la cause de l'impression (1). Quand ces processus d'association sont troublés, comme dans l'hystérie, l'activité du centre cortical, mise en jeu par la même impression, ne s'écoulant plus par les voies commissurales, il en résulte, non seulement que le contrôle ne peut plus intervenir, mais encore que l'impression acquiert une intensité dominante.

L'hypnotisation ayant pour premier effet d'exaspérer, temporairement au moins, cette suggestibilité des sujets, ne saurait, par conséquent, être considérée comme un véritable mode de traitement de la maladie hystérique.

Et, de fait, il est incontestable qu'en nombre de circonstances les manœuvres hypnotiques ont soit développé, soit révélé, soit même provoqué l'hystérie. Il paraîtrait donc logique, *a priori*, et *théoriquement* au moins, de conclure que l'hypnotisme, loin de la guérir, tendrait plutôt à cultiver la névrose.

Pratiquement, cependant, il serait excessif de prétendre

(1) MAUDSLEY. *Physiologie de l'esprit;* Paris, 1876. — CHARLTON BASTIAN. Attention et volition (*Revue philosophique*, 1892, n° 4, p. 360).

que l'on doit proscrire l'hypnose du traitement de l'hystérie. Tel n'est pas non plus notre avis. L'hypnotisme peut rendre, à n'en pas douter, des services considérables dans la thérapeutique de la névrose, et le médecin est parfaitement autorisé à en utiliser l'emploi, notamment pour faire disparaître tels syndromes graves, qui résistent plus à tout autre procédé.

La déviation pathologique du mécanisme psychologique, à laquelle correspond la suggestibilité, existant en fait chez l'hystérique, il devient absolument légitime d'en user dans un but thérapeutique. Sachant même que l'on court le risque d'augmenter, en l'exerçant, cette disposition mentale du malade, on pensera que les inconvénients liés pour lui à un excès de suggestibilité ne sont pas comparables à ceux que lui font éprouver divers troubles, tels que l'aphonie, la paralysie, la contracture, par exemple, auxquels on aura affaire, et dont on peut espérer le débarrasser par ce procédé.

Telle est donc la manière de voir qui pourrait, à notre sens, guider le médecin en matière d'hypnotisation.

Mais les pratiques hypnotiques donnent-elles toujours les résultats brillants qui sont prônés par certains auteurs ? M. Babinski (1), examinant cette face de la question, l'a résolue de la façon suivante. Il divise les hystériques en deux classes : 1° ceux qui ne sont pas susceptibles d'être hypnotisés, quel que soit le procédé dont on se serve, et dont le nombre est relativement grand ; 2° ceux qui peuvent être hypnotisés.

Cette dernière classe comprend plusieurs groupes. Parfois, l'hypnotisme n'amène aucune amélioration. Dans d'autres

____

(1) Babinski. Hypnotisme et hystérie (*Gaz. hebd.*, juill. 1891).

cas, on obtient une atténuation très limitée des accidents.
Il arrive aussi que la suggestion hypnotique produise
immédiatement la disparition complète des accidents et
que ceux-ci réapparaissent aussitôt que le sujet est réveillé.

Nous ajouterons qu'il existe un dernier groupe, relativement nombreux, de sujets qui bénéficient de l'hypnose dans
des limites restreintes. Ce sont ces malades dont les manifestations pathologiques cèdent, il est vrai, rapidement à
l'influence suggestive, mais ne tardent pas à se reproduire,
nécessitant alors de nouvelles hypnotisations. Ces sujets
ne peuvent plus, pour ainsi dire, se passer de leur hypnoti-
seur, et on assiste chez eux, non seulement pendant des
mois, mais pendant des années, à de continuelles récidives ;
on conçoit ce qu'une telle situation a d'également pénible
pour le malade et pour le médecin. M. Pitres a signalé un
dernier inconvénient de la méthode hypnothérapique. Il
arrive parfois qu'un accident supprimé par suggestion est
remplacé par un autre accident plus désagréable que le
premier. Quoi qu'il en soit, il est donné également, dans
certains cas, d'obtenir, à l'aide de l'hypnotisme seul, une
guérison rapide et définitive de divers syndromes hystériques ; nous chercherons à établir ultérieurement quelles
sont les indications de ce procédé, selon les formes et les
accidents de la névrose.

Les procédés d'hypnotisation : fixation d'un objet bril-
lant, pression des globes oculaires, suggestion verbale,
sont tellement vulgarisés qu'il est inutile que nous les
décrivions à nouveau. Nous préférons indiquer quelles sont,
d'après M. le professeur Pitres (1), les précautions qu'il
convient de prendre dans ce cas : « 1° Il ne faut, en aucun

(1) Pitres. *Loc. cit.*, t. II, p. 63.

cas, endormir les malades sans avoir obtenu, au préalable, leur consentement et attendre que les malades en aient eux-mêmes la première idée; 2° s'il s'agit d'une femme, il ne faut jamais l'hypnotiser sans témoins; 3° il ne faut jamais donner aux malades que des suggestions utiles à leur guérison. »

Entre ces modes principaux du *traitement psychique* que nous venons d'exposer, et le traitement externe proprement dit, nous rangeons toute une catégorie de moyens intermédiaires : la *suggestion indirecte* (ou à l'état de veille), le *transfert*, les *æsthésiogènes*, qui nous paraissent tous, du reste, plus ou moins analogues.

Suggestion indirecte. — En traitant, plus haut, de l'isolement, nous avons déjà été amené à démontrer l'importance de la suggestion indirecte. Nous ferons remarquer, à cet égard, que pour nous, loin que la « *suggestion soit dans tout* », ainsi qu'on l'a prétendu, par une confusion psychologique, sur laquelle nous ne pouvons insister ici, elle suppose, comme nous l'avons établi dans un travail antérieur et comme cela ressort aussi de ce que nous en avons dit (1), certaines conditions spéciales, inhérentes surtout à l'état psychique du sujet. L'une de celles-ci, et qui nous paraît fondamentale, est réalisée par ce trouble des processus d'association, que nous avons rappelé, qui existe précisément, et parfois même à son summum de développement, dans l'hystérie. Ce n'est donc jamais que chez des *anormaux*, psychiquement parlant, et chez les hystériques, en particulier, que cette influence sera susceptible d'entrer en jeu.

Dans ces cas alors, mais dans ces cas seulement, il est permis d'affirmer, sans trop de réserves, que la suggestion

____

(1) Voir *Gazette hebd.*, 1891, p. 70, et *Gazette des Hôp.*, 1892, n° 10.

intervient presque constamment. Pour peu qu'on en soit prévenu, il sera aisé, quand on aura affaire à un hystérique, de mettre en œuvre ce que nous appelons la suggestion indirecte. Il suffira, en effet, le plus souvent, de tenir devant le sujet, sans éveiller sa faculté de contrôle prédisposée à l'inactivité de par la maladie elle-même, en s'adressant pour cela, non à lui-même, mais à une tierce personne, des propos qu'on saura de nature à impressionner sa personnalité, soit consciente, soit inconsciente. Maintes fois, nous avons réussi à provoquer de cette façon la disparition de diverses manifestations plus ou moins gênantes de la névrose.

Transfert. — Lorsque, chez un sujet hystérique, les signes — anesthésie, contracture, paralysie — existent seulement d'un côté du corps, il peut arriver que, à la suite de l'application d'un aimant, ces signes passent de l'autre côté. Ils deviennent alors moins tenaces et peuvent même disparaître complètement lors de cette manœuvre, dans certains cas. C'est là le phénomène que l'on a appelé le transfert. M. Babinski a observé que le même transfert des épisodes morbides pouvait avoir lieu non seulement d'un côté à l'autre d'un même sujet, mais d'un sujet à un autre. Les résultats thérapeutiques qui ont été vus à la suite de l'emploi de ce dernier procédé sont parfois tout à fait remarquables. M. Babinski a constaté, en effet, la disparition de nombre de manifestations hystériques tenaces, et nous-même avons eu l'occasion d'observer des exemples de succès thérapeutiques de cet ordre. Aussi, et sans entrer plus dans la voie de l'interprétation, devons-nous ranger la *méthode du transfert* parmi les modes de traitement utilisables.

Métallothérapie. — La métallothérapie est basée sur l'idée que chaque sujet a une sensibilité spéciale pour un métal en particulier, et la méthode consiste à faire des applications externes ou internes du métal déterminé. Lorsqu'un sujet est anesthésique, par exemple, on recherche, par tâtonnements, quel est le métal à l'occasion de l'application duquel la sensibilité a reparu. Il suffirait, dès lors, de faire prendre un des sels de ce métal à l'intérieur, pour que le malade guérisse. Selon l'expression de M. le professeur Pitres (1) : « Ce serait admirable, si c'était vrai. » Toutefois, l'application des métaux peut, elle aussi, de même que nombre de procédés analogues, dans l'exposé desquels nous n'entrerons pas plus, car on les peut varier à l'infini, agir par suggestion indirecte et provoquer la guérison incontestable de manifestations hystériques diverses (2).

2° TRAITEMENT EXTERNE. — Nous lui accordons la seconde place, d'après l'importance thérapeutique qu'il est légitime de lui attribuer.

Il comprend : l'*hydrothérapie*, l'*électrothérapie*, la *kinésithérapie*.

Hydrothérapie. — L'hydrothérapie constitue la méthode par excellence du traitement externe, et son efficacité, dès longtemps reconnue, n'a jamais été mise en doute; c'est dire qu'on y aura recours dans la très grande majorité des cas, sinon dans tous.

C'est aux douches générales qu'il convient le plus souvent de soumettre les malades. On utilise ordinairement les douches froides (13 à 18 degrés), en jet brisé sur le tronc, terminées par un jet sur les pieds, d'une durée n'excédant pas quinze à vingt secondes, suivies ou non, selon la réaction, de frictions sur tout le corps. Les douches seront prises tous les jours, et même deux fois par jour.

(1) PITRES. *Loc. cit.*, p. 62.
(2) MORICOURT. *Manuel de métallothérapie;* Paris, 1888.

Lorsque, en raison de conditions particulières, ce mode hydriatique ne pourra être employé, on le remplacera par l'enveloppement prolongé dans le drap mouillé, ou par les ablutions sur tout le corps, faites à l'aide d'une grosse éponge.

Contrairement à certaines préventions, les bains de mer peuvent être utiles aux hystériques, mais à la condition de se rendre dans des stations de la zone moyenne (Bretagne), et non septentrionale, et de ne pas prolonger la durée des bains au delà de trois minutes.

Électrothérapie. — Si l'on réserve certains cas spéciaux dans lesquels la faradisation est particulièrement favorable, la franklinisation (électricité statique) paraît convenir au plus grand nombre des cas.

C'est le bain statique que l'on prescrira alors de préférence.

Kinésithérapie. — Toutes les pratiques de cet ordre : la gymnastique, le massage, les différentes variétés d'exercice musculaire conviennent, d'une façon générale, au traitement de l'hystérie.

La gymnastique *active*, comme celle de *l'opposant* (suédoise), fait, à la vérité, plutôt partie d'un traitement hygiénique ; mais le massage peut être considéré comme un agent véritablement actif. Ses différentes variétés : effleurage, pétrissage, tapotement, friction, trouvent leurs indications selon les manifestations variables de la névrose. Le pétrissage général est utile dans les formes convulsives, l'effleurage réussit plutôt dans les cas de contracture.

On peut associer entre eux ces divers modes de traitement externe, et, en particulier, l'hydrothérapie et le massage, ou, mieux encore, les employer en même temps que l'isolement.

3° Traitement interne. — L'importance des médicaments est très minime dans le traitement de l'hystérie. Nous parlons, on le conçoit, de l'hystérie pure, c'est-à-dire ni provoquée, ni entretenue par une affection organique, comme la chlorose ou les diverses intoxications, qui devront évidemment être soignées par les moyens thérapeutiques accoutumés.

Les *bromures alcalins,* qui rendent tant de services dans la cure des diverses névropathies, trouvent rarement ici leur indication. C'est au point que M. Charcot décide parfois d'un diagnostic hésitant entre l'hystérie et l'épilepsie, en se basant sur le fait de l'efficacité de ce sel dans ce seul dernier cas.

Dans plusieurs circonstances, lors d'agitation extrême ou d'excitation mentale, nous nous sommes bien trouvé de l'administration du *bromure de camphre* selon la formule suivante :

> Camphre monobromé........ 3 grammes.
> Extrait de quassia............ 2   —
> Sirop de belladone........... Q. s.

M. pour 30 pilules, deux à six par jour, ainsi que de l'*hydrate d'amylène* à la dose de 4 à 6 grammes.

La *valériane* et les *valérianates de zinc* et *de quinine* pourront rendre service, dans les mêmes circonstances, au moins temporairement.

Bien que — et nous aurons occasion de revenir sur ce point — les attaques ne nécessitent pas un traitement très actif, on ne saurait proscrire absolument l'emploi de l'*éther* et du *bromure d'éthyle,* auxquels elles cèdent le plus souvent.

Il arrive encore qu'on soit obligé d'avoir recours à des narcotiques. On donnerait alors la préférence au *sulfonal* et au *chloral.* Nous avons observé, en effet, que l'*opium* et ses dérivés étaient quelquefois mal tolérés, d'autres fois dangereux. Nombre de sujets hystériques sont, en effet, prédisposés à la morphinomanie, qu'il sera toujours prudent de redouter.

IV

Connaissant dès à présent les principaux agents thérapeutiques dont nous pouvons disposer, il nous reste à nous demander comment on doit les employer, ou, autrement, quelles indications commandent les variétés, soit de la maladie elle-même, soit des sujets qui en sont atteints.

1° TRAITEMENT DES FORMES. — Nous distinguerons, à cet égard, plusieurs formes de la névrose : A. la forme *latente ;* B. la forme *légère* (petite hystérie); C. la forme *grave* (grande hystérie, hystéro-épilepsie) ; D. la forme *mono-symptomatique.*

A. *Forme latente.* — Certains enfants, en raison de leurs antécédents héréditaires et de l'incidence, chez eux-mêmes, de divers troubles qui n'ont d'important que leur signification nosographique (somnambulisme, terreurs nocturnes, colères excessives), peuvent être considérés comme des hystériques en puissance, « des candidats à l'hystérie », selon l'expression de M. le professeur Pitres, et il convient, ainsi que l'ont établi et ce dernier auteur et M. le professeur Kovalewsky (1), de leur appliquer une sorte de traitement prophylactique. « Il est du devoir des parents névropathes, dit M. Kovalewsky, soit du côté du père ou de la mère, soit des deux côtés à la fois, de donner à leurs enfants une

(1) KOVALEWSKY. *Hygiène et traitement des maladies mentales et nerveuses.;* Paris, 1890.

éducation hygiénique spéciale, en raison de la prédisposition qu'ils portent. Leurs enfants doivent être placés dans des dispositions qui favorisent leur développement normal et régulier et qui, à la fois, peuvent réagir contre la tare héréditaire. »

Dans ce but, il sera nécessaire d'insister sur les exercices physiques et de restreindre à leur minimum les incitations émotives et surtout le travail intellectuel. L'instruction de ces enfants ne sera commencée que tard, vers l'âge de huit ou neuf ans ; elle sera faite d'une façon systématique et régulière. M. Pitres conseille, avec raison, d'élever ces jeunes prédisposés loin de leur famille, considérant que leurs parents, habituellement névropathes eux-mêmes, manquent de la fermeté et de la pondération nécessaires, et sont ou trop violents, auquel cas ils terrorisent les enfants, ou trop faibles, et alors ils les gâtent. L'internat offrirait, de plus, l'avantage d'habituer l'esprit à un travail régulier et d'assouplir le caractère par la discipline. Concurremment à ces mesures préventives, il sera bon de recommander, dans les mêmes cas, l'habitude des pratiques hydrothérapiques et, notamment, l'enveloppement court dans le drap mouillé, très facile à appliquer chez les enfants.

B. *Formes légères.* — Les cas de petite hystérie, dans lesquels la maladie ne se manifeste que par de légères attaques convulsives revenant à des intervalles plus ou moins rapprochés, ou même seulement à l'occasion d'une émotion, où, enfin, il n'existe que peu ou pas de stigmates, sont certainement de beaucoup les plus répandus.

L'*hydrothérapie*, l'électrisation statique, le changement de milieu et d'occupations, seront, dans la plupart des cas, des mesures suffisantes pour entraîner, l'une ou l'autre, la guérison, sans qu'il soit nécessaire d'avoir recours à l'isolement. A notre avis, les manœuvres hypnotiques, qu'on pourrait être tenté de pratiquer dans ces circonstances, dans le but de supprimer les attaques ou d'en diminuer la fréquence, sont, dans cette forme, absolument contre-indiquées. Il serait à craindre, en effet, que l'hypnotisme n'entretînt ou n'exagérât même l'état nerveux; l'éventualité de cette conséquence se conçoit *a priori* par ce que nous avons dit de l'état mental de l'hystérique, et, en fait, il ne manque pas d'observations à l'appui. Nous n'hésitons donc pas à prescrire l'abstention à cet égard, dans la majorité des cas de petite hystérie convulsive (1).

C. *Formes graves*. — C'est à ces formes d'hystérie caractérisées par des attaques soit convulsives, soit délirantes, que convient surtout le traitement par l'*isolement* dans un établissement hydrothérapique. Toutefois, si les accidents sont de date récente, s'ils se sont développés à l'occasion de la mise en œuvre d'un agent provocateur puissant, plutôt que sous l'influence d'une cause minime, si, enfin, il n'existe pas de stigmates, on pourra s'en tenir, au préalable, aux seules mesures que nous venons d'indiquer à propos des formes légères. Mais, dans tous les autres cas, on ne devra pas hésiter à prescrire l'isolement, qui, à lui seul, modifiera alors la névrose plus sûrement et plus rapidement que toute autre méthode.

On sera également autorisé, dans les mêmes cas, à essayer l'emploi de la suggestion hypnotique. Toutefois, on sera prévenu qu'il est rare que ce procédé, à lui seul, confère d'autre bénéfice que celui d'une atténuation dans la fréquence des attaques ou d'une disparition temporaire. Cependant, que ces grandes hystériques viennent à présenter,

(1) P. Blocq. Indications de l'hypnotisme dans le traitement de l'hystérie (*Bull. méd.*, 1889, n° 58, p. 921).

comme cela leur arrive souvent à la suite d'une attaque, une
paralysie, une contracture, ou encore du mutisme ou de
l'amaurose, la suggestion, si elle est possible et immédiatement employée, acquiert alors sa toute-puissance pour la
cure de l'accident. Là se trouve réalisée son indication la
plus formelle, puisque, grâce à son intervention, en la circonstance, on pourra dissiper, *sur-le-champ*, un accident
quelquefois très pénible et dont on ne peut prévoir la durée,
s'il vient à persister.

D. *Formes monosymptomatiques.* — Ce sont les formes
dans lesquelles un symptôme ou un syndrome de nature
hystérique, tel que : paralysie, contracture, arthralgie,
astasie-abasie, toux, anorexie, etc., existe seul, sans attaques
et parfois sans stigmates. Ces cas sont extrêmement embarrassants pour le médecin, en raison de leur durée et de leur
ténacité. On emploiera alors l'isolement et l'hydrothérapie
combinés ; on essaiera de l'hypnotisme, de l'électrisation,
du massage, des aimants, de la métallothérapie, moyens
nombreux et variés qui tous comptent des succès, mais dont
on épuise souvent la série sans résultats.

2° TRAITEMENT DES ACCIDENTS. — Toutefois, il est des pratiques particulières qui paraissent avoir plus de chance de
réussite contre certains accidents. Nous ne pouvons examiner
à cet égard les innombrables syndromes qui ressortissent à
l'hystérie et nous nous bornerons à indiquer quelques procédés spéciaux qui, en dehors des méthodes générales (isolement, hydrothérapie, hypnotisme), sont applicables au
traitement des *attaques*, des *paralysies*, des *contractures* et de
l'*anorexie*.

En ce qui concerne les *attaques*, la plupart du temps, il
suffit de surveiller le malade pour l'empêcher de se contu-
sionner. Toutefois, quand celles-ci seront sériées, le médecin

sera souvent mis en demeure d'essayer de les arrêter. On procédera d'abord, dans ce cas, selon le conseil de M. Pitres, à la recherche des zones hystérogènes, dont la pression suffirait à enrayer les crises. S'il n'en existe pas, on mettra l'hypnotisation en œuvre, s'il est possible de l'obtenir par la pression des yeux. La suggestion verbale pourra aussi être tentée. Enfin, on aura recours aux inhalations de bromure d'éthyle ou d'éther, qui entraîneront presque à coup sûr la sédation. La chloroformisation a été également conseillée ; mais, en raison des graves dangers auxquels elle expose, d'une part, de la bénignité — du moins, *quoad vitam* — des convulsions hystériques, d'autre part, nous croyons qu'il sera toujours préférable de s'en abstenir.

Pour les *monoplégies* brachiales, le procédé du dynamomètre, imaginé par M. le professeur Charcot, est le plus souvent très efficace. Il consiste à recommander au sujet de faire effort, plusieurs fois dans la journée, de sa main paralysée, avec cet instrument, et de noter attentivement les plus minimes progrès qui se produiront. On constate alors une courbe ascendante presque continue. Cette manœuvre agirait en éveillant dans la conscience les représentations kinesthétiques ayant trait au membre paralysé et qui en ont disparu.

Les *contractures* céderont parfois au massage ou mieux à l'effleurage pratiqué avec légèreté et précaution. L'application des métaux et le transfert, à l'aide de l'aimant, soit d'un côté à l'autre, soit par la méthode de Babinski, ont aussi, à leur actif, un grand nombre de guérisons de contractures tenaces. C'est à leur occasion que s'est, le plus souvent, posée la question de l'intervention chirurgicale, qui, ainsi que nous le verrons plus loin, n'est indiquée que dans les seuls cas où le spasme s'est compliqué

d'une rétraction fibro-tendineuse qui survit à sa disparition..

Le traitement de l'*anorexie* hystérique a été exposé très
judicieusement par M. Paul Sollier (1). Le médecin devra
lui-même faire manger la malade qui aura été confiée à sa
direction ; pour cela, il lui enjoindra de prendre le repas
préparé et, en cas de résistance, il aura recours au gavage
par la sonde nasale. Ce moyen répugnant, sinon la menace
seule de son emploi, aurait vite raison du refus d'alimentation.

3° TRAITEMENT CAUSAL. — A ce sujet, nous ne pouvons que
rappeler la fréquence de la chlorose chez les hystériques,
chlorose qui sera combattue par les médicaments (préparations martiales et arsenicales) et les toniques habituels
(quinquina, kola). Ce seront également les diverses médications appropriées. que l'on mettra en œuvre contre les
intoxications, ou contre les anémies qui sont les conséquences de celles-ci, et contribuent si souvent au développement de l'hystérie.

4° TRAITEMENT SELON LES SUJETS. — L'hystérie frappe,
comme on sait, enfants, adultes et vieillards; mais, dans ces
diverses conditions, elle ne réclame guère de médications
différentes. On peut dire, toutefois, en ce qui concerne les
enfants, que ce sont eux qui bénéficient le plus certainement et le plus rapidement de l'isolement, peut-être en
raison de la prédominance, chez eux, des formes ma-
niaques (2).

L'hystérie masculine ou féminine ne comporte non plus

(1) P. SOLLIER. Anorexie hystérique (*Rev. de méd.*, 1891, t. XI, p. 625).
(2) Voir, à ce sujet, la thèse de CLOPATT (Helsingfors, 1880) et notre
travail : Hystérie maniaque infantile (*Rev. gén. de clin. et de thérap.*,
1889, n° 48, p. 767).

aucune thérapeutique qui lui soit propre. Certaines considérations s'imposent néanmoins au sujet de l'hystérie des
jeunes filles. On a cru autrefois que le mariage réalisait,
dans ces cas, un des meilleurs agents curatifs. Cette idée est
encore, de nos jours, assez répandue dans le public, pour que
le médecin soit parfois consulté à cet égard. Or, tous les
neurologistes sont actuellement d'accord sur ce point que
les satisfactions sexuelles n'ont, par elles-mèmes, aucune
influence favorable sur l'évolution de la névrose. Le mariage
serait, à notre avis, plutôt contre-indiqué, car il n'est pas
rare de voir débuter ou se réveiller l'hystérie, soit à la suite
des premiers rapprochements, soit à l'occasion des couches;
il est donc permis de conclure de là qu'en cas d'hystérie
avérée le mariage serait également fâcheux et devra, en
conséquence, être déconseillé.

V

De l'intervention chirurgicale. — On a préconisé diverses
opérations chirurgicales, non seulement pour remédier à
certains accidents locaux de l'hystérie (hyperesthésies,
spasmes, arthralgies), mais encore pour guérir la maladie
elle-même.

Contre l'hystérie, on a proposé la clitoridectomie (1) et
les cautérisations du clitoris, enfin, et surtout, l'ovariotomie (2). Comme le fait observer, avec raison, M. le professeur Pitres (3), « rien ne justifie ces opérations; rien,
pas même le succès, car, avant de faire courir à un malade

(1) Friedreich. Zur Behandlung der Hysterie (*Virchows Arch.*, t. LXL).
(2) Magnin. *De la castration chez la femme, etc.* Th. de Paris, 1836.
(3) Pitres. *Loc. cit.*

les dangers inhérents à une intervention sanglante, il faudrait être certain que la guérison ne peut être obtenue par des méthodes plus inoffensives, et cette certitude, on ne l'a jamais ; on ne peut pas l'avoir. Il paraît même démontré que, dans les cas heureux où ces mutilations organiques graves ont été suivies de guérison d'accidents hystériques anciens, ce n'est pas l'opération elle-même qui a fait la cure, mais bien l'émotion provoquée par l'opération. »

Tout récemment, M. Polaillon (1) est revenu sur cette question de la castration ovarienne chez la femme hysté-rique. Il reconnaît que son efficacité est grande chez les unes, nulle chez les autres. A son avis, il faut baser son pronostic sur l'état des ovaires. Sont-ils augmentés de volume avec lésions appréciables? la castration a des chances de succès. Cela revient à dire, croyons-nous, que l'ovariotomie pourra, chez des hystériques souffrant en même temps d'altérations organiques des ovaires, en guérissant celles-ci, entraîner en même temps la disparition des troubles nerveux.

L'intervention chirurgicale n'est pas plus justifiée lorsqu'elle se propose de supprimer une douleur ou un spasme par la section des nerfs ; dans ces cas, en effet, des symptômes analogues ne tardent pas à reparaître le plus souvent dans un autre territoire ; de plus, de même que dans le cas précédent, il n'est pas démontrable que la guérison, si elle intervient, ne se serait pas produite sans mutilation.

L'accord, toutefois, est presque unanime sur la non-opportunité des opérations que nous venons de passer en revue, et ce n'est guère qu'en ce qui concerne la coxalgie hystérique, que certains auteurs, Tœlken (2) en particulier,

(1) POLAILLON. *France méd.*, 1892, n° 16, p. 254.
(2) « Malgré les cas favorables de M. Tœlken, je continue à me délier

sont encore partisans de l'application de moyens chirurgicaux : appareils inamovibles, extension, ténotomie, etc. A maintes reprises, et tout récemment même, M. Charcot a montré que les procédés de ce genre étaient plus nuisibles qu'utiles, en ce qu'ils entretenaient et exagéraient les contractures, plutôt qu'ils ne les faisaient disparaître.

Lorsque, dans un cas de contracture, l'élément spasmodique aura disparu et qu'on sera assuré que la déformation persistante est le résultat de rétractions fibro-tendineuses qui s'opposent à la bonne position et à l'usage des membres, alors, au contraire, la chirurgie seule aura le moyen, par la ténotomie, de redresser l'attitude vicieuse.

Il ne peut donc être question de traitement chirurgical qu'alors qu'il s'agit des rétractions qui succèdent aux contractures spasmodiques (1).

du bandage inamovible chez les malades de ce genre. Les observations démontrent seulement que ce mode de traitement n'est pas toujours aussi pernicieux qu'il l'est, à coup sûr, dans beaucoup de cas, je dirai, d'après mon expérience personnelle, dans la généralité des cas. » (Charcot. *Clinique des maladies du système nerveux;* Paris, 1892, p. 113).

(1) Voir à ce sujet : Charcot, *Bull. méd.*, 23 mars 1887. — P. Blocq. Rétraction fibro-tendineuse compliquant la contracture spasmodique (*Nouv. Iconogr. de la Salpêtrière*, 1888, t. II, n° 1, p. 28). — Terrillon. De l'intervention chirurgicale dans certains cas de rétraction musculaire succédant à la contracture spasmodique (*Ibid.*, 1888, n° 4). — Traitement chirurgical des rétractions musculaires succédant aux contractures spasmodiques (*Ibid.*, 1891, n° 4, p. 249).

(*Gazette des Hôpitaux*, 21 mai 1892).

VII

DE LA CHORÉE MOLLE

Les paralysies chez les choréiques sont certainement plus fréquentes qu'il n'est habituel de l'admettre, du moins si j'en juge par la série déjà nombreuse de ces cas qui se sont présentés depuis deux ans à la consultation externe de la clinique des maladies nerveuses. Leur apparente rareté tiendrait alors à ce qu'elles sont encore assez peu connues, d'où l'un des intérêts qui s'attache à leur exposé; j'ajoute que le diagnostic de semblables accidents devient presque indispensable, car leur pronostic favorable contraste heureusement avec l'appareil symptomatique inquiétant qui leur est propre.

Il semble que l'investigation pathologique que ces paralysies eussent dû provoquer ait pâti de l'ignorance où nous sommes de leur substratum anatomo-pathologique, ainsi que de leur origine. Quoi qu'il en soit, la littérature médicale française est relativement pauvre en ce qui concerne cette question de la chorée molle, qui a préoccupé plus spécialement les auteurs anglais.

Ainsi, il n'en est fait aucune mention dans les traités

classiques de pathologie interne de Niemeyer, de Béhier et Hardy, de Grisolle, de M. le professeur Jaccoud, non plus que dans les articles du *Dictionnaire de Médecine et de Chirurgie pratiques*, ni du *Dictionnaire encyclopédique*. Ces paralysies sont également passées sous silence dans le plus grand nombre des livres spéciaux consacrés soit aux maladies du système nerveux, soit aux maladies des enfants ; les ouvrages de Hammond et de Grasset, appartenant à la première de ces catégories, ceux de Rilliet et Barthez, de Hénoch, ressortissant à la seconde, en font foi.

Toutefois, cette indifférence n'a pas été et n'est pas absolue. Déjà, Bouteille, dans le travail si complet qu'il a consacré à la chorée, après avoir reproché à Sydenham, avec plus d'esprit peut-être que de raison, l'erreur que l'illustre clinicien aurait commise en disant « que la chorée est une espèce de convulsion », affirme, pour sa part, que cette affection « *tient plus de la paralysie que de la convulsion* ».

Sans doute, trouverait-on certaines phrases de Stoll et de Pinel qui indiquent que ces observateurs ont remarqué la parenté de la paralysie et de la danse de Saint-Guy ; mais il faut arriver jusqu'à Trousseau (1), pour avoir une opinion nettement établie à cet égard, encore que ce grand clinicien n'ait consacré qu'un bien court paragraphe au sujet qui nous occupe.

La paralysie, y est-il dit, ne manque à peu près jamais et occupe les membres les plus affectés de mouvements choréiques. « Cette paralysie, qui disparaît d'ailleurs presque toujours et se guérit en même temps que cesse et se guérit l'affection convulsive, peut, en quelques cas, persister après

(1) TROUSSEAU. *Clinique médicale de l'Hôtel-Dieu*, t. II, p. 238.

la guérison de la chorée et être compliquée de l'atrophie des muscles qui ont été le plus atteints, constituant alors une infirmité plus ou moins durable. Dans quelques cas plus rares encore, les accidents paralytiques (je ne parle pas seulement d'un affaiblissement de la force musculaire, mais de véritables paralysies) précèdent les manifestations des phénomènes convulsifs. »

L'excellent traité de M. Cadet de Gassicourt (1) ne contient, lui non plus, que quelques lignes consacrées aux paralysies de la chorée. Il ne s'agit même pas là de véritable chorée molle, mais seulement de ces parésies habituelles à la danse de Saint-Guy, et qui parfois, « plus souvent même qu'on ne l'a dit, persistent alors que toute incoordination des mouvements a disparu. »

Au surplus, M. Cadet de Gassicourt a lui-même reconnu cette lacune dans un travail ultérieur, sur lequel nous reviendrons.

C'est donc en Angleterre qu'ont été d'abord publiées les études les plus complètes sur ce sujet. Todd (2), l'un des premiers, décrivit la forme hémiplégique des paralysies choréiques. Il existe alors de la chorée d'un côté et de l'hémiplégie de l'autre côté, la face n'est pas ou peu atteinte, la langue n'est pas paralysée, mais présente des mouvements incoordonnés. Le même auteur indique aussi les bases d'un diagnostic différentiel et tente une explication vague du trouble qu'il décrit.

Wilks (3) mentionne la paralysie choréique, dont il croit la relation avec les mouvements irréguliers très fréquente.

---

(1) CADET DE GASSICOURT. *Traité clinique des maladies de l'enfance*, t. II, p. 248.

(2) TODD. *Clinical lectures on paralysis;* London, 1850, p. 313.

(3) WILKS. *Lectures on diseases of the nervous system*, p. 283.

Il montre que celle-ci peut non seulement revêtir le mode hémiplégique, mais encore affecter tous les membres d'emblée ; il insiste, enfin, sur la bénignité du pronostic.

Mais c'est à West (1) que l'on doit les données les plus complètes sur cette complication, ainsi que la dénomination assez heureuse de *limp chorea*, chorée molle.

« Il existe, écrit-il, des cas de chorée dans lesquels l'affaiblissement de la puissance musculaire est, de prime abord, tout à fait hors de proportion avec les mouvements choréiques. Nous donnons à ces sortes de chorées, à l'hôpital des Enfants, le nom de *chorée molle*, très bonne désignation que leur a appliquée un de nos chirurgiens, et qui les caractérise aussi bien que le terme plus scientifique de *chorée paralytique*. »

Il nous reste encore à citer une communication des plus importantes, faite par le Dr Gowers (2) sur la chorée paralytique, au Congrès de l'Association britannique, tenu à Cambridge, en 1886. Ce travail, basé sur cinq observations, tend à établir que, dans certains cas de chorée, la parésie domine à ce point qu'elle donne un caractère spécial à la maladie. La forme monoplégique serait la plus fréquente. ou du moins, si la paralysie atteint tous les membres, l'un de ceux-ci est généralement plus affaibli que les autres. Il·y aurait, enfin, plutôt inaction que paralysie véritable.

Dans ces dernières années, la littérature française s'est enrichie, sur ce sujet, de documents nouveaux et plus substantiels. C'est d'abord l'excellente monographie de notre collègue Ollive (3), qui résume en quelque sorte l'état de nos connaissances à cette époque et ajoute de nouvelles

(1) West. *Leçons cliniques sur les maladies des enfants.*
(2) Gowers. De la chorée paralytique (*Brit. med. Journ.*, 1881).
(3) Ollive. *Des paralysies chez les choréiques.* Th. Paris, 1883.

observations ; cette thèse constitue, jusqu'à présent, le travail d'ensemble le plus complet que nous possédions sur la question. M. Lannois (1) fait ensuite une part à la chorée molle dans sa thèse de concours sur les chorées.

M. Cadet de Gassicourt (2) communique deux observations intéressantes de cette catégorie à la Société médico-pratique en 1888 ; M. le professeur Charcot (3) en montre différents cas à ses leçons cliniques, et ce lui est l'occasion d'instructives remarques. M. Bouchaud (4) rapporte tout récemment deux observations de paraplégie chez les choréiques. Enfin, M. Rondot (5) vient d'en publier de nouveaux exemples, qu'il rapproche des cas précédents et dont il fait suivre l'exposé d'importantes considérations diagnostiques.

Avant que d'entreprendre l'exposé clinique qui constitue la partie essentielle d'une étude actuelle sur la chorée molle, il nous paraît important de s'entendre sur le sens de l'appellation sous laquelle on a décrit les accidents paralytiques de la chorée.

On sait, en effet, que, d'une façon habituelle, chez tous les choréiques indistinctement, il existe un certain degré de parésie des membres. Celle-ci est à peine marquée et apparaît en même temps que les mouvements convulsifs. A cette

(1) LANNOIS. *Nosographie des chorées.* Th. agrég. Paris, 1886.
(2) CADET DE GASSICOURT. De la chorée paralytique (*Journal de Médecine*, 1888, n° 18).
(3) CHARCOT. *Policlinique. Leçons du mardi à la Salpêtrière*, 1887, 1888 et 1889.
(4) BOUCHAUD. *Revue mensuelle des maladies de l'enfance*, décembre 1888, janvier 1889.
(5) RONDOT. Les paralysies de la chorée (*Gazette hebd. des sc. médic. de Bordeaux*, 1889).

parésie, plus ou moins développée suivant les cas, le nom de *paralysie chez les choréiques*, proposé à Ollive par M. Charcot, est parfaitement adapté.

Mais il est d'autres cas dans lesquels la paralysie domine véritablement la scène ; alors, l'impuissance motrice est intense, tout à fait complète, et son rôle devient d'autant plus prépondérant que les convulsions ne sont plus ou à peine manifestes. C'est à ces faits que le nom plus expressif de *chorée molle* semble le mieux convenir.

Dans les exemples de cette dernière catégorie, l'appareil symptomatique devient à ce point spécial qu'on serait presque autorisé à distraire de la chorée de Sydenham une variété distincte, sous le nom imagé de l'auteur anglais. Cependant, cette ségrégation ne serait pas tout à fait admissible, car, même alors, l'affaiblissement musculaire conserve encore des rapports plus ou moins étroits avec l'élément convulsif. Il n'y aurait donc lieu que de différencier ces deux formes : l'une, la *chorée molle*, serait celle — qui répond le mieux à la conception d'un type distinct — dans laquelle la paralysie se montre pour ainsi dire *seule*, du commencement à la fin de la maladie ; l'autre, la *paralysie de la chorée*, dans laquelle la paralysie s'*ajoute* à l'incoordination. On peut même distinguer dans cette dernière forme deux variétés, selon que les mouvements convulsifs précèdent ou suivent la paralysie.

Nous ne croyons pas, en effet, qu'il soit préférable d'adopter les expressions : *chorée paralytique, chorée paralysante*, qui ont été proposées. Toutes deux offrent des inconvénients. La première prête à la confusion avec l'hémichorée post-hémiplégique qui, nosographiquement, en diffère essentiellement. Quant à la seconde, formulée par M. Rondot, elle préjuge de la nature encore inconnue

de la maladie. Est-ce la chorée qui paralyse ? La réponse
affirmative implicitement formulée dans la dénomination
précitée ne paraît pas justifiée *a priori*, non plus qu'*a
posteriori*, du moins d'après ce que les recherches récentes
que nous relaterons permettent de supposer.

Nous nous bornerons donc à décrire ces deux types : la
chorée molle et les *paralysies de la chorée*, car toutes les
formes de paralysie qui sont liées à la chorée de Sydenham
s'y rattachent aisément.

Mais il convient sans doute de rechercher préalablement
s'il n'existerait pas quelques présomptions *étiologiques*, à
l'aide desquelles il serait donné de prévoir soit l'invasion
de la chorée molle, soit l'immixtion de la paralysie dans le
tableau de la chorée commune.

La lecture des observations est peu concluante à cet
égard ; aussi ce point de vue a-t-il été négligé, même par
les plus récents d'entre les auteurs que nous venons de
citer. Bien que le nombre relativement restreint des relations (50 environ) commande une certaine réserve, deux
particularités m'y ont paru assez constantes pour mériter
d'être signalées.

Un premier fait qui m'a paru digne d'attirer l'attention
consiste en ce que l'occasion provocatrice du développement de l'affection est très fréquemment représentée par
une *maladie infectieuse*. J'ai noté, parmi celles-ci, la rou-
geole, la fièvre herpétique, la pneumonie, la scarlatine,
une bronchite grave, etc. En second lieu, les accidents
de cet ordre ne surviendraient que *chez les enfants* de deux à
quatorze ans, et le plus souvent vers six à sept ans. Un seul
cas m'avait semblé, au premier abord, constituer une
exception à cette règle, car il concernait une jeune femme

de vingt-cinq ans. Mais l'analyse de cette observation, consignée dans la thèse d'Ollive (N° XXI, p. 68), m'a vite convaincu qu'il s'est agi alors, incontestablement, d'une hémiplégie de nature très probablement *hystérique* et non pas choréique. L'extrait que j'en citerai est assez significatif à cet égard : « A la suite d'une saignée, B... est prise d'une *attaque hystérique* qui amène immédiatement une paralysie complète du côté gauche. La bouche était déviée, les mouvements et *la sensibilité* tout à fait abolis... »

L'auteur s'est, sans doute, cru autorisé à ranger cette observation parmi celles de paralysies chez les choréiques, parce que cette même malade avait eu autrefois jusqu'à six atteintes de chorée, avec faiblesse extrême du côté gauche. Or, la dernière de ces rechutes remontait à l'âge de quatorze ans, tandis que la paralysie rapportée plus haut et survenue à l'âge de vingt-cinq ans s'était établie, brusquement, à la suite d'une attaque de nerfs, et non pas après des mouvements incoordonnés, qui n'intervinrent pas plus ultérieurement ; de plus, cette paralysie s'accompagnait d'hémi-anesthésie. Il est évident qu'une hémiplégie de ce genre n'a rien à faire avec la chorée et doit être imputée à l'hystérie.

Ce fait de la prédilection des paralysies choréiques pour le jeune âge est à remarquer, car, entre autres intérêts, il présente le suivant. On n'ignore pas que la gravité de la chorée de Sydenham croît en proportion directe de l'âge des sujets qui en sont frappés ; c'est ainsi que l'affection, toujours bénigne chez l'enfant de deux à treize ans, acquiert, chez l'adolescent de seize à vingt et un ans, une certaine tendance à la chronicité, que cette tendance augmente chez l'adulte, qu'enfin, chez ce dernier, il n'est pas rare que la maladie détermine la mort. A en

juger par cette donnée de l'expérience, l'incident paralytique, en raison de son élection infantile, ne constituerait pas
un signe d'intensité de la chorée, quelle qu'en soit la nature.

Je ne me dissimule pas que ces constatations sont encore
bien insuffisantes pour la solution de la question, que je
n'ai d'ailleurs fait que poser. Il n'existe pas, en somme,
actuellement d'indication certaine qui permette de prévoir
l'éventualité de l'invasion de la forme paralytique de la
chorée.

Serons-nous plus heureux en ce qui concerne l'*anatomie
pathologique* et la *pathogénie ?* Ces chapitres sont encore
ouverts, en ce qui a trait à la chorée vulgaire, et *a fortiori*
à la chorée molle.

Je sais bien qu'on a trouvé des désordres vasculaires
en la plupart des cas de chorée terminée par la mort,
qu'on a constaté en certains autres (Balzer) une réfrin-
gence particulière des grandes cellules des cornes antérieures de la substance grise de la moelle épinière. Mais
les premières de ces lésions sont inégales, variables, disséminées et banales ; les secondes, peu intenses, inconstantes et passibles d'objections. Il en résulte que les
théories qu'on n'a pas craint d'édifier sur des bases aussi
peu consistantes ne possèdent plus guère qu'une valeur
historique. Aussi me paraît-il intéressant, pour combler le
vide de ce paragraphe, en même temps peut-être que pour
provoquer de nouvelles recherches, de relater ici en quelques lignes le résultat de recherches toutes récentes
entreprises sur l'anatomie pathologique de la chorée. Il
s'agit d'un travail de M. Jackowenko, poursuivi au laboratoire de Flechsig, à Leipzig (1).

(1) *Viestnick de Merjecwsky*, 1889, 6ᵉ vol., 2ᵒ fasc.

L'auteur a patiemment examiné les pièces provenant de sept autopsies de choréiques, et en particulier la moelle épinière, le bulbe, la protubérance, le cervelet, l'écorce et les ganglions du cerveau. Il a été assez heureux pour découvrir des lésions auxquelles leur localisation constante, d'une part, leur uniformité de nature, d'autre part, donnent, à son avis, une signification et une valeur incontestables.

Ces altérations siègent, en tous les faits, dans les ganglions centraux, et plus précisément dans la partie antérieure du segment du noyau lenticulaire qu'on appelle le *globus pallidus* ; parfois, elles se rencontrent — mais non toujours, car il s'agit alors de cas particuliers — dans le noyau caudé et à la partie postérieure des couches optiques. Ces lésions sont constituées, essentiellement, par des amas de corpuscules lenticulaires anormaux, qui s'agglomèrent particulièrement autour des vaisseaux aux parois desquels ils confinent souvent, et dans les espaces périvasculaires. Ces petits corps sont de forme ovoïde et présentent une partie centrale sombre, qui se colore avec intensité sous l'influence de certains réactifs, et une partie périphérique claire. Les différents acides, non plus que les acalis, ne les influencent, ce qui démontre leur nature organique. Parmi les colorants histologiques, l'acide osmique, l'éosine et le carmin ne les imprègnent pas ; l'iode et l'acide sulfurique ne provoquent pas la réaction amyloïde ; le violet de gentiane et le violet de méthyle les colorent faiblement ; l'hématoxyline et le rouge de Magenta les colorent fortement. Il s'agirait probablement d'une dégénérescence hyaline à localisation spéciale.

Nous nous contenterons d'exposer ces faits, sans affaiblir leur portée, en accompagnant leur description des concep-

tions hypothétiques qu'ils suggèrent, bien que celles-ci
autorisent, jusqu'à un certain point, une tentative de pathogénie de l'affection qui nous occupe.

En réalité, nous avons hâte de revenir au *terrain clinique*, seul solide en la circonstance. A ce propos, certaines
considérations s'appliquent également à l'une et à l'autre
des formes que nous avons différenciées. La paralysie s'installe toujours sans la moindre réaction fébrile : il n'y a ni
élévation de température, ni fréquence du pouls. De plus,
elle ne s'accompagne en aucun cas de troubles des sphincters ; la vessie comme le rectum restent indemnes. Ces
caractères, pour négatifs qu'ils soient, n'en importent pas
moins considérablement au point de vue du diagnostic.

La chorée molle est caractérisée par l'invasion d'une
impuissance musculaire relativement intense, qui n'est pas
précédée de désordres d'incoordination motrice. La paralysie y fait, en quelque sorte, tous les frais du tableau clinique, et les convulsions, lorsqu'elles existent, ne prennent
qu'un développement minime. Cette asthénie est annoncée
généralement par l'apparition de ces troubles psychiques
spéciaux qui ne manquent pour ainsi dire jamais dans l'évolution de la chorée infantile et qui, dans la chorée de
l'adulte et surtout du vieillard, dans la forme chronique dite
de Huntigton en particulier, acquièrent, comme on sait, une
part prépondérante dans l'évolution de la maladie.

Ce serait là, pour le remarquer en passant, une preuve à
l'appui des conceptions émises par M. le Dr Séglas, qui a
prétendu, dans un travail récent, que les désordres intellectuels des choréiques étaient concomitants et non pas dépen-
dants des troubles de la motilité. Il convient toutefois de
rappeler que Maudsley avait déjà noté « que celui qui est

incapable de gouverner ses muscles est incapable d'attention », et que M. Ribot a pu établir, avec une clarté scientifique séduisante, le mécanisme essentiellement moteur de
l'attention. Cet auteur a même écrit (1) « que les enfants
atteints de la chorée sont peu capables d'attention ». J'ajou-
terai, enfin, que les lésions anatomiques, découvertes par
Jackowenko, dans des cas de chorée *avec troubles psychiques graves*, n'existaient pas dans des cas de délire aigu,
examinés comparativement. Aussi admettra-t-on difficilement l'indépendance absolue des troubles moteurs et
psychiques chez les choréiques, et semblera-t-il préférable
de penser qu'il reste là un point obscur de psycho-patholo-
gie à élucider.

Quoi qu'il en soit, c'est par des *altérations des facultés in-
tellectuelles* et affectives que prélude la chorée molle. L'enfant devient inattentif en classe, incapable de travailler. Ce
symptôme est explicitement raconté par la mère d'une
petite malade, interrogée par M. Charcot, sur le début de
la chorée molle chez sa fillette (2). « Il est difficile de dire
exactement quand cela a commencé, mais déjà, il y a quinze
jours, elle écrivait avec difficulté, faisait moins bien ses
devoirs et n'avait plus à l'école des récompenses comme
auparavant, ce dont elle se montrait vivement affectée. » De
plus, le sujet s'attriste, pleure facilement; somme toute,
son caractère se modifie assez profondément pour inquiéter
son entourage; il est même arrivé que des médecins appelés
dans ces circonstances aient pensé parfois à un début de
méningite tuberculeuse.

Les *troubles moteurs* ne tardent pas à apparaître. Le
plus ordinairement, ils ne présentent pas au commencement

(1) Ribot. *Psychologie de l'attention ;* Paris, 1889.
(2) Charcot. *Leçons du mardi*, 1888-89, p. 40.

l'intensité qu'ils prendront dans la suite. Si les jambes sont atteintes en premier lieu, la marche devient inhabile, titubante, les membres s'enchevêtrent, les chutes sont fréquentes ; si les membres supérieurs s'affaiblissent tout d'abord, les malades deviennent maladroits, laissent aisément échapper les objets qu'ils tiennent en main. Enfin, la tête elle-même vacille et le tronc se contorsionne. D'autres fois, la paralysie offre presque d'emblée son maximum d'intensité et devient complète au bout de vingt-quatre à quarante-huit heures. C'est dans ces derniers cas, surtout si l'affection est survenue, comme il est fréquent, dans la convalescence d'une pyréxie, que l'on est exposé à confondre la chorée molle avec les paralysies névritiques consécutives aux maladies infectieuses.

La paralysie parvenue à sa période d'état offre certaines particularités. Les membres sont absolument flasques, leur force dynamométrique nulle ; ils retombent sans autre direction que celle que leur imprime la pesanteur. Les mouvements volontaires sont totalement impossibles ; mais on peut, dans certains cas, observer de très petits mouvements incoordonnés, choréiformes, à intervalles éloignés, soit sur les membres indemnes, soit même sur les parties paralysées.

La distribution de la paralysie est variable ; souvent elle est générale, et alors elle est presque caractéristique. L'enfant, selon l'expression vulgaire, mais appropriée que nous avons plusieurs fois vue citée dans les réponses des parents des petits malades, est « *comme un chiffon* ». Les jambes, le tronc, les bras sont dans la résolution complète, mous et inertes ; la tête elle-même vacille comme celle d'un enfant nouveau-né. La face, toutefois, reste le plus souvent indemne, mais la langue ne peut être tirée hors de la b ouche, et l'élocution verbale est empêchée où très altérée.

D'autres fois, il s'agit d'une véritable hémiplégie qui, dans des cas rares, a envahi la face. Il existerait alors un signe différentiel de l'hémiplégie vulgaire, sur lequel les auteurs n'ont pas insisté. Dans l'hémiplégie de l'hémorrhagie ou du ramollissement cérébral, le cou n'est pas paralysé, tandis qu'il l'est habituellement dans la chorée molle.

La forme paraplégique s'observe plus rarement et, comme nous l'avons dit, ne s'accompagne pas de troubles des sphincters.

La monoplégie brachiale, ou mieux la diffusion de la paralysie avec prédominance sur l'un des membres supérieurs, est le mode le plus commun de répartition qu'affecte la paralysie.

Il n'existe aucun trouble de la sensibilité des parties atteintes par l'asthénie musculaire. On n'y observe pas non plus de troubles trophiques ; et il y a lieu de se demander si, dans les cas où l'on a constaté des atrophies musculaires, le rhumatisme articulaire ne doit pas être incriminé, selon l'hypothèse de M. Rondot. Ces atrophies ne se sont produites, en effet, que chez des sujets atteints préalablement de fluxions des jointures, et sur les membres mêmes qui avaient été le siège des arthropathies. Les réflexes tendineux seraient abolis dans la presque totalité des faits. Les réactions électriques des muscles sont normales.

Le *début* de la chorée molle est difficile à préciser, en raison de la nature psychique des phénomènes prodromiques. Quant à sa *durée*, elle est ordinairement courte et varie de trois semaines à deux mois. La *terminaison* favorable est de règle ; les forces reviennent progressivement et le malade guérit. Il arrive aussi que la chorée vulgaire succède à la chorée molle.

Il s'agit alors de notre second groupe, des *paralysies chez les choréiques*. Celles-ci sont, en effet, caractérisées parce qu'elles précèdent, accompagnent ou suivent l'in-coordination motrice et, de plus, affectent rarement une intensité comparable à celle de la forme précédente.

Les modalités propres à la paralysie elle-même ne diffèrent pas des précédentes ; les membres sont également mous, la sensibilité et les réactions électriques intactes, les sphincters indemnes. Lorsque la paralysie accompagne la chorée, on voit, dans le membre qui va en être frappé, les mouvements choréiques diminuer de nombre et d'étendue, puis celui-ci devenir inerte, sans que l'incoordination cesse dans les autres parties du corps. Toutefois, il est rare que l'affaiblissement musculaire soit absolu, et le plus souvent quelques légers mouvements involontaires persistent. S'il arrive que la parésie disparaisse, les convulsions renaissent. L'asthénie varie donc, dans cette forme, dans des limites très étendues quant à son intensité. Sa distribution est le plus souvent en rapport avec celle de la chorée elle-même : elle peut être généralisée, hémiplégique ou monoplégique ; ces formes partielles sont les plus fréquentes. Les paralysies durent peu et se terminent par la guérison, que l'incoor-dination reparaisse ou non.

C'est avec des caractères encore identiques que se manifestent les paralysies qui suivent la chorée. Tantôt, elles apparaissent brusquement ; d'un jour à l'autre, le membre akinésique est devenu amyosthénique ; tantôt, l'affaiblissement musculaire évolue progressivement. L'intensité des mouvements choréiques ne paraît pas avoir d'influence sur le développement de la paralysie.

Celle-ci est également variable dans sa distribution : elle envahit le corps entier, ou détermine une paraplégie, une hémiplégie, une monoplégie. Elle ne s'accompagne ni de troubles trophiques, ni de désordres sphinctériens. Elle durerait souvent assez longtemps ; est-ce, comme le pense Ollive, parce que la chorée paraît avoir épuisé toute la force du malade ? Sa terminaison, de même que précédemment, est en tous cas favorable.

Il ressort suffisamment de ce qui précède, sans qu'il soit besoin d'insister davantage, que le *pronostic* commun de ces diverses formes est essentiellement bénin. La guérison, en effet, a toujours été observée. Elle survient dans un délai variable et dont il est impossible de prévoir la durée exacte. En prévision de cette constante et heureuse terminaison, il est de la plus haute importance de ne pas confondre la chorée molle avec diverses maladies graves qui prêtent plus ou moins à l'erreur.

La *paralysie infantile* est, parmi celles-ci, l'affection qu'il serait le plus fâcheux de diagnostiquer lorsqu'on est en présence d'une chorée molle. Or, l'erreur est possible, et elle le devient d'autant plus s'il s'agit d'un très jeune enfant, en raison de la fréquence relative de la poliomyélite à cet âge. Toutefois, en cas de myélopathie, l'invasion est soudaine, s'accompagne de convulsions et surtout d'un accès de fièvre. De plus, l'impotence motrice propre à la maladie spinale, généralisée d'emblée, se localise bientôt en des territoires musculaires d'étendue variable, lesquels ne tardent pas à être frappés de troubles vaso-moteurs et trophiques, ainsi que de modifications de leurs réactions électriques. Ce sont là autant de signes capitaux qui font défaut dans la chorée molle dont le début est lent et apyrésique, et dont la parésie musculaire ne se complique jamais d'altérations atrophiques ni de réaction de dégénérescence. Ajoutons que la langue est toujours indemne dans la myélite antérieure (1), tandis qu'elle est ordinairement parésiée ou agitée involontairement dans la chorée. La découverte de quelques secousses choréiformes serait enfin caractéristique.

La chorée molle s'établit souvent, ainsi que nous l'avons remarqué, à l'occasion de la convalescence d'une maladie aiguë, d'une fièvre éruptive en particulier; aussi est-on exposé à la confondre avec la *paralysie des pyréxies*. La notion de commémoratifs, qu'invoque Ollive pour éclairer le diagnostic dans ces cas, nous semble, au contraire, bien propre à l'égarer, car il n'existe pas, en réalité, de relation directe de cause à effet entre l'infection et la paralysie survenue à sa suite, du moins *a priori*. Les paralysies des maladies infectieuses seront mieux distinguées par les signes qui leur appartiennent. Souvent, et en particulier à la suite de la diphtérie, le voile du palais est paralysé, alors qu'il n'est pas atteint dans la chorée. Quand les membres sont frappés, l'asthénie y prédomine sur les groupes musculaires de l'extension; de plus, on y peut reconnaître la réaction de dégénérescence; enfin, les phénomènes douloureux et les troubles de la sensibilité n'y sont pas rares. La constatation de ces symptômes fera vite disparaître l'hésitation.

J'en dirai autant des *paralysies toxiques*. Dans l'une des observations de M. Cadet de Gassicourt, le malade avait été frappé de paralysie au cours de sa chorée, presque immédiatement après l'absorption intempestive d'une dose

(1) Il existe deux ou huit cas de paralysie spinale infantile avec participation bulbaire, et la possibilité de cette extension est encore controversée.

excessive d'ésérine. Le toxique aurait pu être incriminé ; on a relaté d'autres faits analogues qu'il nous suffira d'indiquer.

Quant aux *paralysies hystériques*, on devra y penser, non seulement si l'on a affaire à des fillettes, mais encore s'il s'agit de garçons. Le diagnostic deviendra même assez difficile par le fait de l'association fréquente de la chorée avec l'hystérie. L'existence d'une anesthésie ou d'une hyperesthésie des membres inertes lèverait évidemment tous les doutes, mais ces signes peuvent faire défaut, et cela n'est pas rare, dans les hystéries infantiles en particulier. Ce sera alors, d'une part, la recherche positive d'attaques ou de stigmates d'hystérie, d'autre part, la découverte de mouvements incoordonnés qui détermineront l'affirmation dans un sens ou dans l'autre.

La forme paralytique de l'*astasie-abasie* serait vite différenciée, car l'impotence fonctionnelle, lorsqu'elle existe, ne se manifeste, ici, qu'à l'occasion des seuls mouvements spécialisés pour la station et pour la marche.

La ressemblance plus ou moins accusée des troubles psychiques prodromiques de la chorée et des désordres affectifs précurseurs de la *méningite tuberculeuse*, comme aussi les analogies qu'offrent les troubles moteurs dans ces deux affections, auraient provoqué des difficultés en des cas assez nombreux. On se souviendra que la méningite s'accuse ordinairement par un ensemble de phénomènes graves, tels que les douleurs de tête intenses, l'amaigrissement manifeste, les vomissements, la fièvre enfin, dont la signification ne saurait être longtemps méconnue.

La paralysie du *mal de Pott* ne prêtera guère à l'erreur qu'au cas admissible — nous en avons observé un exemple

— où l'enfant gibbeux serait en même temps choréique. Il y aurait lieu, en effet, de rechercher si la paraplégie est sous la dépendance de la chorée ou relève de la tuberculose vertébrale.

L'exploration des réflexes rotuliens acquerra dans la circonstance une valeur considérable, car ils sont abolis dans le premier cas et, au contraire, exagérés et accompagnés de trépidation épileptoïde dans le second. La marche ultérieure de l'accident confirmera le diagnostic.

La guérison habituelle de la chorée molle comporte, sans conteste, l'abstention de mesures *thérapeutiques* excessives. On sera toutefois autorisé à mettre en œuvre la médication tonique et antispasmodique. On la prescrira sous forme d'hydrothérapie et de préparations martiales et bromurées. M. Rondot se serait bien trouvé de l'électrisation jointe à l'administration de l'antipyrine. Il aurait par ces procédés, qui ne présentent, en somme, aucun inconvénient, abrégé la durée des accidents dans les cas qu'il a observés.

VIII

L'ATHÉTOSE DOUBLE

L'athétose double est une maladie rare et dont l'étude est encore très incomplète, bien qu'elle ait été l'objet de travaux assez nombreux au cours de ces dernières années. Nous ignorons, en effet, tout ou presque tout des causes qui la provoquent, du mécanisme des manifestations auxquelles elle donne lieu, des lésions, enfin, qui président à son développement.

La place même qui lui convient dans les cadres nosographiques n'est pas absolument fixée, certains auteurs la considérant comme un *syndrome* susceptible d'intervenir dans l'évolution des affections nerveuses les plus diverses : névroses, névrites, myélites, encéphalites ; les autres la mettant au rang d'une *espèce morbide* autonome.

Seule la constance de ses symptômes, comme aussi leur originalité, permet de la différencier, et, réservant encore l'opinion que nous défendrons dans ce débat au sujet de sa nature, nous en donnerons la définition clinique suivante :

L'athétose double est une affection caractérisée par des mouvements involontaires, non oscillatoires, incoordonnés, plus ou moins semblables aux mouvements choréiformes, mais, à l'encontre de ceux-ci, s'accomplissant avec une extrême lenteur, généralisés, enfin, à presque tout le corps, bien qu'ils en affectent principalement les extrémités.

L'histoire de l'athétose double, qui vient d'être tracée magistralement par M. J. Audry (1), dans un remarquable travail, que l'on peut considérer comme la contribution la plus importante à l'étude de cette question, que nous possédions actuellement, travail auquel nous aurons o ccasion de faire de nombreux emprunts, ne remonte guère à plus de vingt ans, et reposerait, dès à présent, sur 90 observations à peu près.

Bien qu'on lui ait trouvé des précurseurs, c'est à Cliffort Alburt (2) que revient certainement l'honneur d'avoir publié, en 1872, la première observation d'athétose double, de même que c'est à Clay Shaw (3) qu'on doit attribue r le mérite d'en avoir tracé la première étude clinique.

Peu de temps après, parut un travail de Rosenbach (4), sinon sur l'athétose double, du moins sur les mouvements athétosiques, dans lequel cet auteur relève un cas où ceux-ci seraient apparus au cours du tabes; aussi déclare-t-il que l'athétose n'est pas une maladie, mais un symptôme susceptible d'accompagner divers types morbides, opinion qu'a adoptée récemment M. Audry, qui insiste, en conséquence, sur l'intérêt de ce mémoire.

Après lui, nous ne trouverons à mentionner, à cette épo-

(1) J. Audry. *L'athétose double et les chorées chroniques de l'enfance;* Paris, 1892.

(2) Cliffort Alburt. Case of athetosis (*Medical Times*, 1872).

(3) Clay Shaw. On athetosis or imbecility with ataxia (*S. Bartholomew's Hospital Reports*, vol. IX, 1873).

(4) Rosenbach. Ist man berechtigt des Athetose (*Virchow. Archiv.*, t. LVIII, 1876).

que, parmi les travaux importants sur la question, que la thèse de M. Oulmont (1), qui parraina en quelque sorte cette affection dans notre pays, bien que cet observateur distingué se fût occupé principalement de l'hemiathétose.

Nous citerons seulement Kinnicut (2), Möbius (3), Dreschfeld (4), Friedenreich (5), Berger (6), Beach (7), Grasset (8), qui n'ont guère fait que rapporter des observations, pour nous arrêter plus au travail de Seeligmüller (9), qui résume, dans une revue générale, l'état des connaissances acquises à ce moment sur l'athétose double. Son opinion est que cette affection se distingue nettement de l'hémiathétose et reconnaît probablement une origine cérébrale.

Cette manière de voir n'est pas contredite par les observations ultérieures de Mitchell (10), de Delhomme (11), de Barrs (12); elle est adoptée par Richardière (13), dans sa thèse, et reçoit une sorte de consécration dans la relation

(1) OULMONT, *Étude clinique sur l'athétose;* Paris, 1878.

(2) KINNICUT. Proceeding of the americ. neur. ass. (*The Bost. med. Journ.*, 1878).

(3) MÖBIUS. Ein Fall von congenitäles Motilitätsneurose (*Arch. f. Heilk.*, 1878).

(4) DRESCHFELD. *Revue de Médecine et de Chirurgie*, 1878.

(5) FRIEDENREICH. *Jahresbericht über die* 1880.

(6) BERGER. *Real Encyclopedie der gesammten Heilk.* 1880.

(7) BEACH. On cases of athetosis (*The Brit. med. Journ.*, 1880).

(8) GRASSET. Localisations dans les maladies cérébrales, 1880.

(9) SEELIGMÜLLER. Ueber Athetose (*Schmidt's Jahrsber.*, 1881).

(10) B. MITCHELL. Athetosis and athetoïd movments (*Edimburg med. Journ.*, 1882).

(11) DELHOMME. *Contribution à l'étude de l'atrophie cérébrale.* Th. de Paris, 1882.

(12) BARRS. A case of bilateral athetosis (*Med. Times*, 1885).

(13) RICHARDIÈRE. *Études sur les scléroses encéphaliques.* Th. Paris, 1885.

de Kurella (1), suivie d'autopsie, où l'on note de la pacny-méningite et des lésions corticales des hémisphères cérébraux.

Viennent ensuite toute une série d'observations, relatant chacune quelques particularités intéressantes : de Kuss-maul (2), de Greenless (3), de Bourneville et Pilliet (4), de Blocq et Blin (5), de Brousse (6), enfin de Déjerine et Sollier (7) ; cette dernière est suivie d'autopsie et on y relate diverses malformations des centres nerveux, mais sans lésions analogues à celles qu'avait relevées Kurella aupa-ravant.

Le mémoire de Massalongo (8), en 1888, donne un tableau complet des données acquises sur l'athétose double, que cet auteur envisage comme un syndrome lié à une lésion du faisceau pyramidal, en l'une ou l'autre des diverses parties de son trajet cérébro-spinal.

Nous trouvons à mentionner aussi diverses observa-tions et considérations sur la même affection, de Gibot-teau (9) et de Huet (10) dans leurs thèses, un cas discutable

(1) KURELLA. Athetosis bilateralis (*Centralblatt für Nerv.*, 1887).

(2) KUSSMAUL. *Berliner klinische Wochenschrift*, juin 1887.

(3) GREENLESS. Note on a case of athetosis (*Brain*, 1887).

(4) BOURNEVILLE et PILLIET. Deux cas d'athétose double (*Arch. Neurol.*, 1888).

(5) BLOCQ et BLIN. Note sur un cas d'athétose double (*Rev. méd.*, 1888).

(6) BROUSSE. Un nouveau cas d'athétose double (*Gaz. hebd. Montp.*, 1888).

(7) DÉJERINE et SOLLIER. Premier cas d'autopsie d'athétose double (*Soc. anat.*, 1888).

(8) MASSALONGO. Dell' atetosi doppia (*Collez. ital. di Letture sulla medicina*, 1888, série V, n° 3).

(9) GIBOTTEAU. *Sur le développement des fonctions cérébrales*. Th. Paris, 1889.

(10) HUET. *De la chorée chronique*. Th. Paris, 1889.

d'athétose double d'origine hystérique de Wiszwianski (1),
deux nouveaux mémoires de Massalongo (2), une communication de Laquer (3) sur les mouvements athétosiques
dans le tabes, et de nouveaux faits de Bourneville, Courbarien, Raoult, Sollier et Pilliet (4), avant d'en arriver à la
monographie de M. Audry (5), où sont rassemblés tous les
documents parus, à ce moment sur la question, et développées certaines idées générales sur la nature et la pathogénie
de la maladie.

Depuis, il nous reste à signaler diverses publications :
un cas avec autopsie négative de Putnam (6), un autre de
Ch.-K. Mills (7), une courte observation de W. Osler (8)
et la relation de Hugh Hagan (9), pour terminer par la
thèse toute récente de M. Michaïlowski (10), qui s'est
inspiré des leçons qu'avait faites, en mars de cette année,
M. le professeur Charcot sur l'athétose double, travail sur

(1) WISZWIANSKI. *Beiträge zur der Lehre von der Athetose.* Th.
Würzburg, 1889.

(2) MASSALONGO. Movimenti atetosi nelle affezione spinale (*Gazetta
degli Ospit.*, 1890). — Ancora sull'atetosi doppia (*Rivista veneta de
Scienze mediche*, 1890).

(3) LAQUER. *Neurologisches Centralblatt,* 15 juin 1890.

(4) BOURNEVILLE, COURBARIEN, RAOULT, SOLLIER et PILLIET. *Recherches
cliniques sur l'épilepsie,* etc., vol. IX et X.

(5) J. AUDRY. *Loc. cit.* M. Audry comprend dans sa statistique
un cas de Chavanis (*Loire médicale,* 15 mars 1891) que nous avons
analysé et qui ne nous a pas paru se rapporter à l'athétose double.

(6) PUTNAM. *The Journal of nervous and mental Dis.*, 1891, n° 12,
p. 858.

(7) CH.-K. MILLS. Autopsy on a case of athetosid spasm (*The Journal
of nervous and mental Dis.*, 1891, n° 12, p. 794).

(8) W. OSLER. Double athetosis (*The Journal of nervous and mental
Dis.*, 1891, n° 12, p. 852).

(9) HUGH HAGAN. A case of general athetosis (*The New-York medical
Journal,* 16 janv. 1892, n° 685, p. 72).

(10) MICHAÏLOWSKI. *Étude clinique sur l'athétose double.* Th. Paris, 1892.

lequel nous reviendrons, et où cette affection est considérée comme une maladie autonome (1).

Au cours de cet historique, on aura pu faire cette constatation, à savoir : que l'appareil symptomatique de l'athétose double, sinon dans son ensemble, du moins en quelques-uns de ses signes, avait été rencontré en deux circonstances : soit à l'état d'isolement, soit précédé des manifestations d'une autre maladie, comme le tabes, la polynévrite, la poliomyélite. Aussi, les auteurs diffèrent-ils d'avis sur la nature de l'athétose double, et, pour nous en tenir aux plus récents, les uns, avec M. Audry, la considèrent comme un syndrome, les autres, avec M. Charcot et son élève Michaïlowski, la regardent comme une maladie distincte, réservant, pour éviter la confusion, le nom de *mouvements athétoïdes* pour désigner les cas dans lesquels interviennent des spasmes plus ou moins semblables à ceux de l'athétose, lesquels seraient, des *mouvements athétosiques*. Nous rangeant à cette dernière opinion, que nous aurons occasion de chercher à justifier ultérieurement, nous décrirons successivement : 1° l'*athétose double*, affection autonome, correspondant à l'athétose double d'origine cérébrale de M. Audry ; et 2° les *mouvements athétoïdes*, complications éventuelles de certaines maladies nerveuses.

1° *Athétose double.* — Quelques conditions *étiologiques* ont été déterminées, et, bien qu'elles ne puissent figurer que dans la classe des prédispositions, en l'absence de renseignements précis, nous ne devons pas moins les rappeler. Le sexe féminin compte plus de malades : on trouve 45 femmes

(1) MM. Brissaud et Hallion ont récemment publié deux nouveaux cas (*Revue neurologique*, 1893).

pour 37 hommes. C'est le plus souvent dans l'enfance que débute la maladie, à ce point que nombre d'auteurs la considèrent comme congénitale ; toutefois, on l'a vue apparaître dans la seconde enfance, de deux à sept ans, et même dans l'âge adulte (11 fois sur 72 cas chez des sujets de plus de seize ans) (Audry).

La notion étiologique la mieux établie est celle de l'hérédité nerveuse ; c'est ainsi qu'on connaît des cas où l'affection a été familiale. Mais c'est là l'exception, et, le plus souvent, c'est d'hérédité de transformation qu'il s'agit ; on rencontre alors chez les ascendants : l'aliénation mentale, l'épilepsie, l'hystérie, l'alcoolisme. Il nous reste à signaler l'influence de la grossesse, ou des accidents qui l'ont parfois traversée (frayeurs, traumatisme), et surtout celle des accouchements prématurés et laborieux, sur lesquels ont insisté un grand nombre d'auteurs, Little en particulier, pour citer, sans nous y étendre, les diverses causes occasionnelles banales qui ont été incriminées, comme les refroidissements, les traumatismes et la plupart des maladies infectieuses.

L'anatomie pathologique de l'athétose double ne repose encore que sur 9 autopsies (Obs. de Kurella, Déjerine et Sollier, Mills, Putnam, Blocq et Blin (1), Bourneville). Encore est-il que les résultats de la plupart de ces recherches sont insuffisants et que ceux des autres sont contradictoires.

Lésions banales de pachyméningite disséminée, simple, malformations et surtout absence de lésions appréciables, tel est, en effet, le bilan de ces investigations. Absence, variabilité et banalité des lésions, ainsi peuvent, comme le

(1) L'autopsie négative de ce cas, faite par Huet, est consignée sommairement dans la thèse de Michaïlowski.

note M. Michaïlowski, se résumer nos connaissances au sujet
de l'anatomie pathologique de cette affection.

Aussi n'y aurait-il guère lieu de tenter d'établir sur de
pareilles bases le *mécanisme* suivant lequel les lésions produisent l'athétose, si l'on ne s'autorisait des connaissances
acquises en ce qui concerne l'hémi-athétose, encore que ce
raisonnement par analogie puisse paraître au moins discutable.

Il s'agirait d'un phénomène d'ordre irritatif, ayant son
point de départ dans l'excitation directe ou réflexe des cellules psycho-motrices de l'encéphale (Massalongo) et aussi
des cellules des cornes antérieures, mises en jeu d'une façon
ou de l'autre (Audry).

Quant à la *nature* de la maladie elle-même, les opinions
sont très diverses. Oulmont la rapproche de l'hémi-athétose,
et pense qu'il existe entre l'athétose double et l'hémi-athétose des rapports semblables à ceux qui unissent (?) la chorée et l'hémichorée. Pour Grasset, l'athétose double est une
sorte de chorée, liée parfois, mais non toujours, à l'atrophie
cérébrale.

Avec ces auteurs, MM. Charcot, Bourneville et Pilliet,
Blocq et Blin, Huet et Michaïlowski pensent que l'athétose
double est une maladie, probablement d'origine encépha-
lique, tandis que d'autres, Rosenbach, Laquer, Massalongo,
Viszianski, Audry, formulent cette théorie que l'athétose
double n'est qu'un simple syndrome qui s'observe, il est
vrai le plus souvent, dans les affections cérébrales, mais
qui peut aussi être provoqué par les myélopathies, les
névrites périphériques et par les névroses.

L'une et l'autre manière de voir reposent sur les données
de la seule observation clinique, différemment interprétées ;
aussi est-ce seulement après avoir tracé la description symp-

tomatique, qu'à l'occasion du diagnostic nous exposerons les raisons que l'on peut faire valoir, à notre avis, à l'appui de la première de ces deux hypothèses.

L'athétose double a le plus ordinairement un *début lent* et insidieux, se localisant tout d'abord à un membre ou à une moitié du corps, pour gagner ensuite progressivement et se généraliser. Mais on a signalé aussi des *débuts brusques*, soit par des accidents paralytiques, soit enfin par des accès de douleurs dans les membres. Parfois, aussi, l'athétose fait son apparition au cours de l'ensemble des signes : difficulté de la parole, paraplégie spastique, qui témoigne d'un vice de développement, et n'attire alors l'attention chez ces enfants arriérés que lorsqu'elle est parvenue à un terme avancé de son évolution.

Le phénomène le plus saillant, celui qui donne à la maladie son apparence la plus saisissante, est le *trouble des mouvements*. Nous en indiquerons d'abord les allures générales, avant que de montrer quelles en sont les modalités particulières, selon les diverses parties du corps qui sont affectées, et quelles sont les conséquences qu'ils entraînent sur la forme et sur les fonctions de celles-ci.

Ces mouvements ont pour caractères spéciaux : la lenteur et l'exagération. « Ils atteignent leurs limites d'une façon continue, sans secousses ; ainsi ont-ils une apparence intentionnelle et arrivent-ils à la limite extrême de l'excursion articulaire (1). » Ils sont ondulants, glissants (Clay Shaw), rappelant le péristaltisme des muscles de la vie organique, analogues aux mouvements du poulpe ou de l'anémone de mer (Gairdner).

(1) Paul BLOCQ et J. ONANOFF. *Séméiologie et diagnostic des maladies nerveuses;* Paris, 1891, p. 359.

On peut dire que leur rapidité est en raison inverse de leur intensité, contrairement à ce qui a lieu d'ordinaire pour les mouvements involontaires. Ils sont influencés par la volonté, qui parvient à les diminuer dans quelques cas. Quant au rôle des émotions, il a été noté, par la majorité des observateurs, que celles-ci, quelles qu'elles fussent, exagéraient les mouvements involontaires. Le seul fait de provoquer l'attention du malade, de l'interroger, suffit à entraîner cette exagération. Souvent même on décèle ainsi des mouvements athétosiques, que leur peu d'intensité, l'état de repos, aurait rendus inappréciables. Le sommeil fait disparaître les mouvements dans le plus grand nombre des cas.

L'athétose double est plus ou moins *généralisée*, comme son nom l'indique, mais elle est surtout manifeste aux membres supérieurs, inférieurs et à la face ; elle est beaucoup moins accusée au cou et au tronc. Les *membres supérieurs* sont ordinairement plus atteints que les membres inférieurs, et de leurs divers segments ce sont les doigts qui offrent les mouvements les plus intenses et aussi les plus significatifs. Ceux-ci subissent des alternatives d'adduction et d'abduction, et surtout de flexion et d'extension ; ces mouvements sont relativement concordants, de telle sorte que les doigts sont en même temps étendus et écartés, ou fléchis et rapprochés ; toutefois, ces divers actes ne se font pas constamment avec ensemble pour les différents doigts de la main, et chacun d'eux peut se convulser indépendamment des autres. *A fortiori*, l'une et l'autre main n'agissent-elles pas symétriquement, et la droite se fléchit pendant que la gauche s'étend. Les convulsions existent aussi, mais moins prononcées, à l'avant-bras et au bras. Il résulte de là que la direction des mouvements voulus est constamment troublée et que, par suite des alternatives qui font s'ouvrir et se fermer la main, la préhension des objets et l'écriture, en particulier, sont empêchées à des degrés divers. Les *membres inférieurs* ne sont pas, eux, aussi fréquemment pris que les supérieurs et leur intégrité a été notée dans les neuf dixièmes des cas environ. Les mouvements athétosiques sont, là aussi, plus accusés aux orteils et aux pieds que dans la jambe et la cuisse. Les mouvements d'extension prédominent plutôt au gros orteil, ceux de flexion aux autres : l'articulation tibio-tarsienne effectue des mouvements de circumduction. Les convulsions revêtent les mêmes caractères de lenteur et d'exagération qu'aux membres supérieurs.

Il s'ensuit que la marche n'est pas toujours possible et que les malades sont alors soumis au décubitus. Quand la locomotion s'exécute, elle offre des modifications telles que souvent son aspect, très variable selon le degré d'intensité des convulsions, rend le diagnostic difficile.

M. le professeur Charcot a très heureusement qualifié cette démarche dans les cas typiques en disant que les malades marchent « comme des canes ». Ses caractères généraux sont ceux de la démarche spasmodique ; parfois même, on n'observe que les signes ordinaires de ce mode anormal de progression. Mais, le plus souvent, il existe, en même temps, un certain sautillement, avec dandinement, que stigmatise très exactement le qualificatif proposé par M. Charcot. Il arrive, enfin, que le sujet offre une démarche tout à fait désordonnée, où interviennent des mouvements tournants, des menaces de chute, du vacillement, dont la complexité défie presque la description.

Dans les mouvements de la *face*, ce sont principalement les muscles des lèvres et ceux des paupières et du front

qui entrent en jeu. Il en résulte des grimaces qui donnent
à la physionomie les expressions les plus diverses. Cependant, les plus fréquentes sont celles du rire. Les muscles
de la face ne sont pas les seuls qui participent au désordre,
et la langue, elle aussi, remue continuellement dans la
bouche et est parfois projetée au dehors. On a comparé ses
mouvements à ceux de la tête d'une tortue, qui rentre ou sort
alternativement de sa carapace. Cette particularité existait,
notamment, extrêmement nette, dans le cas que nous-
même avons observé avec Blin. Il en résulte une variété
spéciale de dysarthrie; la parole est lente, traînante, nasonnée, lorsqu'elle est possible, car l'articulation des mots
est parfois réduite à une sorte de grognement incompréhensible.

Les mouvements du *cou*, plus rares que les précédents,
ont pour effet de produire la flexion ou l'extension de la
tête; parmi ceux du *tronc*, qui sont affectés plus exceptionnellement encore, ce sont les muscles du dos et de
l'abdomen qui interviennent; ils font alors mouvoir le
torse de côté et d'autre, ou entraînent la circumduction du
corps.

Dans la plupart des cas, il existe, en même temps que les
mouvements involontaires, un autre trouble de la motilité,
caractérisé par un *état de rigidité* des muscles, dont Gowers
avait déjà fait l'un des signes de la maladie. Cette roideur,
qui, comme l'a fait remarquer Huet, différencie bien les
mouvements athétosiques des mouvements souples de la
chorée, peut être transitoire et ne se manifester qu'à l'occasion des mouvements, ou encore ne se révèle que
lorsque ceux-ci augmentent d'intensité; en d'autres cas, elle
devient permanente. Elle influe naturellement sur les
attitudes des membres et, pour peu qu'en s'exagérant elle

en arrive à l'état de contracture, elle limite les mouvements involontaires et immobilise même les membres en des positions vicieuses. Cet état de rigidité est de nature spasmodique, et nous avons insisté, Blin et moi, sur la présence de l'exagération des réflexes tendineux dont il s'accompagne. Selon M. Audry, sur 37 cas où l'état des réflexes rotuliens est rapporté, on les aurait trouvés exagérés dans 21 cas.

Cette habituelle contracture peut entraîner la laxité des ligaments, et par suite des *déformations* articulaires, semblables à celles que M. Charcot a si bien décrites dans le rhumatisme noueux ; ce ne sont pas là, du reste, les seuls troubles de la *trophicité* que l'on ait observés : des déviations de la colonne vertébrale ont été rencontrées par Audry dans un sixième des cas ; il s'agirait, d'après Michaïlowski, de cyphose, de scoliose ou de lordose.

On n'a pas signalé d'*atrophie musculaire* dépendant directement de l'athétose double, mais l'hypertrophie vraie des groupes musculaires les plus actifs serait fréquente pour Massalongo ; ce sont alors soit les muscles du bras, soit ceux de la nuque, soit surtout ceux de la langue, comme dans le cas que nous avons observé, qui en sont atteints. M. Audry fait de cette hypertrophie une hypertrophie d'origine fonctionnelle, comparable à celle des athlètes et des danseurs.

Les autres troubles trophiques sont exceptionnels, ainsi que les *altérations de la sensibilité* et les dérangements des *appareils organiques*. Les *désordres de l'intelligence* ont été relatés, par contre, par un grand nombre d'observateurs, dans le quart des cas publiés environ. Ceux-ci consistent dans un état de faiblesse intellectuelle allant jusqu'à l'idiotie. Sans affirmer aussi absolument que Massalongo les relations de l'imbécillité avec l'athétose, et en tenant compte, d'autre part, des cas où l'intelligence ne semblait pas altérée, on peut dire qu'il existe, en général, une faiblesse mentale variable. A l'encontre de ce qui se passe dans la chorée chronique, le trouble intellectuel ne paraît pas suivre, dans l'athétose double, cette marche progressive dont la démence est l'aboutissant et qui caractérise la maladie de Huntington.

De même que son *début*, la *marche* de l'athétose double est peu variable; le plus ordinairement, elle reste stationnaire. Parfois, les mouvements involontaires, et surtout la contracture, progressent lentement ; en d'autres cas, au contraire, on constate une légère atténuation. D'une façon générale, la maladie reste en l'état jusqu'à la mort, qu'elle n'entraîne pas par elle-même, mais qui survient, du fait d'une affection intercurrente, et parfois à un âge assez avancé (à cinquante-sept ans dans le cas que nous avons rapporté avec Blin). Le *pronostic* découle, sans difficulté, de ce que nous venons de dire. Il s'agit d'une maladie incurable, qui, si elle ne compromet pas la vie par elle-même, n'en rend pas moins l'existence sociale pénible, puisqu'elle fait des sujets qui en sont atteints de véritables infirmes, parfois condamnés au séjour au lit, et en tout cas incapables d'aucun travail.

Le *traitement* médical est totalement impuissant. On doit, à l'exemple de M. Bourneville, chercher à développer l'intelligence des athétosiques par une éducation appropriée.

Dans ces derniers temps, la chirurgie est intervenue ; en ce qui concerne l'athétose double, la craniectomie, proposée par M. le professeur Lannelongue, semble contre-indiquée à M. Michaïlowski, en raison de l'absence de lésions; mais ce n'est là qu'un jugement *a priori*, et, à notre avis, étant données l'impuissance complète des médicaments et l'incurabilité de la maladie, peut-être y aurait-il lieu de faire des tentatives dans cette direction, cela d'autant plus que les résultats obtenus par MM. A. Broca, Horsley et Oppenheim, en des cas de mouvements athétoïdes, sont relativement encourageants.

Tant par les caractères si tranchés des mouvements involontaires que par la marche de la maladie, on ne saurait confondre que difficilement l'athétose double avec les autres affections où s'observent des spasmes incoordonnés.

La *chorée de Sydenham*, avec les mouvements brusques qui la traduisent et surtout son évolution rapide, ne nous arrêtera pas; mais la *chorée chronique* pourrait, elle, prêter à l'erreur. M. Huet a bien indiqué des signes différentiels auxquels on devra se rapporter dans les cas où, en raison des caractères mal accusés de l'une ou l'autre espèce morbide, on serait perplexe. Les mouvements sont plus rapides dans la chorée, diminuent plutôt qu'ils n'augmentent dans les actes intentionnels, et s'accomplissent avec souplesse, tandis que, dans l'athétose, ils sont plus lents, augmentent lors des actes volontaires, et sont accompagnés de rigidité.

Certains auteurs ont admis que l'erreur était possible avec la *maladie de Friedreich;* le caractère familial de l'ataxie héréditaire, l'ataxie statique bien différente de l'athétose, l'incoordination motrice, la scansion spéciale de la parole, le nystagmus, la perte des réflexes, sont autant de signes qui permettront de la distinguer. Quant au diagnostic différentiel de l'athétose avec la *chorée électrique*, le *paramyoclonus*, la *chorée rythmée*, la *maladie des tics*, la *maladie de Parkinson*, la *sclérose en plaques*, la *tétanie*, l'*hémichorée* et le *tabes dorsal spasmodique*, bien qu'il ait été formulé par divers observateurs, nous ne pensons pas qu'il mérite d'être discuté ici, car les difficultés qu'il vise sont tout à fait exceptionnelles.

2° *Mouvements athétoïdes.*— Il n'en serait plus ainsi en ce qui concerne les mouvements athétoïdes, puisqu'aussi bien ils rentreraient, selon M. Audry, dans le cadre de l'athétose double.

Celle-ci serait alors l'*athétose double cérébrale*, et ceux-ci représenteraient l'*athétose double, tabétique, paralytique spinale, névrotique, hystérique.*

M. Michaïlowski se base, pour appuyer la différenciation, que nous adoptons avec lui, en athétose double et en mouvements athétoïdes au cours de diverses affections, sur les arguments suivants :

Les caractères des mouvements d'apparence athétosique qu'on a observés dans l'ataxie locomotrice et dans les autres cas cités diffèrent plus ou moins, par leur intensité, leur siège et leur évolution, de ceux de l'athétose.

En second lieu, ils ne s'accompagnent pas non plus de l'ensemble symptomatique qui, plus ou moins complet, intervient constamment dans l'athétose double, et lui confère, en somme, la seule autonomie que, étant donnée l'insuffisance des données anatomiques, on soit capable de lui attribuer, dans l'état actuel de la science, l'autonomie clinique.

Aussi y a-t-il lieu de distinguer, d'une part, « les mouvements *athétosiques*, qui représentent le prototype, mouvements de l'athétose vraie (hémiathétose d'origine organique, athétose double), d'autre part, les mouvements *athétoïdes.* »

Il existerait donc, au point de vue sonographique, selon cette opinion, d'un côté, une entité morbide spéciale et bien déterminée : l'*athétose double* (et non pas une athétose double tabétique, hystérique, etc.), et, d'un autre côté, des *mouvements athétoïdes*, dans le tabes, l'hystérie, etc. (1).

Les mouvements athétoïdes au cours des *maladies de la moelle* ont été notés dans le *tabes* et dans la *paralysie infantile*, en des circonstances rares.

Il n'existe qu'une dizaine de cas ayant trait à des ataxiques : M. Michaïlowski remarque que ces mouvements involontaires sont toujours survenus à la période d'état du tabes, et que, de plus, ils ont été fugaces, pour les différencier de l'athétose double (2). M. Audry, pour qui, nous l'avons dit, l'analogie va, au contraire, jusqu'à l'identification, pense que ceux-ci résultent de l'extension de la lésion des cordons postérieurs aux faisceaux pyramidaux. Cette explication, outre qu'elle manque d'une base anatomique certaine, ne rendrait pas compte des cas si nombreux qu'on connaît actuellement de tabes combinés, dans lesquels, malgré la constatation *post mortem* de lésions de ce faisceau, on n'a pas relevé de désordres athétosiques pendant la vie.

Quant à l'observation, unique jusqu'ici, de *mouvements athétoïdes* dans la *paralysie infantile* que l'on doit à Massalongo, elle ne mentionne aucun des signes de l'athétose double, autre que les mouvements d'extrémités contracturées, *avec diminution des réflexes*, et atrophiées *avec muscles assez développés* à la palpation.

Les mouvements athétoïdes dans les *névrites périphériques* ont été notés dans trois observations (Lœwenfeld,

<hr>

(1) MICHAÏLOWSKI. *Loc. cit.*, p. 67.

(2) M. Marie adopte, dans ses *Leçons sur les maladies de la moelle*, la même opinion. Pour lui, il ne s'agit pas d'athétose vraie, en ce qui concerne les mouvements athétosiformes dans le tabes (Paris, 1892, p. 171).

Remak et Krafft-Ebing); ils se différencieraient aisément de l'athétose double, en raison de la présence ordinaire de troubles de la sensibilité, de l'absence des spasmes et des autres signes de l'athétose.

L'observation d'*hystérie* avec mouvements athétoïdes de Viszianski n'avait pu prêter à l'erreur, en raison de la fugacité des troubles.

La rareté des cas de ce dernier groupe, les discussions auxquelles prêtent les observations qui les relatent, comparées à l'uniformité du tableau clinique et de la marche, dans les faits si nombreux au contraire d'athétose double, sont également, en dehors des arguments que déjà nous avons fait valoir, autant de raisons qui plaident éloquemment en faveur de l'autonomie de l'athétose double essentielle.

IX

DU GOITRE EXOPHTALMIQUE

Bien que la pathogénie comme aussi l'anatomie pathologique de la maladie de Basedow ne soient pas encore élucidées d'une façon satisfaisante, la nosographie de cette même espèce morbide s'est très notablement enrichie dans ces dernières années. Un nombre assez considérable de notions nouvelles ont été introduites dans son histoire. Les unes ont été l'occasion de discussions intéressantes, les autres ont éclairé en partie sa pathogénie. Aussi nous a-t-il semblé qu'il ne serait pas inutile de synthétiser ces données récemment découvertes.

En ce qui concerne les symptômes ordinaires et qu'on pourrait dire *classiques* du goitre exophtalmique, il nous sera aisé, pour ne leur attribuer que la simple mention que nous désirons leur consacrer, de nous borner à reproduire le tableau suivant, dans lequel ils sont si complètement résumés par M. le professeur Charcot.

Nous ne donnerons pas la description détaillée de ces divers symptômes, puisque nous nous proposons d'insister seulement sur les particularités cliniques de la maladie plus nouvellement mises en lumière.

<table>
<tr><td rowspan="20">SYMPTÔMES DE LA SÉRIE DE BASEDOW</td><td>1er ordre
S. cardinaux</td><td colspan="2">Tachycardie.
Goitre.
Exophtalmie.
Tremblement.</td></tr>
<tr><td rowspan="19">2e ordre
S. secondaires.</td><td>1. Digestion.</td><td>Vomissements. Diarrhée spéciale.
Boulimie. Fringale.
Ictère.</td></tr>
<tr><td>2. Respiration.</td><td>Toux.
Respiration fréquente.
Symptômes d'angine de poitrine.</td></tr>
<tr><td>3. Sécrétion urinaire.</td><td>Polyurie.
Albuminurie.
Glycosurie.</td></tr>
<tr><td>4. Fonctions génitales.</td><td>Troubles menstruels.
Impuissance.</td></tr>
<tr><td>5. Peau.</td><td>Vitiligo. Urticaire. Taches pigmentaires.
Sueurs. Sensation de chaleur.
Diminution de la résistance électrique.</td></tr>
<tr><td>6. Système nerveux.</td><td>Paralysies. Signe de Græfe.
Difficulté de la convergence (Möbius).
Convulsions. Crises épileptiformes.
Modifications de l'état psychique.
Émotivité.
Névralgies.</td></tr>
<tr><td>7. Signes généraux.</td><td>Anémie plus ou moins profonde.
Cachexie.
Œdème des membres inférieurs par asystolie.</td></tr>
</table>

Parmi ces signes récents, dont quelques-uns ont été résumés déjà par M. Seeligmüller (1), nous citerons en pre-

(1) Seeligmüller. Neuere Arbeiten über Symptomatologie, Pathöge-

mier lieu des troubles spéciaux de la *motilité* des membres inférieurs, que M. Charcot (1) a mentionnés il y a un an.

Ceux-ci consistent en ce que le sujet, qui en est atteint, éprouve fréquemment, pendant la station debout, une brusque faiblesse des jambes. Les membres fléchissent tout à coup et viennent à manquer, au point de faire tomber le malade, dans quelques cas. La chute qui a lieu alors provient du fait seul de ce dérobement des jambes, et non pas d'une sensation vertigineuse qu'éprouverait le malade. Ce signe est, du reste, exactement semblable à celui qu'accusent très souvent les ataxiques et que les Anglais ont désigné par l'expression « giving way of the legs ». M. Mackenzie (2) vient de noter ce même symptôme dans douze cas de goitre exophtalmique ; il remarque, à ce sujet, que l'effondrement des jambes se voit dans le myxœdème, comme aussi le tremblement, à l'égal de ce qu'on observe chez les animaux auxquels on a extirpé la glande thyroïde.

En même temps que ces dérobements des jambes, il peut exister un certain degré de parésie des membres inférieurs. Dans un cas de M. Charcot, cette parésie atteignit une intensité telle qu'il y avait impuissance motrice absolue. L'impossibilité de se tenir debout et de marcher dura pendant un an. Cette paraplégie offrait ces caractères spéciaux qu'elle avait procédé par intermittences et que, pendant les rémissions, le phénomène de l'effondrement des jambes survenait fréquemment.

La paraplégie, une fois constituée, se caractérisait par

nese und Therapie des Morbus Basedowi (*Deutsche medicinische Wochenschrift*, 29 mai 1890, p. 478).

(1) Charcot. *Leçons du mardi*, 1888-89, 11ᵉ leçon, p. 235.

(2) G. Mackenzie. Clinical lectures of Graves'disease (*The Lancet*, 13 sept. 1890, p. 345, et 20 sept. 1890, p. 601).

ces divers signes : léger amaigrissement des membres inférieurs, sans atrophie réelle ni secousses fibrillaires des muscles, absence de troubles de la sensibilité, subjective ou objective, et d'altérations de la trophicité. La paralysie motrice elle-même est complète; aucun mouvement actif n'est possible, et la malade ne résiste pas aux mouvements passifs qu'on imprime aux membres. Les réflexes rotuliens sont absents. Il n'existe aucune modification des réactions électriques; les sphincters fonctionnent comme à l'état normal. Lorsque l'amélioration est survenue et que la malade a pu marcher à l'aide de béquilles, elle a éprouvé de nouveau le phénomène de l'effondrement des jambes.

M. Charcot émet à cet égard l'opinion « que le syndrome en question réprésente une forme particulière de paraplégie qu'il conviendra peut-être d'ajouter à la série déjà longue des signes qui se rattachent plus ou moins à la maladie de Basedow, et en font en quelque sorte partie. intégrante, quoique placés sur le second plan par rapport aux symptômes cardinaux (1) ».

Il importe, quoi qu'il en soit, d'en connaître l'éventualité, car on serait aisément conduit à supposer l'existence du tabes chez des malades présentant le « giving way of the legs » en même temps qu'une diminution des réflexes rotuliens, et cela avec d'autant plus de raison, que le fait de l'association des deux espèces morbides a été péremptoirement établi; nous aurons à revenir, du reste, sur les discussions auxquelles cette combinaison a donné lieu.

(1) La paraplégie au cours de la maladie de Basedow a été observée par Warburton Begbie (*New. Syd. Soc.*, 1882) et par Ballet (*Revue de Médec.*, 1883); mais, dans ces cas, le syndrome ne paraît pas pouvoir être attribué à la maladie de Basedow.

Ressortissent aussi à la sphère de la motilité des *crampes*
douloureuses qui ont été observées par M. Mackenzie
sur 13 des 15 malades sur lesquels il les a recherchées.
Chez quelques-uns, ces crampes survenaient sous forme
d'attaques pendant lesquelles les mains devenaient raides,
les pouces fléchis en dedans. Généralement, les crampes
se développaient la nuit, le patient étant au lit. Chez l'un
des malades sujets à ces crampes, les attaques se mon-
traient sous forme de spasmes des mains, ressemblant à
de la tétanie. Nous ne pensons pas qu'on puisse rapprocher
de ces phénomènes spasmodiques l'épilepsie — petit mal
et grand mal — décrite par Oliver (1) au cours du goitre
exophtalmique.

Dans un travail récent, dû à un auteur américain, Græme
Hammond (2), nous trouvons également la mention d'un
symptôme spécial : le *signe de Bryson*. Celui-ci consisterait dans un défaut d'ampliation du thorax pendant
l'inspiration. Ce signe serait très important au point de
vue du pronostic; toutes les fois, en effet, que l'expansion de
la poitrine dans les fortes inspirations serait réduite à un
minimum de 1 centimètre, la terminaison de la maladie
serait fatale. Ce symptôme aurait été constaté très nettement
dans les 8 cas relatés dans ce mémoire.

L'*élévation de la température* aurait, elle aussi, une
certaine valeur pronostique. Déjà à l'époque de Trousseau
on avait remarqué que la maladie de Basedow pouvait
s'accompagner de fièvre; mais ce n'est guère que dans

(1) Oliver. A case of epilepsy with exophtalmic goitre (*Brain*, janv.
1888).

(2) Græme Hammond. A contribution to the study of exophtalmic goitre (*The New-York medical Journal*, 24 janv. 1890, p. 85).

ces derniers temps que ce phénomène a été étudié avec les soins qu'il mérite.

M. Bertoye (1), dans une thèse inspirée par M. le professeur Renaut, a démontré qu'il pouvait exister, dans la maladie de Basedow, un état fébrile, variable dans sa durée et dans son intensité, et qu'en l'absence de toute lésion viscérale il était légitime de l'attribuer à cette maladie elle-même. L'élévation de température, qui, dans l'un des cas de cet auteur, atteignait jusqu'à 40°, débutait brusquement, et se maintenait à peu près telle quelle pendant des périodes de quinze à vingt jours, dans l'intervalle desquelles il y avait apyrexie.

Dans quelques observations, en même temps que l'élévation de température il serait survenu des phénomènes cérébraux graves ayant déterminé la mort en peu de temps, ce qui justifie les réserves que nous venons de formuler quant à la valeur pronostique grave de ce symptôme.

Un auteur anglais, Wolfenden (2), a prétendu, mais sans raisons suffisantes, que l'élévation de température était un signe constant de la maladie de Graves. Cette opinion paraît excessive. M. Charcot n'a pu confirmer qu'à l'occasion d'un seul cas les conclusions de Bertoye. Il remarque, à ce propos, qu'il s'agit là d'une fièvre très particulière, car, à l'encontre de ce qui a lieu dans les pyrexies connues, ni dans les faits de Bertoye, ni dans les cas de la Salpêtrière, les résidus de l'urine sécrétée pendant la période fébrile ne différaient du taux normal. Il pense, l'autopsie dans les cas mortels ayant été négative, qu'on peut plutôt rapprocher ces

(1) BERTOYE. *Étude clinique sur le goitre exophtalmique.* Th. Lyon, 1888.

(2) WOLFENDEN. *Journal of Laryngology*, 1888.

accidents terminaux « de ces faits de chorée et d'épilepsie avec état de mal rapidement terminés par la mort ».

D'autre part, Lewin (1), sur 27 cas qu'il a observés à la clinique de Mendel et d'Eulenbourg, n'a pu constater qu'une seule fois de l'élévation de la température. Il s'agit donc là d'un symptôme rare, et telle est l'opinion qu'avait également à cet égard Mackenzie dans le travail que nous avons cité.

Il n'en est pas de même des troubles de l'*état mental*, qui, eux, font pour ainsi dire partie intégrante de la maladie de Basedow ; on sait, en effet, depuis longtemps déjà, que l'instabilité, l'irritabilité, la loquacité, sont fréquemment indiquées par les auteurs, et même qu'il n'est pas rare que la maladie prélude par des modifications très tranchées du caractère : inégalité d'humeur, irascibilité, etc.

Il arrive aussi qu'il se développe des hallucinations, et on voit survenir enfin des accès véritables de folie à forme maniaque. Macdonnell (2), Trousseau (3), Paul (4), Robertson (5), Rendu (6), ont rapporté, entre autres, des faits de cette catégorie. Ces accidents avaient cela de particulier qu'ils s'amendaient, en général, en même temps que les signes du goitre. C'est pourquoi il avait semblé légitime de proclamer leur dépendance réciproque.

Mais, dans ces derniers temps, la question de la nature de

(1) Lewin. Zür Casuistic des Morbus Basedowii (*Inaugural Diss.* ; Berlin, juill. 1888).

(2) Macdonnell, Observ. on a peculiar form., etc. (*Dublin Journ. of medic. sc.*, 1845, t. XXVII, p. 200).

(3) Trousseau, *Clinique médicale de l'Hôtel-Dieu*, p. 531 ; Paris, 1877.

(4) Paul, Ueber die Basedowsche Krankheit (*Berliner klinische Wochenschrift*, 1865, n° 27).

(5) Robertson, On Graves disease with insanity (*Journal of mental Sciences*, janv. 1875).

(6) Rendu, article Goitre exophtalmique (*Dictionn. encyclopéd. des Sc. méd.*, t. IX, p. 573).

ces désordres cérébraux ainsi que de leur valeur nosographique a été agitée de nouveau, et c'est là la raison qui nous les fait mentionner.

M. Ballet (1) a tout d'abord attiré l'attention sur le cas d'une malade chez qui coexistaient le goitre exophtalmique et l'hystérie. Le même sujet offrait en même temps une forme particulière du délire des persécutions. Comme il arrive souvent, le point de départ des idées de persécution consistait en des hallucinations des divers sens ; aussi l'auteur exprimait-il l'avis que, chez son sujet, les hallucinations étaient sans doute créées par l'hystérie, et que le goitre exophtalmique, grâce au trouble mental qu'il engendre, se les appropriait pour réaliser à leur aide les idées de persécution.

M. Joffroy (2), de son côté, à l'occasion d'une malade atteinte de mélancolie anxieuse avec prédominance d'idées religieuses et de damnation, en même temps que de goitre exophtalmique, se prononçait dans le même sens. Il admettait la dépendance de la folie et de la maladie de Basedow, et, à son avis, la manie ou la mélancolie pouvaient être non seulement symptomatiques de cette maladie, mais encore étaient capables d'en figurer le mode de début. D'autre part, il est à remarquer que, lorsque la maladie de Basedow survient chez des sujets qui sont déjà atteints d'aliénation mentale, les désordres cérébraux s'aggravent, mais n'en conservent pas moins leur indépendance.

Enfin, et à cet égard M. Joffroy (3), dans un second travail, confirme plus complètement encore les considérations émises par M. Ballet, on reconnaît que les troubles psychiques peuvent être hystériques par leur origine et

(1) BALLET, *Société médicale des Hôpitaux*, 28 février 1890.
(2) JOFFROY, *Société médico-psychologique*, 11 avril 1890.
(3) *Ibid. Société médicale des Hôpitaux*, 11 avril 1890.

tenir leur développement de la maladie de Basedow.

L'état de cette question est exposé dans une thèse récente dont les conclusions toutefois ne sont pas aussi catégoriques que les opinions des auteurs que nous venons de signaler. M. Martin (1) constate bien que le goitre exophtalmique s'accompagne fréquemment de troubles psychiques, dont les simples modifications du caractère sont le rudiment, troubles qui peuvent aboutir à une véritable folie revêtant diverses formes (agitation maniaque, mélancolie, persécution); mais il réserve la question de savoir si les désordres mentaux sont sous la dépendance du goitre exophtalmique seul, ou bien dérivent d'une prédisposition antérieure (vésanie, hystérie, épilepsie). Nous pensons, pour notre part, que les conclusions de MM. Ballet et Joffroy sont basées sur des conceptions nosographiques légitimes qui nous permettent de les adopter.

La coexistence de la maladie de Basedow avec certains autres états neuropathiques : l'hystérie, l'épilepsie et le tabes, a fait se poser cette même question de rapport entre ces voisins morbides. Pour ce qui concerne le tabes en particulier, on a pu se demander si les lésions qui lui sont propres et qui, ainsi qu'on l'a observé, envahissent parfois le bulbe ne seraient pas susceptibles de déterminer le syndrome du goitre exophtalmique, lorsque cette éventualité anatomique se produit.

MM. Joffroy (2) et Barié (3) ont émis l'un et l'autre des opinions différentes à cet égard dans la même séance de la

(1) MARTIN. *Des troubles psychiques dans la maladie de Basedow.* Th. Paris, 1890.

(2) JOFFROY. Des rapports de l'ataxie locomotrice et du goitre (*Gazette hebdom.*, 1888, n° 1, p. 7, et *Société médicale des Hôpitaux*, 14 déc. 1888).

(3) BARIÉ. *Ibid.*

Société médicale des Hôpitaux. Le premier de ces observateurs, remarquant qu'on peut trouver chez le même sujet les signes du tabes et de la maladie de Basedow, résout ainsi la question de savoir s'il y a simplement coïncidence, ou si les signes du goitre exophtalmique doivent être rapportés à l'ataxie locomotrice.

Lorsque, dans le tabes, le tableau de la maladie de Basedow est complet, il s'agit certainement d'une association des deux entités morbides. Mais si, au cours de l'ataxie, on ne constate que quelques stigmates *basedowiens*, tels que la tachycardie et la protusion des yeux, ces symptômes pourront alors être attribués à une localisation bulbaire du tabes lui-même.

L'avis de M. Barié est, au contraire, que l'apparition des signes de la maladie de Basedow au cours du tabes indique toujours que les désordres vasculaires de la myélopathie ont gagné la région bulbo-protubérantielle. Le complexus pathologique figuré par le goitre exophtalmique devrait, selon cette conception, prendre place à côté de ces autres symptômes bulbaires qu'on a déjà signalés comme relevant du tabes : névralgie du trijumeau (Pierret), vertige de Menière, troubles du goût (Hanot, Joffroy). On pourrait même admettre, suivant cette doctrine, que le goitre exophtalmique figure parfois un signe de début, ou de la période préataxique du tabes dorsal.

M. Lemoine (1) a repris cette question, et, ultérieurement, M. Ballet (2), bien qu'ayant contribué pour sa part à édifier la théorie bulbaire de la maladie de Basedow, a fait justice de cette manière de voir et montré qu'il n'y avait pas lieu de croire à la dépendance des deux espèces morbides,

(1) LEMOINE. *Gazette médicale de Paris*, 1889, nᵒˢ 18 et 19.
(2) BALLET. *Ibid.* et 8 février 1889.

associées dans la circonstance, mais non confondues. A l'occasion d'un cas où coexistaient précisément le tabes et la maladie de Basedow, M. Charcot (1), en se prononçant dans le même sens, a donné à cette dernière opinion l'appui de sa haute autorité.

Ces associations de névropathies ne sont pas rares, du reste, en neuropathologie, puisque, ainsi que nous l'avons dit, en ce qui concerne la maladie de Basedow en particulier, on a vu s'y combiner l'épilepsie, l'hystérie (Debove, Ballet) et même la syringomyélie (Joffroy et Achard). Mais, en tous ces cas, chaque entité conserve son autonomie, la complexité clinique est plus apparente que réelle, et il est possible d'attribuer à chaque espèce morbide les symptômes qui lui sont propres.

La raison d'être de ces coexistences paraît résider dans le plus ou le moins de fertilité du terrain névropathique héréditaire, d'où résulterait le développement d'un plus ou moins grand nombre d'états morbides.

Parmi ces signes, qui précisément ont été observés à la fois dans le tabes et dans la maladie de Basedow, il en est un, l'ophtalmoplégie externe, dont l'étude mérite de nous arrêter spécialement.

Nous rappelons succinctement (2) que ce trouble consiste dans la paralysie de la musculature externe de l'œil, contrastant avec l'intégrité des fonctions de la musculature interne. Or, M. Ballet (3) a démontré que ce syndrome se

(1) CHARCOT. *Leçons du mardi*, 1888-89, 11º leçon, p. 243.
(2) Voir, sur l'ophtalmoplégie externe, la leçon de M. Charcot que nous avons publiée (*Gazette hebdomadaire*, nº 26).
(3) Gilbert BALLET. L'ophtalmoplégie externe et les paralysies des nerfs moteurs bulbaires dans leurs rapports avec le goitre exophtalmique et l'hystérie (*Rev. de médecine*, mai-juill. 1888).

combine parfois avec le goitre exophtalmique et affecte même avec cette névrose des rapports étroits.

Cette association avait été déjà relevée par Warner (1), dont l'observation fut complétée par Bristowe (2), puis elle fut relatée par Jendrassik (3), mais elle n'a été mise en réelle valeur que dans l'important travail de M. Ballet. Dans la plupart des cas, l'ophtalmoplégie ne s'est établie qu'au cours du goitre, mais il est arrivé aussi qu'elle a pu survenir en même temps que celui-ci. Dans plusieurs observations, on a noté que les mouvements volontaires des yeux étaient abolis, alors que les mouvements automatiques et réflexes étaient plus ou moins conservés. L'ophtalmoplégie, enfin, s'est compliquée, dans quelques cas, de paralysie de divers nerfs bulbaires : facial, branche motrice du trijumeau, hypoglosse. Il est vrai que ces derniers accidents ont consisté plutôt en parésies qu'en paralysies véritables et ont présenté une variabilité dans leur intensité contrastant avec la fixité de l'ophtalmoplégie (Bourguet).

L'autopsie qui fut pratiquée dans le cas de Warner et Bristowe ne permit de relever aucune lésion bulbaire, contrairement à ce qu'on observe dans l'ophtalmoplégie externe commune. Cependant, dans un autre cas, Hale White (4) a trouvé de petites hémorragies dans le voisinage du noyau de la sixième paire.

Tout récemment, Finlayson (5) a publié un nouveau cas

(1) Francis WARNER. Ophtalmoplegia externa complicating a case of Graves'disease (*Medico-chirurgical Transactions*, 1883, t. LXVI, p. 107).

(2) BRISTOWE. Case of ophtalmoplegia complicated with various other affections of the nervous system 1886 (*Brain*, t. VIII, p. 313).

(3) JENDRASSIK. Vom Verhältnisse der Poliomyelencephalitis zur Bazedow'schen Krankheit (*Arch. für Psychiatrie*, t. XVII, p. 2).

(4) HALE WHITE (*Brit. med. Journ.*, 1889, vol. 1).

(5) James FINLAYSON. On paralysis of the third nerve as a complication of Graves' disease (*Brain*, 1890, t. II, p. 383).

de paralysie de la troisième paire, au cours de la maladie de Basedow; mais il s'agit là d'une paralysie complète, n'exceptant pas la musculature interne de l'œil. Ce dernier fait a une certaine importance, car, si l'on doit attribuer à l'ophⁿtalmoplégie externe ou nucléaire une origine bulbaire, il n'en est plus de même de la paralysie complète. Cependant, il est juste d'ajouter qu'une paralysie de quelques-unes des branches de l'oculo-moteur a pu, dans un cas de M. Grasset (1), coexister avec une paralysie de divers nerfs bulbaires, la branche motrice du trijumeau, le facial et l'hypoglosse.

Que si nous avons terminé cet exposé symptomatique par l'énoncé des signes qui paraissent reconnaître avec le plus de vraisemblance une origine bulbaire, c'est qu'aussi bien la pathogénie tant discutée de la maladie de Basedow semble actuellement fondée sur la théorie bulbaire.

M. Gauthier (2), dans un travail très complet qu'il vient de publier sur la pathogénie du goitre exophtalmique, divise ces théories pathogéniques en trois classes : théories cardio-vasculaires, mécaniques et nerveuses, concluant que ces dernières seules méritent d'être discutées, les autres étant à peu près abandonnées.

Nous nous conformerons à très peu près à cette manière de voir, en n'exposant que les doctrines qui réunissent encore actuellement des arguments de réelle valeur, c'est-à-dire : *a*, la théorie du corps thyroïde; *b*, la théorie sympathique; *c*, la théorie bulbaire.

(1) GRASSET. *Leçons de clinique médicale,* p. 691; Paris, 1891 (Mémoire de Bourguet).

(2) GAUTHIER. Du goitre exophtalmique considéré au point de vue de sa nature et de ses causes (*Revue de Médecine,* p. 410, mai 1890).

a. Selon la doctrine qui incrimine l'altération du corps thyroïde, ce n'est pas l'action physique (compression) invoquée anciennement, mais l'action chimique (intoxication) qu'on a en vue.

Cette idée, émise autrefois par O' Neil (1), a été reprise et défendue surtout par M. P. Möbius (2), puis par M. Joffroy. Pour l'auteur allemand, il s'agirait d'un véritable empoisonnement. L'origine du poison résiderait dans l'altération du corps thyroïde, et la maladie de Basedow serait comparable au myxœdème et à la cachexie strumiprive. Eulenbourg (3) invoque contre cette théorie les recherches de Munks, qui ont montré que la signification fonctionnelle du corps thyroïde n'était pas celle qu'on avait admise récemment. Möbius a répondu qu'on ne pouvait cependant ne pas tenir compte des expériences faites sur les animaux pour la production du myxœdème et de la cachexie strumiprive, et que le résultat des recherches de Munks n'est qu'un résultat d'attente.

De même que Möbius, Gauthier (4) a vu dans l'altération de la fonction du corps thyroïde la cause du marasme de la maladie de Basedow; aussi propose-t-il de désigner cette cachexie non plus sous le nom de cachexie exophtalmique, mais bien de cachexie thyroïdienne. Il invoque, à l'appui de cette conception, que l'intervention chirurgicale pratiquée sur la glande thyroïde malade entraîne souvent la disparition des signes de la maladie de Basedow. Ainsi, chez une

(1) O' Neil. *The Lancet,* 1878, vol. I.

(2) P. Möbius. *Schmidts Jahrbücher,* 1883, vol. 210, p. 237.

(3) Eulenbourg. Zur Symptomatologie und Therapie der Basedowschen Krankheit (*Berliner klinische Wochenschrift,* 1889, n⁰ˢ 1 et 3).

(4) Gauthier. De la cachexie thyroïdienne dans la maladie de Basedow (*Lyon médical,* 1888, n° 22, p. 119).

femme de soixante ans, les symptômes s'amendaient-ils après chaque ponction d'un kyste hématique de cette glande, dont cette femme était porteuse, pour reparaître lorsque le kyste récidivait.

Toutefois, ce dernier auteur ne fait jouer au corps thyroïde qu'un rôle secondaire, puisqu'il ne le consid're que comme responsable de l'état cachectique figurant la dernière étape de la maladie. Il fait, au contraire, du goitre exophtalmique une névrose vasomotrice à point de départ bulbo-protubérantiel.

b. Un petit nombre d'auteurs sont encore partisans de la théorie ancienne qui fait dépendre le goitre exophtalmique de la lésion du nerf grand sympathique, théorie qui a été émise tout d'abord par Kœben (1855).

Les expériences physiologiques de Claude Bernard sur sur les vaso-moteurs, d'une part, les altérations anatomiques du nerf, constatées dans les autopsies, d'autre part, sont les bases principales de cette conception.

Pour ce qui est des raisons *physiologiques* invoquées avec talent par M. Jaccoud, elles ont été combattues par MM. Ballet et Gauthier. Dans le cas où l'on suppose une paralysie du sympathique, on ne peut guère comprendre, en effet, l'existence de la tachycardie et des palpitations. D'autre part, si l'on admet une excitation de ce système, on est conduit à se demander pourquoi la maladie de Basedow ne s'accompagne pas de dilatation de la pupille et de la pâleur du visage, comme il arrive quand cette excitation est réalisée expérimentalement.

Quant aux lésions *anatomiques*, on ne peut manquer de remarquer les variétés et l'inconstance de celles qui ont été signalées. Pour ne citer à cet égard que les documents les plus récents, il suffira que nous indiquions le mémoire de

Hammar (1) qui, dans un cas où le ganglion cervical supérieur était douloureux à la pression pendant la vie, n'a rien trouvé à l'autopsie, et surtout le travail de Hale White (2). On sait, en effet, la compétence spéciale de cet auteur pour tout ce qui a trait au système sympathique.

Quoi qu'il en soit, cette théorie est encore défendue actuellement par M. Jaccoud (3), qui pense qu'elle explique parfaitement, non seulement les cas types, mais encore ceux qui sont compliqués de symptômes accessoires, alors qu'à son avis la théorie qu'il nous reste à exposer ne s'applique guère qu'à ces derniers seulement.

c. En réalité, la théorie *bulbaire* ou du moins la théorie *centrale* rallie actuellement la majorité des observateurs, basée qu'elle est sur la clinique et sur l'expérimentation. Non seulement elle rend compte des symptômes cardinaux de l'affection, mais encore elle est susceptible d'en expliquer les symptômes inconstants et accessoires (Ballet).

La tachycardie du goitre exophtalmique est comparable, jusqu'à un certain point, à celle que déterminent les altérations du pneumogastrique. Or, le tronc de ce nerf lui-même ne peut être envahi, car alors on devrait observer des désordres des autres systèmes splanchniques ; c'est donc qu'il s'agit d'une lésion *nucléaire* de l'un des groupes cellulaires bulbaires d'où émane cette paire nerveuse, seule lésion qui puisse expliquer cette dissociation.

Les troubles vaso-moteurs paraissent liés, eux aussi, à la paralysie de certains centres bulbaires, et le goitre et l'exoph-

<hr>

(1) Hammar. Ett Fall af Morbus Basedowii ut an Forindrigarihals sympathicus (*Upsala lækarefœren*, fœrh 24, 2, 0, 3. S. 200).

(2) Hale White. The pathology of the human sympathic system of nerves (*Guy's hospital Reports*, 1889, vol. 46).

(3) Jaccoud. Étiologie, pronostic et traitement du goitre exophtalmique (*Gazette des Hôpitaux*, n° 133, p. 1229, 20 nov. 1890).

talmie sont des conséquences mécaniques des troubles primordiaux qui précèdent. Enfin, les symptômes accessoires : paralysie des nerfs moteurs bulbaires, polyurie, albuminurie et glycosurie, ont, eux, une origine bulbaire incontestable.

On peut ajouter que les expériences de Filehne (1), qui, par la section des corps rectiformes sur de jeunes lapins, a déterminé de l'exophtalmie, de la tuméfaction du corps thyroïde et une diminution du tonus du pneumogastrique, donnent un certain appui à la théorie bulbaire. Durdufi (2) a même précisé le lieu de l'opération ; il a sectionné le bulbe au niveau du tubercule acoustique, et sur le cadavre d'un animal ayant subi cette opération on pouvait encore observer nettement, quatre semaines après, la protusion du bulbe oculaire et une dilatation considérable de la pupille du côté opéré.

Il existe enfin quelques faits anatomo-pathologiques qui plaident pour la même théorie. Telles sont les observations de Hale White. Nous en avons cité une précédemment (3) ; l'autre (4) concerne une femme de trente et un ans, atteinte de maladie de Basedow et morte des suites d'une pneumonie, à l'autopsie de laquelle on trouva de petites hémorragies au niveau du plancher du quatrième ventricule.

Le traitement hydrothérapique et électrothérapique (méthode du Dr Vigouroux) continue à être le plus généralement

(1) FILEHNE, Zur Pathogenese der Basedowschen Krankeit (*Sitz ungsber. der Physic. med. Soc. zu Erlangen*, 14 juill. 1879, p. 177).

(2) DURDUFI, Zur Pathogenese der Morbus Basedowi (*Deutsche medicinische Wochenschrift*, 1887, n° 21).

(3) HALE WHITE. *British med. Journal*, vol. I, 1889.

(4) *Ibid.* The pathologic of the central nervous system in exophtalmic goitre (*British med. Journal*, 30 mars 1880).

et le plus heureusement adopté. Mais, au point de vue thérapeutique, on a relaté, depuis l'observation fameuse de M. Charcot, dans laquelle une grossesse entraîna la guérison, quelques exemples analogues.

A cet égard, les rapports qui existent entre le corps thyroïde et les organes génitaux ont été confirmés par un cas intéressant, dû à Kleinwachter (1). La malade, âgée de vingt-huit ans, dont il raconte l'histoire, et qui présentait depuis longtemps le tableau clinique de la maladie de Basedow, avait perdu les cheveux, les poils des aisselles et du pubis; de plus, les seins et les organes génitaux s'étaient remarquablement atrophiés.

Souza-Leite (2) a publié un cas d'amélioration à la suite de grossesse; M. Renaut (3) en a rapporté un autre. Toutefois, une observation d'Hœberlin (4) mentionne, au contraire, qu'un goitre s'est développé au cours de la grossesse et ne s'est amendé qu'après l'accouchement.

Dans le même ordre de faits, j'ai récemment donné des soins à une jeune femme atteinte d'une attaque de sommeil hystérique, et qui ne conservait qu'un degré léger et à peine appréciable d'exophtalmie, comme reliquat d'une maladie de Basedow, tout à fait complète antérieurement, et dont les symptômes avaient disparu, affirmait-elle, à la suite d'une ovariotomie double (5).

(1) KLEINWACHTER. Wie ist der genital Befund bei morbus Basedowii (*Zeitschrift für Gaturtsh und Gynäkol.*, 1889, XVI, 1, p. 144).

(2) SOUZA-LEITE. Note sur un cas de maladie de Basedow (*Progrès médical*, 1888, n° 35, p. 16).

(3) RENAUT. *Société médicale des Hôpitaux*, 8 février 1889.

(4) HŒBERLIN. Swangerschaft mit morbus Basedowii (*Centralblatt für Gynäkol.*, n° 26, p. 458, 28 juin 1890).

(5) *Gazette hebdomadaire*, 1890, n° 51.

X

DIAGNOSTIC DES AFFECTIONS QUI ONT ÉTÉ RAPPROCHÉES CLINIQUEMENT DU TABES

(*Pseudo-tabes, nervo-tabes, etc.*)

La mémorable description dans laquelle Duchenne (de Boulogne) établissait l'existence nosographique de l'*ataxie locomotrice progressive* avait déjà été publiée depuis un certain temps, sans que la dénomination adoptée par l'illustre observateur parût justifier les critiques que lui avait adressées, dès le début, M. le professeur Jaccoud, ou mieux sans qu'on connût en pathologie de troubles analogues à l'incoordination motrice, qui caractérisait cette maladie.

Mais, dans ces dernières années, on a décrit successivement un certain nombre d'affections dans la symptomatologie desquelles figure, en première ligne, de l'ataxie des mouvements : le *tabes héréditaire*, le *tabes combiné*, l'*abasie*, etc. Puis, on a cru pouvoir fonder sur des similitudes symptomatiques, dont nous aurons à apprécier la valeur, un groupe nosographique complexe, les *pseudo-tabes alcoolique, arsenical, saturnin, neurasthénique*. On a, de plus, tenté de déposséder la sclérose postérieure de la moelle du caractère exclusif de son signe, au profit des nerfs, en distinguant le *nervo-tabes périphérique*. Ce n'est pas tout, des neuropathies nouvelles ont vu le jour clinique, qui, par quelques-uns de leurs caractères, se rapprochaient plus ou moins de l'*ataxie :* *paramyoclonus, maladie de Thomsen*....

Il est résulté de l'éclosion rapide de ces divers travaux et peut-être du choix des dénominations employées dans la nosographie, un certain désarroi. Aussi, ne semblera-t-il pas inutile que nous essayions ici de tracer une sorte de parallèle clinique entre ces diverses manifestations, en nous plaçant surtout au point de vue des désordres de la *motilité*, qui se retrouvent variablement modifiés dans chacune d'elles.

Nous n'hésitons pas, toutefois, à avouer que cette revision nosographique est encore prématurée à l'heure actuelle, car l'ère des discussions est loin d'être close, du moins pour un groupe important de cette catégorie ; il nous convenait d'en faire la réserve préalable.

I

Le type morbide qui nous servira de point de départ, comme de guide dans ce travail, est l'*ataxie locomotrice de Duchenne,* dont le substratum anatomique paraît devoir rester jusqu'ici la sclérose des cordons postérieurs de la moelle épinière. C'est donc par la description des grands traits symptomatiques de cette maladie que nous commencerons l'étude comparative des états *tabétiformes* pour lesquels nous proposons, dans le but d'éclairer un peu notre exposé, cette classification préliminaire :

Ataxie dans les { 1° affections spinales ;
2° affections des nerfs périphériques ;
3° névroses.

Cet ordre, basé, comme on voit, sur la notion anatomique, n'est pas cependant exclusivement théorique, ce qui ne saurait convenir au but essentiellement clinique que nous poursuivons. Il est, en même temps, relativement pratique, car l'on ne tardera pas à se rendre compte qu'il existe des ressemblances décroissantes entre le type *tabétique* vrai, les formes *pseudo* et *nervo-tabétiques* et, enfin, les *névroses*. Ajoutons que là ne doit pas se borner notre tâche, et qu'il nous faudra exposer, en dernier lieu, le diagnostic différentiel entre ces affections et les états pathologiques les plus voisins que nous appellerons, si l'on veut, *miméto-tabétiques*. *La division suivante n'a d'autres prétentions que d'indiquer l'ordre que nous suivrons :*

ATAXIES OU TABES

A. Affections tabétiques....

- **1° Moelle....**
  - *Tabes vrai* ou ataxie de Duchenne.
  - *Tabes héréditaire* ou maladie de Friedreich.
  - *Tabes combinés.*
  - Phénomènes *tabétiques de la syringomyélie.*
- **2° Nerfs.....**
  - *Pseudo-tabes*
    - *a.* toxiques
      - alcoolique.
      - arsenical.
      - saturnin.
      - diabétique.
    - *b.* infectieux
      - érysipèle.
      - béri-béri.
  - *Nervo-tabes.*
- **3° Névroses..**
  - *Pseudo-tabes neurasthénique.*
  - *Tabes hystérique.*

B. Affections miméto-tabétiques ....

- *Abasie.*
- *Paramyoclonus multiplex.*
- *Maladie de Thomsen.*
- *Ataxie cérébelleuse*
  - néoplasique.
  - de Ménière.
  - de la sclérose en plaques.

II

A. — **1º TABES VRAI OU ATAXIE DE DUCHENNE.** — Il serait superflu, à coup sûr, de retracer, une fois de plus, le tableau classique si connu du tabes ; il nous suffira de mettre ici en relief les caractères véritablement *génériques* de cette affection, ou mieux ceux qui peuvent servir à la différenciation.

A cet égard, nous devons rappeler que le tabes débute tardivement, en général ; on sait, toutefois, qu'il en existe des cas précoces, c'est-à-dire ayant commencé entre dix-huit et vingt-cinq ans ; mais c'est là l'exception.

Il ne faut pas oublier, non plus, que, dans la majorité des observations, l'ataxie locomotrice est une maladie de très longue durée, presque fatalement progressive, et que, parmi ses symptômes, il en est qui disparaissent spontanément parfois, donnant ainsi naissance à des sortes de rémissions, et d'autres qui persistent indéfiniment.

Les cas qu'il serait permis d'appeler *complets*, c'est-à-dire présentant tous les signes de la *série tabétique* — selon l'expression de M. Charcot — ne sont pas les plus communs. Aussi, dans la sélection symptomatique que nous nous imposons ici, devrons-nous mettre surtout en valeur, sinon ceux de ces phénomènes qui appartiennent en propre à l'ataxie, du moins ceux qui se retrouvent plus ou moins médiocrement imités dans les maladies que nous décrirons ensuite.

L'*amaurose tabétique*, par exemple, est à elle seule pathognomonique, mais fait souvent défaut ; le *signe d'Arghill Robertson* ne se retrouve guère, lui non plus, qu'au début de la paralysie générale progressive, qui prête rarement à confusion. Quant aux autres *troubles oculaires* du tabes, on les aurait observés également dans des cas de névrite.

Les *crises viscérales* de l'ataxie ont, elles aussi, un cachet spécial et qui suffit au clinicien pour stigmatiser le tabes dans la plupart des cas. Quelles que soient les variétés des crises gastriques, elles n'en possèdent pas moins certains signes communs qu'il est relativement aisé de reconnaître. Mais, pas plus que les crises viscérales, laryngées, entéralgiques, rectales, etc., elles ne sont constantes. On en peut dire autant des *troubles vésicaux*.

Quoi qu'il en soit, les symptômes que nous venons d'évoquer rapidement ne *figurent pour ainsi dire jamais* dans les neuropathies pseudo-tabétiques, en employant cette expression dans son sens le plus général, de sorte que, lorsqu'ils auront été constatés, la confusion ne sera plus permise.

Il n'en est pas de même pour les signes suivants, car c'est précisément leur présence au cours de ces affections qui a motivé l'emploi des nouvelles dénominations. Ce sont : *l'abolition des réflexes rotuliens*, les *douleurs fulgurantes*, les *altérations de la sensibilité*, *l'incoordination motrice*, les *paralysies*, les *atrophies* et les *troubles trophiques*.

La *perte des réflexes* rotuliens se retrouve, en effet, dans la maladie de Friedreich, dans certaines scléroses combinées, dans plusieurs faits de syringomyélie, dans la plupart des pseudo-tabes, dans le nervo-tabes. Des *douleurs* à caractère presque fulgurant et des troubles de la sensibilité ont été constatés dans les scléroses combinées, dans la syringomyélie, dans les pseudo-tabes et le nervo-tabes. *L'incoordination motrice* enfin, ou mieux des désordres de la motilité, plus ou moins analogues à l'ataxie, s'observeraient dans toutes les affections que nous avons énumérées.

Pour ce qui est du *signe du tendon*, il ne donne en aucun cas, par lui-même, de certitude diagnostique et, comme il n'est pas susceptible, en raison de son caractère simple et objectif, d'erreur d'interprétation, il ne prête à nulle digression au point de vue que nous considérons.

Les *douleurs fulgurantes*, dans le tabes, ont le plus souvent des caractères nettement tranchés ; mais il est juste de reconnaître qu'il en existe, chez les différents malades, des variétés très différentes. C'est ainsi que, chez l'un, ces phénomènes dominent au point qu'il n'accusera aucun autre symptôme, et que, chez l'autre, ils ont assez peu d'intensité pour pouvoir passer inaperçus et demander à être cherchés. Leur siège de prédilection est la moitié inférieure du corps, et en particulier les membres : pieds, jambes et cuisses ; elles existent aussi aux membres supérieurs, mais beaucoup plus rarement. Elles procèdent d'habitude par accès, qui coïncident avec des changements de température. Ces accès durent quelques heures ou quelques jours, et se reproduisent, soit toutes les semaines, soit tous les mois, soit une ou deux fois par an. Il est relativement rare de voir persister les crises douloureuses pendant toute la durée de la maladie ; très souvent, elles s'atténuent lentement et finissent par disparaître. Leur caractère spécifique, celui qui leur a valu le nom expressif de *fulgurantes*, est le plus important, et, en dépit des comparaisons si nombreuses que font les malades, elles restent toutes plus ou moins stigmatisées par leur acuité et leur instantanéité. Il arrive quelquefois que la peau, au niveau du point qui vient d'être le siège d'une de ces douleurs, acquiert une hyperesthésie tellement développée que le moindre frôlement, celui des vêtements par exemple, est péniblement ressenti. Mais la profondeur des tissus, les masses musculaires en particulier, ne sont pas sensibles à la pression.

Il existe, dans le tabes, d'autres phénomènes douloureux, qui lui sont propres ; telle la douleur en ceinture, sensation de constriction permanente siégeant au niveau du rebord des fausses côtes, et persistant parfois avec une ténacité désespérante. Ce sont aussi les fourmillements et les engourdissements qui occupent aux membres supérieurs la zone d'innervation du cubital.

Les troubles objectifs de la sensibilité sont fréquents dans le tabes, mais n'acquièrent que très rarement une grande intensité, si l'on en excepte la perte du sens musculaire. On trouve, il est vrai, des plaques paresthésiées, disséminées irrégulièrement ; mais, dans les limites de ces régions, il s'agit le plus ordinairement d'hypoesthésie, plutôt que d'anesthésie véritable. Seul, le retard dans les perceptions est assez commun dans tous les cas.

On sait les caractères de l'ataxie locomotrice elle-même, en tant que désordre du mouvement ; ils doivent être considérés dans trois conditions statiques : lors des mouvements volontaires exécutés durant le repos ; quand le malade est dans la station debout ; enfin, pendant la marche. A l'état de repos, tous les mouvements commandés sont possibles, mais manquent plus ou moins de précision. La station debout, les pieds rapprochés, est impossible les yeux fermés (signe de Romberg), pour peu que la maladie soit avancée. Mais, même au début, il existe une certaine incertitude de la station dans ces conditions ; celle-ci s'accuse par des oscillations du tronc, et le sujet ne peut alors y obvier par le déplacement continuel de ses membres inférieurs, comme nous verrons que cela s'observe dans certains pseudo-tabes. Il y a là un caractère différentiel à noter et ce signe (impossibilité de la station debout) devra toujours être commenté dans les observations, puisque, au terme strict, il peut dépendre aussi bien de la paralysie que de l'ataxie. Il importe donc de ne pas se contenter d'énoncer le signe de Romberg, mais d'ajouter les caractères qui servent à distinguer ces deux modalités.

La *marche* de l'ataxique est extrêmement variable chez les divers malades, tout en se conformant à des règles assez uniformes. Dans les cas typiques, l'ataxique lance ses jambes de côté et d'autre, projetant, plus particulièrement en avant son membre inférieur étendu, en fléchissant à peine le genou ; le pied retombe alors, le talon frappant le sol et produisant de cette façon un bruit unique. Il existe dans cette démarche des variations de degré ; mais, de plus, on rencontre des cas où elle diffère de ce type. Certains marchent à petits pas comme en titubant ; d'autres produisent des sortes de mouvements de circumduction ; quelques-uns, enfin, fléchissent à chaque pas sur leurs jambes.

Bien que, en règle générale, la puissance musculaire contraste avec l'incoordination des mouvements, du moins au début, il n'en existe pas moins, dans le tabes, certains *phénomènes paralytiques* importants à connaître, et entre autres l'effondrement des jambes, « giving way of the legs » des auteurs anglais. Ce signe est caractérisé par un fléchissement brusque des jambes au niveau des jarrets, qui survient sans douleurs, à intervalles plus ou moins rapprochés, menaçant le malade d'une chute et allant même parfois jusqu'à provoquer une démarche spéciale. Cette sorte de dérobement des jambes est assez particulière, car elle ne se retrouverait guère que dans quelques cas de maladie de Basedow (Charcot).

On observe aussi de véritables paraplégies ; je ne fais pas

allusion ici à ces paralysies tardives, terminales, communes, et qui ne peuvent donner lieu à une erreur de diagnostic, car elles ont été précédées de la longue période des troubles pré-ataxiques et ataxiques. Mais il existe des paraplégies de début, survenant brusquement après une période de plusieurs mois de douleurs fulgurantes, et dont la différenciation est des plus difficiles.

On a constaté, enfin, des paraplégies plus ou moins transitoires, survenant au cours du tabes et ne durant que quelques mois. Ces cas demandent à être connus, parce qu'alors la perte temporaire de la puissance musculaire ne suffit pas à contredire le diagnostic.

Les *troubles trophiques*, et en particulier les atrophies musculaires, ne surviennent guère, dans l'ataxie locomotrice, que vers la fin de la maladie. Aussi ce signe présente-t-il une certaine valeur quant à la distinction de plusieurs pseudo-tabes, où il apparaît, au contraire, dès le début. Il en est de même en ce qui concerne les perversions des réactions électriques des muscles, qu'on n'a guère occasion de noter, dans le tabes, qu'aux dernières périodes de l'évolution morbide.

Les fractures spontanées, le mal perforant, et les arthropathies sont, au contraire, au point de vue que nous considérons, presque propres à l'ataxie de Duchenne, et l'on sait qu'il n'est pas rare que ces troubles apparaissent alors que la maladie n'est pas encore très avancée. Ce n'est guère que dans la syringomyélie qu'on pourra rencontrer des troubles articulaires analogues, et, à cette occasion, nous ferons ressortir les signes qui permettent d'éviter la confusion entre ces deux myélopathies.

III

TABES HÉRÉDITAIRE OU MALADIE DE FRIEDREICH. — Cette affection a dû au nom (*tabes héréditaire*) que Friedreich lui a tout d'abord improprement appliqué d'être longtemps assez mal connue, ce que nous justifierons en affirmant : 1° qu'elle n'a rien à faire avec la maladie de Duchenne ; 2° que, très souvent, elle ne procède pas par hérédité similaire. La maladie de Friedreich n'est donc pas une ataxie héréditaire, mais constitue, à proprement parler, une espèce nosologique tout à fait distincte et autonome, non seulement au point de vue anatomique, mais encore au point de vue clinique, le seul que nous ayons ici à considérer.

Débutant ordinairement dans l'enfance, entre sept et quatorze ans, par des troubles de la motilité, elle poursuit ensuite lentement son cours, et est alors caractérisée par les signes suivants, dont la valeur diagnostique permettra rarement de la confondre avec des états analogues.

L'un de ses symptômes capitaux est une incoordination motrice particulière que nous envisagerons, comme précédemment, sous ces trois aspects : au repos, lors des mouvements commandés, pendant la démarche. Au repos, on constate déjà quelques désordres, ce qui n'existe dans aucune autre des affections du groupe que nous étudions.

La tête oscille, comme celle d'une personne assise en train de s'endormir, les membres font parfois quelques mouvements spontanés, qui ne sont pas sans analogie avec ceux de la chorée ; c'est ce qu'on a appelé l'*ataxie statique*.

Les mouvements commandés sont incoordonnés et la force dynamométrique des muscles est conservée ; c'est là, du reste, presque le seul signe que la maladie de Friedreich ait de commun avec la maladie de Duchenne.

Mais la démarche, ici, est tout à fait différente. M. Charcot l'a nommée, avec raison, *tabéto-cérébelleuse*. Elle résulte, en effet, d'une sorte de combinaison d'ataxie et de titubation (analogue au vertige cérébelleux). Non seulement le malade jette ses jambes de côté et d'autre, mais, de plus, il titube comme un homme ivre. Si l'on ajoute que l'on observe en même temps les mouvements ataxiques de la tête, on voit que ce genre de démarche est tout à fait caractéristique ; de fait, elle permet presque à elle seule de porter le diagnostic. Les réflexes rotuliens sont abolis.

La sensibilité subjective et objective est constamment respectée ; c'est là un signe négatif de la plus haute importance, en la circonstance. Il n'y a non plus aucun trouble viscéral ni sphinctérien.

Il existe, enfin, des signes positifs qui complètent le tableau bien spécial de cette maladie. Les yeux sont affectés de nystagmus bilatéral, alors que la vision reste intacte. On constate aussi de l'embarras de la parole, qui consiste en une scansion tout à fait analogue à celle de la sclérose en plaques. En dernier lieu, on trouve presque toujours des déformations persistantes ; la colonne vertébrale, d'une part, est atteinte de scoliose, et les membres inférieurs, d'autre part, se terminent par des pieds-bots équins. Ces déviations, qui apparaissent d'assez bonne heure, peuvent servir à confirmer le diagnostic.

IV

Tabes combinés. — Westphal a décrit, sous ce nom, une

maladie caractérisée *anatomiquement* par une sclérose des cordons postérieurs, associée à celle des cordons latéraux, et, *cliniquement*, par des symptômes de tabes accompagnés de paraplégie. Depuis, des formes variées de la même affection ont été étudiées, notamment par MM. Déjerine, Babinski, Grasset et Ballet. Les malades qui en sont atteints présentent d'ordinaire, au début, le tableau classique de l'ataxie de Duchenne : douleurs fulgurantes, troubles oculo-pupillaires, crises viscérales, signe de Romberg, incoordination motrice ; puis, des modifications de la contractilité musculaire surviennent. Celles-ci, en se surajoutant au tableau clinique, le changent plus ou moins, selon qu'elles dominent, ou non, l'incoordination des mouvements.

La paraplégie qui se développe dans ces circonstances est, en effet, molle ou spasmodique, avec abolition ou, au contraire, exagération des réflexes tendineux ; de sorte que la démarche revêt des caractères extrêmement variables. La paralysie, dans certains cas, s'étend aux membres supérieurs. En réalité, la combinaison constante de phénomènes parétiques, avec des troubles tabétiques, est le signe capital de cette affection. C'est la marche lente, chronique, parallèle de la paraplégie qui la différencierait surtout du tabes vrai, ou mieux des accidents paralytiques du tabes, dont nous avons parlé. La maladie de Friedreich s'en sépare nettement par les mêmes caractères qui la distinguent du tabes. Nous verrons ultérieurement que la présence de troubles oculaires, l'absence de troubles électriques, l'évolution lente, permettent de ne pas confondre le tabes combiné avec le pseudo-tabes alcoolique.

V

PHÉNOMÈNES TABÉTIQUES DANS LA SYRINGOMYÉLIE. — Il n'est pas très rare que la gliose de la moelle retentisse sur les cordons postérieurs, et se traduise en conséquence cliniquement par des signes d'ataxie locomotrice. On peut observer alors des douleurs fulgurantes, de la perte des réflexes, de l'incoordination motrice et même des troubles oculo-pupillaires. De plus, certains troubles de la sensibilité et quelques altérations trophiques (arthropathies) se voient dans l'une et l'autre maladie. Il importe d'être prévenu de cette forme tabétique de la gliomatose médullaire.

On reconnaîtra qu'il s'agit de syringomyélie, si l'on peut constater les symptômes propres à cette maladie, et en particulier la dissociation si caractéristique de la sensibilité (conservation de la sensibilité au tact, et abolition de la sensibilité à la douleur et à la température). De plus, les troubles trophiques les plus communs et presque constants, dans la gliose, sont l'atrophie musculaire progressive, empruntant l'aspect du type Aran-Duchenne, et les lésions de la peau et de ses annexes. La confusion n'est guère possible avec aucune des autres neuropathies qu'il nous reste à considérer.

VI

2º PSEUDO-TABES. — Les plus importantes de ces affections rentrent dans ce groupe mal défini et mal nommé des pseudo-tabes, dont M. Déjerine a distrait un certain nombre sous la dénomination plus précise de nervo-tabes.

Depuis quelques années, on avait remarqué qu'il pouvait se développer, chez certains sujets, un ensemble symptomatique plus ou moins analogue au tableau clinique du tabes. Les états pathologiques en résultant, décrits par divers auteurs sous plusieurs noms, furent groupés sous cette étiquette unique de pseudo-tabes, dans un premier travail d'ensemble, par notre collègue M. Leval-Picquechef, qui y étudia successivement les pseudo-tabes des intoxications des maladies infectieuses, du diabète, de la neurasthénie. Il semblait, à cette époque, qu'on eût réellement affaire, dans les cas de cet ordre — dont le pseudo-tabes alcoolique constituait le prototype — à des complexus cliniques ne différant guère de la maladie de Duchenne que par leur étiologie spéciale et par leur évolution plus rapide.

Ultérieurement, M. Charcot, ayant eu l'occasion de soumettre à une investigation clinique approfondie plusieurs sujets atteints du prétendu pseudo-tabes alcoolique, reconnut qu'il s'agissait, en réalité, là, d'une fausse apparence d'incoordination motrice. Ce qu'il constatait, en effet, dans ces cas, ce n'était pas de l'*ataxie*, mais de la *paralysie*. La localisation spéciale de l'impuissance motrice sur certains groupes musculaires — les extenseurs des membres inférieurs — se traduisait par un vice de station et de démarche particulier, capable d'en imposer à un examen superficiel. Ce désordre pouvait, il est vrai, d'autant mieux prêter à l'erreur, qu'il s'accompagnait d'autres signes, analogues, eux aussi, à ceux de l'ataxie. Mais, dès que les éléments du diagnostic de cette paralysie particulière furent établis sur des bases non équivoques, on n'observa plus, à la Salpêtrière du moins, aucun cas de pseudo-tabes alcoolique, mais uniquement les paraplégies en question. M. Brissaud note ce stade d'évolution nosographique dans l'excellent chapitre de sa remarquable thèse d'agrégation, consacré au pseudo-tabes alcoolique.

Plus tard, enfin, l'étude de nouveaux sujets frappés d'intoxications différentes (plomb, arsenic), d'infections (beriberi, érisypèle) et même de diabète, et atteints dans la motilité de leurs membres inférieurs, fit retrouver le même trouble paralytique, simulant grossièrement l'ataxie. Aussi, à la suite de cette série d'observations de résultats constants, M. Charcot ne fut-il pas éloigné de généraliser, et il admit que la plupart, *sinon tous*, les états de la catégorie dite autrefois pseudo-tabétique se rapportaient sans doute à ces paraplégies spéciales, dont les caractères cliniques et anatomiques lui parurent assez semblables pour justifier la création d'un groupe nosographique homogène, groupe que nous appellerons des *paraplégies toxiques*.

La revision de la plupart des observations relatées sous le titre de pseudo-tabes, avant la vulgarisation de ces travaux de M. Charcot, auxquels nous faisons allusion, n'infirme pas cette opinion ; car, chaque fois que la force dynamométrique des muscles des membres inférieurs de ces pseudo-tabétiques y est signalée, elle est trouvée diminuée dans les extenseurs. Il est juste d'ajouter que nombre d'auteurs se contentent de mentionner, dans leurs observations, les anomalies de la marche, sans les décrire, ou bien n'insistent pas suffisamment sur l'état des muscles.

Toutefois, bien que reconnaissant la haute portée de ces données nouvelles, M. Déjerine, qui avait montré, dès 1883, que des symptômes ataxiques pouvaient exister sans altération de la moelle, persista, dans plusieurs publications récentes, à maintenir l'existence d'une ataxie périphérique. Et nous devons dire, du reste, que, si les premières observations — ayant trait à des alcooliques — de cet auteur, de même que les travaux du même ordre, parus à la suite sous un titre semblable et dus à d'autres distingués observateurs, pourraient être passibles de certains reproches, car ils ne donnent pas au diagnostic une sécurité absolue, les relations nouvelles se séparent, elles, par des caractères tranchés des véritables paraplégies toxiques.

Aussi, en tenant compte de ces considérations, y a-t-il lieu d'abandonner complètement l'ancien groupe des pseudo-tabes et de répartir les cas qu'il renfermait dans *deux* classes : l'une, qui les comprend presque tous, celle des *paraplégies toxiques à type de flexion* de M. Charcot; l'autre, où ne rentre qu'un petit nombre de cas, qui reconnaîtrait comme type l'*ataxie périphérique* ou *nervo-tabes*, de M. Déjerine (celle-ci ne comptant guère, en effet, actuellement, que les observations de MM. Déjerine et Sollier, celles de Leyden, de Strümpell et quelques autres) (1).

Tel est, à notre avis, l'état actuel de la question si controversée des pseudo-tabes. C'est, du moins, à ce point de vue que nous allons maintenant nous placer pour esquisser leur diagnostic différentiel avec les états analogues, et en particulier avec le tabes vrai. Nous décrirons donc deux types seulement, auxquels peuvent se rattacher, à notre avis, tous les autres.

VII

Paraplégies toxiques a type de flexion (Charcot). — Nous proposons de ranger sous cette nouvelle dénomination

(1) Ajoutons que, tout récemment, M. Charcot a observé, à son tour, des cas de pseudo-tabes de cette seconde catégorie (paralysie alcoolique à *forme ataxique*) et en a formellement reconnu l'existence, puisqu'il a établi, dans une de ses leçons, le parallèle entre ces deux variétés (*Bulletin médical*, 1892).

la plus grande partie des *pseudo-tabes : alcoolique, saturnin, arsenical,* du *béri-béri,* de l'*érysipèle* et du *diabète,* etc. Le type le plus fréquemment observé et le mieux étudié reste la *paralysie alcoolique,* que nous prendrons comme exemple, nous bornant à faire observer que les autres intoxications précitées réalisent des tableaux cliniques tout à fait analogues.

Dans cette forme de paralysie alcoolique, on observe fréquemment des douleurs à caractère brusque, véritablement fulgurantes, siégeant dans les membres inférieurs ; il existe, en outre, des fourmillements et des douleurs spontanées ressemblant à des brûlures dans la continuité des membres, revenant surtout la nuit. Ces douleurs diffèrent toutefois de celles de l'ataxie, en ce que, alors que ces dernières s'accompagnent le plus souvent d'une hyperesthésie acquise de la peau à leur niveau, dans l'alcoolisme ce n'est pas la peau, mais la masse des muscles elle-même, indemne au contraire dans le tabes, qui devient et reste extrêmement douloureuse à la pression.

L'examen objectif de la sensibilité révèle ordinairement, dans la paralysie alcoolique, des désordres notables : anesthésie à la piqûre, anesthésie au froid, retard de la sensibilité, y sont particulièrement localisés du côté des pieds, et non répartis par plaques comme dans le tabes. Dans l'un et l'autre cas, les réflexes patellaires sont abolis.

C'est du côté de la motilité qu'existent les caractères différentiels les mieux tranchés.

Dans l'attitude assise, on constate déjà que le pied de l'alcoolique est tombant, ne peut se relever. C'est un pied-bot flasque, paralytique, et non dû à une contracture (*foot drop* des auteurs anglais), qu'on ne connaît pas en général dans le tabes vrai.

Dans la station debout, il existe une instabilité particulière ;

les malades ne peuvent garder la position debout, les pieds rapprochés. Ils déplacent alors continuellement les membres, en raison de la fatigue qui frappe très rapidement leurs extenseurs paralysés. L'ataxique, lui, dans la même instabilité (signe de Romberg), n'évite pas la chute dont il est menacé par le déplacement de ses pieds, qui ne quittent pas le sol.

La démarche, enfin, de l'alcoolique offre un type *caractéristique* comparable à l'allure du cheval de race qui steppe (type du *steppeur* de M. Charcot).

M. Charcot, en faisant connaître cette allure pathologique, n'avait pas nié, cependant, comme l'ont prétendu quelques auteurs, que la démarche tabétique ne put se rencontrer dans de certains cas de paralysie alcoolique. Il affirmait seulement que, dans tous les cas qui avaient été observés à la Salpêtrière, depuis cinq ou six ans, c'était toujours invariablement la démarche de *stepper* qui avait été observée. Il avait été porté naturellement à penser, d'après cela, que la démarche tabétique dans la paralysie alcoolique devait être rare et relative à des cas spéciaux. Et, en réalité, les cas de démarche ataxique chez les alcooliques qui ont été rencontrés depuis sont exceptionnels.

Nous insisterons donc particulièrement sur les caractères différentiels de la démarche dans la paralysie alcoolique et dans l'ataxie locomotrice. Chez l'alcoolique, le tronc est porté en arrière, les cuisses sont fléchies sur l'abdomen, plus brusquement et plus haut que dans la marche normale ; les jambes sont, de cette façon, soulevées à une grande hauteur au-dessus du sol, les pointes des pieds restant tombantes ; le pied est de la sorte projeté en avant, et, comme il est ballant, il retombe à terre par la pointe. On entend alors très distinctement le bruit de *deux chocs* successifs, résultant de ce que la pointe du pied d'abord et le talon ensuite frappent le sol. Cette démarche diffère essentiellement de celle du tabétique ; celui-ci projette les jambes en avant et plus ou moins en dehors d'un seul coup, la pointe reste dirigée en l'air, et celui-ci. en retombant, frappe le sol avec le talon d'un *choc unique*. « Dans cette succession de mouvements incoordonnés, la volonté du malade ne commande que la direction générale de la marche. Au contraire, chez l'alcoolique qui souffre d'un pseudo-tabes d'origine motrice, la progression, toute pervertie qu'elle soit, est un acte voulu, combiné dans ses moindres détails, médité à chaque pas, et dont le désordre apparent n'est, en somme, qu'une façon de remédier à l'état paralytique. » (Brissaud).

C'est, en effet, dans l'examen de la force musculaire des membres inférieurs que nous découvrons l'explication de . ces particularités de la progression. On constate, en effet, une paralysie localisée et prédominant sur les muscles qui servent à l'extension. Le pied ne peut être volontairement étendu sur la jambe, ni la jambe sur la cuisse. La résistance qu'on commande au malade d'essayer contre les mouvements passifs qu'on imprime aux segments du membre, normale, ou peu s'en faut, quant à la flexion, est diminuée ou abolie quant à l'extension. Ces altérations contrastent indiscutablement avec l'intégrité de la puissance dynamométrique qui est le propre de l'ataxie.

Ajoutons aussi que la paralysie alcoolique présente, dès l'abord, tout un ensemble de troubles trophiques et vasomoteurs des membres inférieurs inconnus, du moins au début, dans le tabes. Il existe de l'atrophie des muscles paralysés, avec réaction de dégénérescence ; quelquefois, les pieds sont d'un rouge violacé et d'une température abaissée, enfin l'œdème malléolaire n'y est pas rare, de même que les rétractions fibro-tendineuses.

Comme signes négatifs, importants pour le diagnostic, nous indiquerons : l'absence de douleurs en ceinture, de troubles oculaires paralytiques, et de désordres vésicaux.

Terminons en remarquant que cette paralysie diffère essentiellement de l'ataxie par sa marche et son pronostic. Elle évolue avec rapidité, débute assez brusquement, atteint vite son maximum d'intensité et, par un traitement approprié, guérit complètement le plus souvent.

Ainsi que nous l'avons dit, les mêmes signes différentiels peuvent s'appliquer à toutes les formes paralytiques des prétendus pseudo-tabes : paralysies arsenicales (Brouardel, Marie), du béribéri (Charcot et Marie), de l'érysipèle(Grasset), du diabète (Charcot).

VIII

Ataxie périphérique-nervo-tabes (Déjerine). — Nous avons vu que les pseudo-tabes, dont la variété alcoolique représente le prototype, ressortissaient *inégalement* à deux formes cliniques distinctes : l'une, *paralytique*, de beaucoup la plus fréquente, qui les englobe presqu tous, et que nous venons d'étudier sous le nom de *paraplégie toxique à type de flexion ;* l'autre, *ataxique*, plus rare, dont on ne connaît encore que peu d'observations. C'est de cette dernière forme qu'il nous reste à nous occuper. Nous pensons qu'il est permis de réunir sous cette dénomination commune les diverses variétés du genre, c'est-à-dire : 1° un certain nombre de cas dépendant très évidemment de l'alcoolisme, et qui ont été rapportés par Dreschfeld, Déjerine, Charcot (ataxie alcoolique) ; 2° d'autres observations, où l'origine alcoolique est moins certaine, et qui ont été décrits sous les noms

de *tabes aigu* par M. Leyden et de *nervo-tabes périphérique*
par M. Déjerine.

Dans les cas les plus ordinaires, et qui correspondent à
l'*ataxie alcoolique*, la marche est incoordonnée, sans step-
page, et l'on constate le signe de Romberg et la perte des
réflexes rotuliens ; mais on ne trouve ni troubles pupillaires
ni troubles sphinctériens, et l'évolution rapide de la maladie
contraste avec la lenteur de celle du tabes vrai.

Les cas de *nervo-tabes* relatés par MM. Déjerine, Déjerine et Sollier (1), Thompsen et Nonne sont caractérisés
par des signes et une évolution tellement analogues à ceux
du tabes vrai que, dans un cas, ce diagnostic fut en réalité
porté pendant la vie. Les seuls caractères qui eussent pu
alors être invoqués à l'appui d'une différenciation furent
la conservation des réflexes tendineux et surtout une tendance à l'amélioration des divers accidents en général. Les
signes de diagnostic différentiel les plus importants sont,
dans ces cas : l'existence de douleurs à la pression des
masses musculaires, qui n'existe pas dans le tabes, l'absence
du signe d'Argyll-Robertson, enfin la rareté des troubles
sphinctériens.

IX

3° PSEUDO-TABES NEURASTHÉNIQUE. — L'état morbide connu
sous le nom de neurasthénie englobe, comme on sait, un
nombre presque indéfini de troubles fonctionnels du système nerveux. Il peut arriver que l'association de certains

(1) DÉJERINE et SOLLIER. *Archives de médecine expérimentale*, 1ᵉʳ mars
1889, p. 251.

d'entre eux simule grossièrement l'apparence clinique du tabes : cette combinaison a reçu le nom de pseudo-tabes neurasthénique et de *tabes dorsalis illusoria*. Il s'agit, le plus souvent, de névropathes qui ont assisté, chez un de leurs proches, à l'évolution de l'ataxie locomotrice.

Les malades réalisent alors, par une sorte d'auto-suggestion, à laquelle les prédispose un surmenage intellectuel ou un désordre de la nutrition, les phénomènes objectifs du tabes, au point de rendre quelquefois le diagnostic difficile.

On observe, dans ces cas, des douleurs simulant plus ou moins les douleurs fulgurantes, quelquefois des crises viscérales et une démarche plutôt vertigineuse que franchement ataxique.

En la plupart de ces observations, l'examen objectif n'a pas tardé à lever tous les doutes. Il n'y avait pas de troubles pupillaires, les réflexes rotuliens étaient conservés, la sensibilité des membres et le sens musculaire étaient indemnes, enfin il n'existait pas d'incoordination motrice à proprement parler. On pourrait rechercher aussi, dans des cas semblables, les signes qui appartiennent en propre à la neurasthénie (céphalée, désordres gastriques, etc.), et on tiendrait compte de l'irrégularité de la marche si commune dans cette névropathie.

X

ATAXIE HYSTÉRIQUE. — Lasègue a décrit sous ce nom le trouble de la coordination motrice qui se manifeste chez certaines hystériques anesthésiques, lorsqu'elles sont privées du secours de la vision.

Ainsi compris, ce désordre peut bien rarement prêter à

une erreur de diagnostic, à moins qu'on n'ait affaire à une hystérique complètement amaurotique et anesthésique. Mais, en supposant que ce cas soit offert à l'examen, la coïncidence et la nature même de ces troubles intenses de la sensibilité ne permettraient pas une bien longue hésitation.

Il peut arriver également que l'hystérie réalise l'association symptomatique suivante : parésie peu intense et anesthésie des membres inférieurs, avec amaurose, et cette association serait peut-être plus capable d'entrainer l'erreur. On l'évitera cependant aisément, même dans ce cas, en étudiant la distribution de l'anesthésie, sa répartition uniforme, son intensité, en pratiquant l'examen opthalmoscopique, en tenant compte, enfin, du début et de la marche des accidents.

En somme, l'ataxie hystérique, très intéressante au point de vue physiologique, l'est relativement moins quant à son diagnostic. Elle ne constitue pas, du reste, une maladie, mais un simple épisode, et à cet égard ne mérite pas de nous arrêter plus longtemps.

XI

Abasie. — Dans le syndrome qu'a signalé tout d'abord M. Charcot, et que j'ai moi-même décrit sous le nom d'abasie, il s'agit d'un état morbide dans lequel l'impossibilité de la station verticale et de la marche normale contraste avec l'intégrité de la sensibilité, de la force musculaire et de la coordination des mouvements des membres inférieurs. Cet état morbide se rencontre fréquemment chez des malades hystériques, associé alors à d'autres manifestations de la névrose ; mais il peut se présenter à l'état isolé et chez des individus en apparence indemnes de tout stigmate hystérique.

Aussi bien dans ces derniers cas, surtout s'il s'agit d'individus âgés (les dernières observations publiées par M. Charcot ont trait précisément à des sujets de cette catégorie), le diagnostic peut-il présenter certaines difficultés.

Il importe de savoir que le trouble de la marche ne consiste pas seulement dans une impossibilité absolue de la progression (Grasset), mais qu'il est marqué d'autres fois par des désordres importants à connaître, et que M. Charcot a très clairement résumés dans la division suivante :

$$\text{Abasie}\begin{cases}\text{paralytique.}\\\text{ataxique}\ldots\ldots\ldots\ldots\ldots\begin{cases}\text{choréiforme;}\\\text{trépidante.}\end{cases}\end{cases}$$

Dans l'abasie *paralytique*, le malade ne peut pas marcher normalement, alors que souvent des modes de progression, autres que la marche normale, persistent (marche théâtrale, marche à quatre pattes).

Dans l'abasie *ataxique choréiforme*, on observe des contorsions irrégulières. Dès que le malade se met en train, il se produit des mouvements de brusque flexion, suivis d'une extension très rapide : la cuisse se fléchit sur la jambe, le tronc est projeté en avant, et souvent ces mouvements sont tellement brusques qu'ils entraînent presque le saut.

Dans l'abasie *trépidante*, le corps est incliné en avant, les membres inférieurs sont raidis dans l'extension, et la progression se fait par une sorte de trépidation rapide, rappelant ce que l'on voit dans certains cas de paraplégie spasmodique, lorsque le phénomène de l'épilepsie spinale y est très prononcé (Charcot).

Deux caractères capitaux et communs à tous ces états sont que : 1° dans la station assise, il n'existe aucun trouble ni de la sensibilité, ni de la motilité, ni de la coordination des membres inférieurs ; 2° les modes de progression autres que la marche normale persistent.

En raison de la particularité presque spécifique de ces derniers signes, on ne s'exposera pas à confondre l'abasie avec l'ataxie locomotrice, dont l'incoordination porte sur tous les mouvements, que ceux-ci soient spécialisés ou non pour la marche. Dans la maladie de Friedreich, l'incoordination motrice se manifeste également pour tous les mouvements. Nous avons dit que l'ataxie hystérique ne se produisait, elle, que lors d'occlusion des yeux. On confirmera le diagnostic par la recherche des stigmates de l'hystérie qui coexistent souvent avec l'abasie.

XII

Paramyoclonus multiplex. — Cette affection a été introduite dans la nosographie par Friedreich, en 1882, et décrite en France, pour la première fois, par M. Marie (1886). Elle consiste en des secousses musculaires qui occupent plus ou moins symétriquement un certain nombre de groupes musculaires des membres supérieurs et inférieurs. Le triceps brachial, le triceps sural, sont le plus souvent pris ; les muscles de la face sont habituellement respectés. Le nombre des convulsions varie suivant les muscles et suivant les moments. Leur intensité est également très variable, susceptible, dans un cas, de déterminer un changement de position du membre, ne produisant, dans un autre cas, qu'un léger mouvement. Les secousses disparaissent pendant le sommeil. Elles n'ont pas lieu pendant la durée de l'exécution des mouvements volontaires, qui ont, de plus, la propriété de les faire disparaître. Enfin, et c'est là un caractère très important, il est possible de les provoquer artificiellement. Les excitations cutanées (chatouillement, piqûre, impression du froid), la percussion des tendons, leur donnent ordinairement naissance. Certaines positions des membres, la pression des muscles, les déterminent également. Ajoutons qu'on ne peut constater aucun autre trouble de la motilité, des réactions électriques ni de la sensibilité.

Le paramyoclonus survient d'ordinaire chez des sujets d'un âge moyen, souvent entachés d'une tare nerveuse, à la suite d'une frayeur ou d'un traumatisme.

Ses caractères sont assez significatifs par eux-mêmes, et, si l'affection peut être confondue avec la maladie des tics (Gilles de la Tourette), ou avec certaines chorées, il est presque impossible de ne pas la distinguer des états morbides qui nous occupent.

XIII

Maladie de Thomsen. — Décrite pour la première fois par Thomsen, en Allemagne, par MM. Ballet et Marie (1883), en France, et bien étudiée par Erb, cette affection a reçu également le nom de myotonie congénitale. M. Charcot lui a consacré une de ses leçons cliniques de l'an dernier. Elle est caractérisée par deux ordres de phénomènes : 1° une contraction tonique des muscles, au début des mouvements volontaires ; 2° des troubles spéciaux des réactions électriques (réaction myotonique électrique My. R.). Le premier de ces caractères consiste en ceci : lorsque le sujet contracte les muscles de sa main dans l'action de prendre un objet, par exemple, ceux-ci ne se décontractent pas

immédiatement et restent un certain temps comme téta-
nifiés. Le malade tourne-t-il la tête d'un côté, il reste immo-
bilisé un instant dans cette direction. Cette disposition
morbide est répartie dans tous les muscles de la vie de relation (yeux et larynx compris), mais ne s'étend pas à ceux
de la respiration, de la miction, etc. De plus, elle n'existe
qu'au commencement des mouvements et ne tarde pas à
s'épuiser. Ainsi, le même malade, dont, à la première expérience, la main fermée n'a pu s'ouvrir qu'après quelques
secondes, verra cette anomalie disparaître lorsqu'il aura
exécuté plusieurs fois la même manœuvre.

Les réactions électriques spéciales, qui constituent le
second des grands caractères de l'affection, ont été formulées très précisément par M. Charcot, qui a confirmé, à ce
point de vue, les recherches de Erb, dans la leçon à laquelle
j'ai fait allusion (1).

La maladie de Thomsen est une maladie de famille, dont
on possède actuellement quinze ou vingt exemples. Il est
à remarquer qu'elle peut coexister, chez le même sujet,
avec la paralysie pseudo-hypertrophique et avec l'ataxie
locomotrice. Dans ce seul dernier cas, elle risquerait
d'échapper à l'examen, mais elle ne sera jamais confondue,
si l'on se rappelle le caractère spécial du trouble musculaire, et surtout si l'on recherche la réaction myotonique.

XIV

Ataxie cérébelleuse. — Le syndrome désigné sous ce
nom se présente dans des cas assez différents: néoplasies

(1) Charcot. *Leçons du mardi*, 1888, p. 525.

encéphaliques, vertige de Ménière, sclérose en plaques. Il détermine des troubles de la station et de la marche, qui risquent d'en imposer pour l'une ou l'autre des incoordinations motrices que nous avons examinées, et en particulier pour l'ataxie, la maladie de Friedreich et l'abasie.

La sensation vertigineuse peut, dans quelques cas, être assez intense pour, à elle seule, rendre la marche tout à fait impossible, et, comme alors on constatera l'intégrité de la force musculaire et la coordination des mouvements au repos, on serait tenté de la confondre avec l'abasie. D'autres fois, le trouble de la démarche, les signes du vertige de Ménière — qui figure parfois parmi ceux de la période pré-ataxique — feront songer à l'ataxie. Enfin, la même démarche, coexistant avec du nystagmus et de l'embarras de la parole, formera un ensemble propre à donner l'idée de la maladie de Friedreich.

La démarche cérébelleuse est vacillante, en zigzag et ressemble d'une manière frappante à celle de l'ivresse.

Les mouvements incoordonnés ne sont pas limités aux muscles des membres inférieurs seulement, mais ils s'étendent à tous ceux dont la contraction synergique concorde pour la station. Les malades accusent, en même temps, des sensations subjectives de mouvement, qui peuvent, jusqu'à un certain point, rendre compte des désordres de leur allure. Il leur semble qu'ils marchent sur le pont d'un navire, qu'ils sont entraînés par un tourbillon, que le sol se déplace sous leurs pieds, que les objets environnants subissent des mouvements de translation, etc. Tous ces phénomènes sont communs aux divers vertiges cérébelleux, mais on les différenciera entre eux par les signes propres à chacun des états morbides qui les provoquent.

Après ce que nous en avons dit, il sera relativement aisé

de distinguer les ataxies cérébelleuses des autres incoordinations motrices où n'interviennent pas ces troubles subjectifs. Toutefois, on se rappellera que l'ataxie, dans la maladie de Friedreich, consiste en une combinaison d'incoordination et de titubation ; on ne s'exposera pas, cependant, à confondre cette dernière avec la titubation de la sclérose en plaques, car elle s'en sépare par sa lente et progressive évolution, ses déformations particulières, l'absence de tremblement et la perte des réflexes rotuliens.

XV

En résumé, le *tabes*, déjà si spécialisé au point de vue anatomique, conserve aussi son individualité propre au point de vue clinique, et, si l'on excepte quelques cas exceptionnels de nervo-tabes, aucune autre affection, parmi celles qu'on a voulu en rapprocher, ne s'identifie suffisamment à lui pour mériter même le nom de *pseudo-tabes*, qui devrait être abandonné.

XI

LÉSIONS ET NATURE DU TABES DORSALIS (1)

Messieurs,

Mon maître, M. le professeur Charcot, m'a fait le grand honneur, dont je tiens à le remercier dès l'abord, de me confier la tâche de vous exposer les principaux caractères de l'anatomie pathologique du tabes dorsalis, tâche périlleuse, car il s'agit là d'une question des plus importantes en neuropathologie. Elle y occupe, en effet, une place considérable, et, de plus, malgré les innombrables travaux auxquels elle a donné lieu et dont vous pourriez juger par la lecture d'une revue très complète que vient de leur consacrer M. Möbius, elle n'est pas, tant s'en faut, complètement élucidée.

L'opinion des pathologistes est, en effet, loin d'être unanime sur la filiation des altérations et sur la nature même de la maladie. Aussi est-ce précisément de ces lésions, et surtout des interprétations qu'elles me paraissent auto-

(1) Leçon faite à la Salpêtrière, le 4 mars 1892.

riser au point de vue de l'origine du tabes, que je vous entretiendrai.

Pour poser les données du problème que je me proposerai sinon de résoudre, au moins d'éclaircir, il ne sera pas inutile de vous rappeler, au préalable, en quelques mots, comment s'est échafaudé le domaine de ce que nous savons actuellement des altérations nerveuses qui président à la genèse de la maladie de Duchenne.

De même que les lésions médullaires de la syringomyélie — cette nouvelle venue dans la clinique neuropathologique — ont été signalées par Ollivier, d'Angers, bien avant que le type clinique de cette même maladie n'ait été déterminé par Kahler et Schultze, de même les altérations du névraxe propres à l'ataxie ont été figurées par Cruveilhier avant que ne parût la mémorable description de Duchenne, de Boulogne.

Mais, en ce qui concerne le tabes, il est à remarquer que ses symptômes ne furent pas rapportés d'emblée à la lésion spinale, et que, pendant un temps, certains observateurs considérèrent l'ataxie locomotrice comme une névrose. Telle était du moins l'opinion qu'exprimait Trousseau dans le *Dictionnaire de Médecine* en 1865.

A cette première période de tâtonnements, qui devait néanmoins aboutir à l'établissement du rapport qui existe entre les lésions des cordons postérieurs de la moelle et l'ataxie locomotrice resteront attachés les noms de Froriep, de Hutin, de Monod, d'Ollivier d'Angers, de Cruveilhier enfin, qui décrivirent surtout les altérations spinales *macroscopiques* du tabes.

Rokitanski et Türk en donnèrent ensuite les caractères *microscopiques*, et Bourdon et Romberg montrèrent les liens étroits qui unissaient la maladie à ces altérations.

Plus tard, on observa que certaines parties des cordons postérieurs pouvaient dégénérer dans d'autres cas que le tabes, et une étape progressive importante fut alors marquée dans cette histoire anatomique par les travaux entrepris, ici même, à l'instigation de M. Charcot, par M. le professeur Pierret. Cet auteur précisa la localisation des lésions dans les cordons postérieurs et montra qu'elles s'y limitaient dans une zone particulière qu'il appela, avec M. Charcot, les *bandelettes externes*. Ces constatations furent confirmées ultérieurement par Westphal, Strümpell et reçurent une véritable consécration, lorsqu'après les travaux de Flechsig, de Bechterew, de M. Raymond, il fut établi que cette localisation témoignait de la *systématisation* de la lésion, en ce qu'elle répondait à l'altération d'un *système* fasciculaire embryologique délimité.

L'anatomie pathologique du tabes paraissait donc, dès lors, tout à fait simple ; mais des recherches plus approfondies firent découvrir de nouvelles lésions : dans le bulbe, dans le cerveau, dans la substance grise de la moelle, enfin dans les nerfs périphériques cutanés, et l'on tenta de déposséder l'altération des cordons postérieurs de la moelle épinière du rôle primordial qu'il avait paru jusque-là légitime de lui assigner. En même temps, la nature du processus histologique comme aussi l'origine de la maladie devenaient l'objet de controverses qui n'ont pas encore pris fin actuellement.

Messieurs, je puis vous dire par avance, avant que l'exposé des faits ne l'ait confirmé, que les lésions les plus constantes et les plus caractéristiques du tabes siègent dans la *moelle épinière*, et en particulier dans les *cordons postérieurs*. Aussi étudierons-nous tout d'abord la topographie normale du terrain où nous assisterons ensuite à l'évolution du processus pathologique.

Le schéma que je vous représente, et qui est tiré de la *Séméiologie des maladies nerveuses* que j'ai publiée avec M. Onanoff, vous aidera à vous rendre compte des rapports qui existent entre les divers segments du névraxe, tels qu'ont permis de les délimiter les données de l'anatomie pathologique, de l'embryologie et de la physiologie expérimentale; car, morphologiquement parlant, et en ce qui concerne les faisceaux blancs en particulier, ces divisions ne sont pas appréciables.

Vous voyez que la substance grise ne comporte que très peu de divisions; dans sa corne antérieure (A), vous distinguez plusieurs groupes cellulaires (F, G, H); un autre groupe (D) est situé au point d'union des deux cornes : c'est la colonne de Clarke; la substance grise compte enfin un grand nombre de cellules nerveuses (D'), disséminées en avant de ce petit territoire qui coiffe pour ainsi dire la corne postérieure, et que l'on appelle la substance gélatineuse de Rolando (B'). Je ne fais que mentionner les parties centrales : commissure blanche antérieure (L) et commissure grise (M), laquelle contient quelques fibres blanches, avant d'en arriver à la substance blanche. Celle-ci est divisée, par l'extrémité de la corne postérieure, en deux grandes régions, l'une située en avant de cette corne et qui comprend les faisceaux pyramidaux directs (P) (ou de Türk) et croisés (T), le faisceau cérébelleux direct (S), le faisceau de Gowers (R) et le faisceau antéro-latéral (Q). Ce départ fait, nous avons encore à mentionner deux petits territoires accolés à la corne grise : la zone marginale ou faisceau limitant (U) et la zone externe de Lissauer (W), qui se rattachent déjà, jusqu'à un certain point, aux cordons postérieurs, qu'il nous reste à considérer. En allant de dedans en dehors, soit de la scissure longitudinale (O) vers la corne (C), nous trouvons successivement un premier faisceau, le cordon de

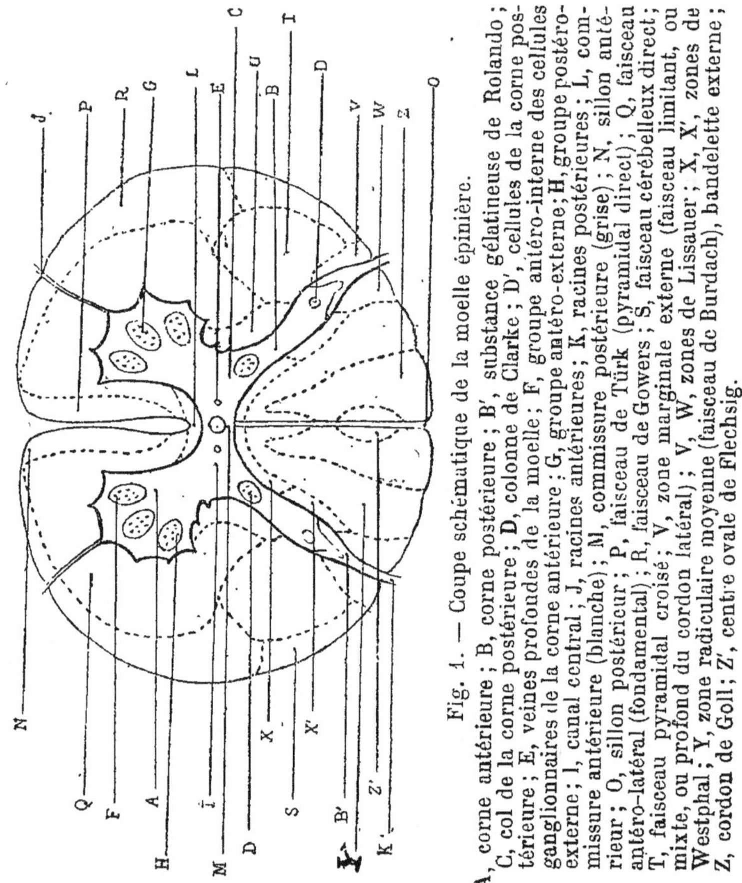

Fig. 1. — Coupe schématique de la moelle épinière.

A, corne antérieure ; B, corne postérieure ; B', substance gélatineuse de Rolando ; C, col de la corne postérieure ; D, colonne de Clarke ; D', cellules de la corne postérieure ; E, veines profondes de la moelle ; F, groupe antéro-interne des cellules ganglionnaires de la corne antérieure ; G, groupe antéro-externe ; H, groupe postéro-externe ; I, canal central ; J, racines antérieures ; K, racines postérieures ; L, commissure antérieure (blanche) ; M, commissure postérieure (grise) ; N, sillon antérieur ; O, sillon postérieur ; P, faisceau de Türk (pyramidal direct) ; Q, faisceau antéro-latéral (fondamental) ; R, faisceau de Gowers ; S, faisceau cérébelleux direct ; T, faisceau pyramidal croisé ; V, zone marginale externe (faisceau limitant, ou mixte, ou profond du cordon latéral) ; V', W, zones de Lissauer ; X, X', zones de Westphal ; Y, zone radiculaire moyenne (faisceau de Burdach), bandelette externe ; Z, cordon de Goll ; Z', centre ovale de Flechsig.

Goll (Z), qui en renferme un autre plus petit, appelé centre ovale de Flechsig (Z'), puis un faisceau médian, la bandelette externe, zone radiculaire moyenne, ou faisceau de

Burdach (Y) ; enfin, une mince région qui s'applique immédiatement à la substance grise et dont les divisions répondent successivement, d'avant en arrière, aux zones de Westphal (X,X') et à la zone interne de Lissauer (V'W).

Ces notions purement topographiques seraient incomplètes, si je ne vous disais maintenant quelle est la signification de ces territoires, ou mieux comment se comportent les faisceaux de fibres auxquels ils correspondent.

Voici, à cet égard, ce qui paraît le mieux établi, d'après les recherches de Flechsig, de Bechterew et de Rossolimo.

Les cordons postérieurs dans leur ensemble — exception faite pour les fibres commissurales qui entrent pour une part dans leur constitution — proviennent des racines postérieures. Mais retenez, dès à présent, ce fait très important : toutes les fibres des racines, presque à leur entrée dans la moelle, se mettent d'abord en relation avec les cellules nerveuses de la substance grise, et ce n'est qu'après cela qu'elles fournissent les faisceaux longs des cordons postérieurs.

Ces racines, et vous pouvez suivre la description sur la figure que j'ai fait placer sous vos yeux, se divisent en deux sortes de fibres (A et B) au niveau de leur entrée dans la moelle : des fibres grosses et des fibres grêles, lesquelles, dans les racines mêmes, au moment d'aborder la moelle, se disposent, les premières à la partie interne (A), les autres à la partie externe (B). Ainsi sont constitués deux faisceaux : le faisceau interne à fibres grosses et le faisceau externe à fibres grêles.

Voyons ce que vont devenir chacun de ces deux faisceaux. Le faisceau interne se dévie en dedans pour entrer dans la moelle au niveau de la substance gélatineuse de Rolando et de la partie externe du faisceau de Burdach qu'il constitue (G). Ayant pénétré ainsi dans la substance grise, il se divise en trois parties : l'une postérieure (II) se termine dans les cellules attenant à la substance de Rolando, une autre antérieure (I) se .rend aux cellules des cornes antérieures, la troisième médiane (L) gagne la colonne de Clarke. Les fibres destinées aux cellules antérieures se divi-

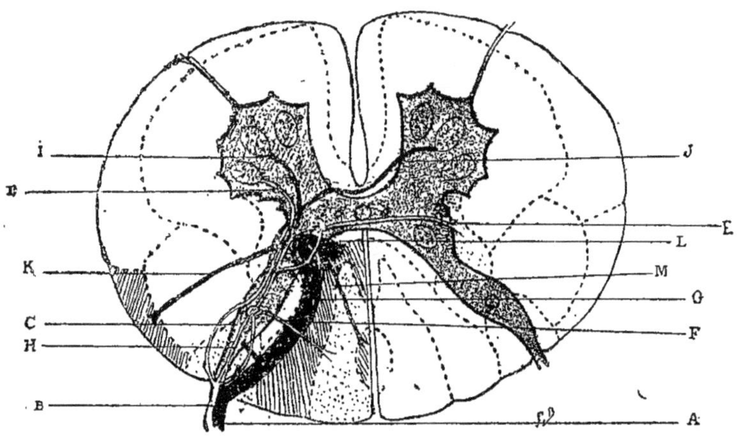

Fig. 2. — Schéma représentant la disposition des faisceaux.
A, faisceau interne à grosses fibres; B, faisceau interne à fibres grêles; C, partie de ce faisceau se rendant aux cellules postérieures ; D, partie se rendant aux cellules antérieures ; E, au faisceau limitant; F, au cordon de Goll ; G, partie du faisceau interne occupant la zone interne du faisceau de Burdach ; H, partie se rendant dans la substance gélatineuse ; I, aux cellules antérieures du même côté et J, du côté opposé ; K, partie se rendant au faisceau cérébelleux ; L, au faisceau de Burdach ; M, au centre ovale de Flechsig.

sent pour fournir aux groupes antéro-externes de ces deux cornes, et le rameau destiné aux cellules de la corne opposée (J) traverse, pour y arriver, la commissure blanche antérieure et une partie du faisceau antéro-latéral. Quant au faisceau que nous avons suivi jusqu'à la colonne de

Clarke, il ne se termine pas là, il en ressort divisé en deux fascicules, dont l'un (K) va former le faisceau cérébelleux direct, l'autre (L) la partie interne restante du faisceau de Burdach et (M) une partie du centre ovale de Flechsig.

Du faisceau externe à fibres grêles, une partie se dévie tout à fait en dehors à son entrée dans la moelle pour correspondre à la zone marginale externe de Lissauer, le reste gagne la substance gélatineuse de Rolando. Parvenu dans la substance grise, le faisceau externe à fibres grêles se divise en deux parties : l'une de ces parties (D) se termine dans les cellules antérieures du groupe postéro-externe du même côté ; l'autre (C) se jette dans les cellules nerveuses qui occupent cette région de la corne située immédiatement en avant de la substance gélatineuse de Rolando. Cette dernière partie en ressort ensuite divisée en deux fascicules, dont l'un (E) va former le faisceau limitant correspondant à la zone marginale du côté opposé, et l'autre (F) le cordon de Goll.

Messieurs, j'ai, à dessein, et pour mieux vous faire saisir cette disposition compliquée, un peu schématisé, en négligeant certains détails de peu d'importance ; mais vous pouvez juger, néanmoins, qu'en résumé l'un et l'autre des deux faisceaux constitutifs des racines forme un système relativement analogue. L'un et l'autre se divisent, à leur entrée dans la moelle, en deux parties, celles-ci terminales qui se rendent aux cellules antérieures, celles-là non terminales qui se jettent dans les cellules postérieures de la substance grise.

De même, chacune de ces dernières parties de l'un et l'autre faisceau, offre, au sortir des cellules, deux fascicules, dont les uns sont destinés aux faisceaux antéro-latéraux, — faisceau cérébelleux, faisceau limitant, — les autres aux faisceaux postérieurs, — faisceaux de Burdach et de Goll.

Il importe que vous sachiez dès à présent, mais j'aurai occasion d'y revenir, qu'au point de vue *embryologique*, le faisceau interne, à grosses fibres, se développe le premier. Au point de vue *physiologique*, la section du faisceau de Burdach n'est pas douloureuse, au contraire de ce qui se passe lorsqu'on fait porter le traumatisme expérimental sur le sommet de la corne postérieure, c'est-à-dire lorsqu'on atteint le faisceau externe à fibres fines. Ce dernier sert donc à la sensibilité cutanée, en ce qui a trait du moins à celui de ses fascicules qui s'entre-croise pour donner le faisceau limitant, car l'autre fascicule, celui qui se rend au cordon de Goll, paraît être proposé à des réflexes cutanés destinés à assurer l'équilibre. Étant donné que la section du faisceau de Burdach n'est pas douloureuse, ne sert pas, par suite, à la sensibilité cutanée, que, d'autre part, l'ablation du cervelet où se rend le faisceau cérébelleux direct ne compromet pas le sens musculaire, on admet par exclusion que ce mode de sensibilité est desservi par cette partie du faisceau interne ; et cela s'expliquerait d'autant mieux que les relations de l'un des fascicules de ce faisceau interne avec les cellules antérieures rendrait compte de son action dans les phénomènes réflexes.

Nous serons, dès à présent, mieux en mesure d'aborder l'exposé des lésions. Bien que celles-ci soient susceptibles de porter, dans certains cas, sur la plupart des territoires du système nerveux central et périphérique, ce pourquoi il nous les faudra passer successivement en revue, dans la moelle épinière, le bulbe, les racines et nerfs rachidiens, les ganglions et même le cerveau, ce n'est que dans la moelle qu'elles se montrent constantes et surtout spécifiques.

Aussi sont-ce les altérations de la *moelle* qui nous occuperont en premier lieu et avec le plus de soin.

A l'autopsie d'un sujet mort au cours du tabes, les désordres sont appréciables à l'*œil nu*, pour peu que la myélopathie soit relativement *ancienne*.

On constate le plus souvent une vascularisation anormale de la pie-mère, qui, à la partie postérieure du névraxe, présente un aspect louche et un épaississement plus ou moins appréciable. On est frappé en même temps de l'atrophie des racines postérieures. Alors qu'à l'état habituel celles-ci sont plus grosses que les antérieures, dans le cas pathologique qui nous occupe, ce rapport est renversé. De plus, ces racines sont grisâtres, comme transparentes.

A l'incision de la moelle, cette même coloration grisâtre, qui tranche sur la couleur des autres parties, se montre sur toute l'étendue des cordons postérieurs, au niveau de la région dorso-lombaire, qui est son siège de prédilection, et l'on voit la bande à laquelle elle correspond diminuer en s'effilant vers la région supérieure, où elle n'occupe plus qu'une partie des cordons postérieurs.

Dans les cas *récents*, il n'en est plus ainsi, et l'examen à l'œil nu ne permet de reconnaître qu'une petite différence de coloration souvent inappréciable de la partie moyenne des cordons postérieurs.

Au point de vue *histologique*, ce sont ces cas de début qu'il importe d'étudier avec le plus de soin, car alors la lésion est réalisée, à l'état de pureté pour ainsi dire, n'étant pas encore compliquée de tous les désordres secondaires qui surviennent souvent à une période plus avancée. Il n'existe encore qu'un très petit nombre de ces intéressantes observations, que M. Raymond a réunies tout récemment dans un remarquable mémoire, où il a montré la

15

constance de la localisation du processus pathologique.

Au point de vue topographique, la lésion est alors cantonnée dans le centre des *cordons postérieurs*, où elle occupe plus ou moins symétriquement la région que nous connaissons sous le nom de faisceau de Burdach (zone radiculaire moyenne, ou bandelette externe).

La bande scléreuse ainsi constituée est tout à fait limitée et n'empiète ni en avant sur la zone antérieure de Westphal, ni en dehors sur la zone qui borde la corne, ni en dedans sur le cordon de Goll, ni en arrière sur les parties marginales contiguës aux méninges. C'est là une constatation très importante, et nous nous en autoriserons ultérieurement lorsque nous aurons à envisager les théories par lesquelles on a cherché à interpréter ces données. Ajoutons qu'à cette phase initiale les racines postérieures, les nerfs périphériques, le système vasculaire, les méninges enfin se sont montrés indemnes dans la plupart des observations, notamment dans les plus récentes, celles de Nonne, de M. Raymond et dans celle que nous-même avons recueillie.

Dans d'autres cas, la lésion est plus avancée, quoiqu'elle n'ait pas envahi encore la totalité des cordons postérieurs. Il existe alors, outre la sclérose des faisceaux de Burdach, une mince bandelette scléreuse attenant de chaque côté à la scissure médiane, au niveau du centre ovale de Flechsig, et, cette bande étant reliée à la précédente par une strie oblique, il en résulte que la sclérose revêt alors l'aspect d'un M sur une coupe transversale.

Plus tard, la lésion s'étend dans la même région des cordons postérieurs, gagnant successivement, et dans l'ordre où je vous les indique, la totalité de la zone moyenne, la zone interne, les zones postéro-médianes, les zones postéro-latérales enfin, puis, en dernier lieu et plus rarement, les zones antérieures, qui, même dans les cas très avancés, sont relativement respectées, ainsi que vous pourrez vous en rendre compte sur les préparations que je vous soumettrai, et qui sont les projections photographiques des planches de l'*Atlas d'Anatomie pathologique* que j'ai publié avec M. Londe.

En somme, les cordons postérieurs dans presque toute leur étendue et, de plus, la zone postéro-latérale, zone marginale de Lissauer finissent par être envahis. A cette période de l'affection, et lorsque le maximum des lésions occupe, comme c'est le cas le plus fréquent, la région lombaire, elles diminuent d'étendue à mesure que l'on s'écarte de leur foyer principal, tant vers les parties inférieures que vers les parties supérieures de la moelle. Mais, de ce côté, il est presque constant que ce soit la sclérose du seul faisceau de Burdach qui diminue ainsi de bas en haut. La lésion augmente, au contraire, dans le faisceau de Goll, au point que, dans la région cervicale, elle est confinée à ce dernier faisceau. Cette apparence est due à ce que ce cordon augmente normalement d'étendue de bas en haut, mais sa lésion est le fait d'une dégénération secondaire.

Si l'on en doutait, l'examen de certains cas plus rares, de ceux de tabes à localisation cervicale, suffirait à confirmer cette notion. Il arrive là, en effet, au début du moins, que la lésion est, de même, tout à fait limitée au faisceau de Burdach, et que le faisceau de Goll n'y prend aucune part.

Il nous faut ajouter que, dans des circonstances rares, et dont les conditions ne sont pas toutes déterminées, la sclérose franchit ses limites habituelles et qu'on la voit envahir les faisceaux pyramidaux et cérébelleux directs.

La *substance blanche* de la moelle n'est pas seule affectée, et on a trouvé des lésions de la substance grise, les unes assez fréquentes dans les cornes postérieures, les autres plus rares dans les cornes antérieures.

En raison des rapports si étroits que nous avons constatés entre les cordons postérieurs et les cellules postérieures, il semblerait que les lésions de ces derniers éléments dussent être constantes dans le tabes. Or, à s'en tenir aux faits qu'on a publiés jusqu'à présent, leur altération serait moins que certaine. Mais je dois vous prévenir, à cet égard, que l'examen histologique de la substance de ces cornes est, au point de vue technique, extrêmement laborieux ; les cellules nerveuses y sont beaucoup plus petites et ne se groupent pas d'une façon nette, comme elles le font dans les cornes antérieures ; de plus, le réseau fibrillaire des tubes nerveux et les apparences spéciales que revêt la névroglie pour former la substance gélatineuse contribuent à rendre les recherches histologiques difficiles. Aussi serions-nous tenté d'attribuer en partie à ce motif la relative rareté des cas où les lésions de ces régions sont nettement affirmées, un grand nombre d'observateurs n'osant se prononcer d'une façon catégorique. Toutefois, d'après Weigert et Lissauer, qui, après Pierret, ont signalé les lésions de cette substance, les colonnes de Clarke seraient toujours altérées dans le tabes dès son début. On constaterait, à leur niveau, de la dégénération du réseau nerveux fibrillaire. Quant aux cellules disséminées dans l'extrémité de la corne, elles ont été trouvées lésées dans un grand nombre de cas par Vulpian et Lockhardt-Clarke.

Ce seraient là des lésions propres au tabes, en quelque sorte, et nous ne manquerons pas, sous la réserve des aléas inhérents à l'étude de la région, de faire ressortir leur intérêt quant à la nature des altérations nerveuses de la maladie.

Les troubles de la *substance grise antérieure* de la moelle, qu'il me reste à vous mentionner, n'interviendraient, eux, qu'à titre purement accidentel. Ces lésions n'ont été vues, en effet, que dans les cas relativement rares où le tabes s'était compliqué d'amyotrophie musculaire. Elles consistent en l'atrophie et la disparition des cellules ganglionnaires de ces cornes. Et, à cet égard, les faits négatifs d'observations d'amyotrophie tabétique dans lesquels les cornes antérieures de la moelle ont été trouvées indemnes par M. Déjerine ne sauraient infirmer la valeur des faits positifs de MM. Charcot, Joffroy, Westphal, Leyden, Pierret, Raymond et Condoléon.

Nous allons voir, du reste, en ce qui concerne le *bulbe*, que, lorsqu'il est atteint, les lésions de sa substance grise, les altérations nucléaires sont peut-être plus fréquentes que celles de ses faisceaux blancs.

Des faisceaux blancs du bulbe, ce sont tantôt les cordons grêles, tantôt les cordons cunéiformes qui sont affectés. Dans le second cas seul, il s'agit de la lésion tabétique, la sclérose des cordons grêles devant être considérée comme une dégénération secondaire ; et cela, vous le comprendrez aisément en vous souvenant que ceux-ci représentent la continuité des cordons de Goll, et ceux-là celle des faisceaux de Burdach. L'une et l'autre altération dépendent de la localisation initiale, lombaire ou cervicale, de la myélopathie. Nous n'avons pas vu que l'on ait mentionné l'extension des lésions au delà de la région bulbaire qui correspond à l'entrecroisement des pyramides postérieures.

Du côté de la substance grise bulbaire, on a signalé des atrophies portant sur la plupart des noyaux d'origine des nerfs craniens : trijumeau, hypoglosse, spinal, auditif (Westphal, Hayem, Pierret, Fournier, Koch et Marie, Raymond et Artaud, Ballet et Minor, Marie et Onanoff).

Quant aux lésions protubérantielles et pédonculaires des noyaux d'origine des nerfs oculo-moteurs, elles se voient plus souvent encore (observations de Erb, de Gowers, Hutchinson, Kahler, Buzzard, Westphal, Blocq et Onanoff), et je vous en montrerai, pour ma part, un exemple caractéristique. Cela n'a, du reste, rien qui vous doive surprendre, étant donnée la fréquence des ophtalmoplégies — dites cliniquement nucléaires — au cours du tabes.

J'en arrive, Messieurs, aux lésions des *racines postérieures et des nerfs rachidiens.* Ce sont celles qui offrent le plus d'importance, après celles du névraxe lui-même.

En ce qui concerne les racines postérieures, je vous ai dit déjà qu'on les voyait atrophiées à l'œil nu dans les régions correspondant aux lésions des cordons postérieurs; ces altérations sont, jusqu'à un certain point, proportionnelles, quant à leur intensité, à celles des cordons eux-mêmes.

Mais, et j'insiste à dessein sur ce point, il existe des faits incontestables de tabes, dus à MM. Pierret et Westphal, où les lésions des cordons postérieurs étaient tout à fait caractéristiques et où, malgré cela, les racines postérieures étaient indemnes. M. Raymond, dans le travail auquel j'ai déjà fait allusion, n'a pas manqué de mettre en relief cette même particularité de son observation.

Il en est ainsi pour ce qui a trait aux lésions des *nerfs sensitifs ;* pour fréquentes qu'elles soient, on ne saurait les regarder comme constantes. Ces lésions, qui ont été vues tout d'abord par M. Pierret, puis par Westphal, Pitres et Vaillard, et auxquelles M. Déjerine a consacré des études spéciales et attribué une importance capitale dans la pathogénie du tabes, peuvent faire défaut, ainsi que cela résulte, en particulier, des observations de MM. Oppenheim, Siemerling et Raymond.

Aussi croyons-nous, en l'état actuel des choses, devoir distraire du *tabes vrai*, que seul nous considérons ici, les cas, plus ou moins analogues *cliniquement* au tabes, dans lesquels l'autopsie n'a permis de découvrir de lésions que dans les seuls nerfs périphériques, cas décrits par M. Déjerine et par Leyden, sous la dénomination de *nervo-tabes périphérique*.

Pour ce qui est des *nerfs moteurs*, on les a trouvés dégénérés, alors qu'il existait en même temps de l'amyotrophie, et cela non seulement dans les cas où les cellules des cornes antérieures de la moelle étaient altérées, mais même alors qu'elles paraissaient intactes.

Ce que je viens de dire, je puis le répéter des lésions des divers *nerfs craniens*, sensitifs ou moteurs, qui se rendent aux organes des sens : trijumeau, hypoglosse, auditif, nerfs oculaires et optiques, qui ont été trouvés lésés avec ou sans altération histologiquement appréciable de leurs noyaux. Les *ganglions rachidiens* présenteraient des lésions, plus inconstantes encore, et là nous ne saurions invoquer, comme nous l'avons fait en ce qui concerne les cornes postérieures, les difficultés techniques de leur préparation; les cellules nerveuses y sont, en effet, volumineuses et faciles à dépister. Vulpian a notamment insisté sur l'intégrité que ces ganglions présentaient dans les examens qu'il en avait pratiqués.

Je vous signalerai, sans m'y arrêter, les altérations que Jendrassik, puis Kahler ont décrites, dans l'*écorce grise* des circonvolutions cérébrales des régions postérieures et inférieures des hémisphères, lésions qui seraient plus ou moins analogues à celles que Mendel a attribuées à la paralysie générale, car, en raison de la concomitance relativement fréquente de cette dernière affection, ces constatations perdent, évidemment, de leur valeur, au point de vue des rapports originels des lésions cérébrales avec le tabes.

Je n'ai guère fait, jusqu'à présent, que vous dénombrer en quelque sorte les lésions et vous en montrer la distribution. Il me reste à vous indiquer brièvement quelle en est la nature histologique.

Les altérations des *nerfs périphériques* et des racines rachidiennes sont celles de la névrite dégénérative. Elles sont caractérisées par la disparition des fibres à myéline, qui sont remplacées par des gaines vides, avec multiplication plus ou moins abondante des noyaux.

Celles du *nerf optique* diffèrent, ainsi que l'a bien établi M. Achard, de celles des nerfs périphériques, en raison de la structure elle-même de ce nerf. Elles ressemblent de point en point à celles des faisceaux spinaux que nous allons décrire.

Les lésions *nucléaires* se manifestent par la diminution plus ou moins considérable du nombre des éléments cellulaires, de plus par l'atrophie, les déformations et les infiltrations qu'offrent ces éléments.

Quant à l'altération des *faisceaux blancs* de la moelle, on constate, au niveau des régions lésées, la disparition plus ou moins complète des tubes nerveux, ou seulement, et alors au début, la fragmentation de leur myéline (la disparition du cylindre-axe ne venant qu'ensuite) et la prolifération de la névroglie avec multiplication assez peu abondante de ses noyaux. Les vaisseaux sont le plus souvent, mais non pas toujours, comme on l'a prétendu, atteints d'endo-péri-artérite. La lésion vasculaire a manqué, en effet, dans plusieurs des cas de tabes incipiens. Aussi n'aurait-elle pas droit, à notre avis, à l'importance que certains auteurs lui ont conférée, du moins au point de vue de sa signification pathogénétique dans le processus destructif.

Il s'agit là, Messieurs, et la discussion soulevée il y a peu de temps, à cet égard, semble close depuis les récentes affirmations de Weigert, d'Achard et de Dana, d'une sclérose névroglique, *identique dans sa nature* à celle des autres scléroses de la moelle épinière : maladie de Friedreich, sclérose en plaques, sclérose latérale amyotrophique, dégénération secondaire, etc.

Les données de la seule .histologie qui montrent que, dans les cas d'*inflammation* aussi bien que dans les cas de *dégénération*, on a affaire à une destruction des éléments nerveux et à une prolifération du tissu névroglique ne permettent pas encore de résoudre d'une façon décisive la question de savoir lequel de ces deux grands processus entre ici en jeu. Par contre, la démonstration de la *systématisation* non équivoque de la lésion tabétique est dès maintenant assez bien établie pour qu'on soit autorisé à lui demander la solution de cette question.

Cette démonstration, nous la devons aux recherches combinées dans des voies différentes par MM. Charcot et Pierret, d'une part, par MM. Flechsig et Bechterew, d'autre part.

Au cours du développement des centres nerveux, l'apparition de la myéline dans les tubes est considérée comme la marque de l'état de développement complet de ces éléments. Et, en réalité, ceux-ci ne deviennent excitables que dès cette période de leur formation. Or, le fait que cette myéline se montre à une même époque, dans un même ensemble de tubes, alors que les autres fibres en sont encore dépourvues, ce fait prouve que cet ensemble de tubes est parvenu à un même stade d'évolution. Il est ainsi *différencié* et peut être considéré comme un faisceau distinct.

On s'est rendu compte, au surplus, qu'à ces différences embryologiques des faisceaux correspondaient des distinctions d'ordre physiologique et pathologique ; ces faisceaux constituent donc de véritables *systèmes*.

Il vous sera aisé de concevoir maintenant ce qu'on entend par maladies systématiques. Ce sont celles qui se cantonnent dans un de ces systèmes. Un système est, en somme, l'ensemble des fibres qui réalisent un même mode d'intercalation entre les organes centraux et périphériques, qui, par conséquent, se différencient par leur développement. Cette définition de Flechsig nous paraît préférable à celle de Leyden, pour qui le système serait l'ensemble des fibres de même signification fonctionnelle.

Eh bien ! Messieurs, les cas de tabes au début, à l'enseignement desquels j'ai eu déjà plusieurs fois recours, sont tout à fait démonstratifs au point de vue de la systématisation. Ils montrent, en effet, que les lésions initiales sont strictement cantonnées dans *un seul système* de la moelle épinière, c'est-à-dire dans un appareil séparé par des lignes de démarcation fœtales. Vous pouvez vous en rendre compte en comparant ces planches qui représentent : l'une, une coupe de moelle d'embryon ; l'autre, une coupe de moelle tabétique ; les lésions répondent, comme vous voyez, à un territoire embryologiquement délimité.

Bien plus, ainsi que l'a établi M. Flechsig et que vient de le confirmer M. Raymond dans un travail que je vous ai déjà cité, et où sont examinées la plupart des observations de tabes récent, l'évolution du processus pathologique suit, pas à pas, pour ainsi dire, les stades du développement embryonnaire.

C'est successivement, et dans l'ordre même où elles sont apparues pendant la vie fœtale, que les diverses parties des cordons postérieurs sont progressivement envahies par la lésion. Les fibres du faisceau interne à fibres grosses, qui se développent les premières, sont les premières atteintes; les fibres du faisceau externe à fibres grêles, qui se développent ensuite, ne sont frappées qu'après. Dans chaque faisceau lui-même, les territoires secondaires qui les constituent sont atteints à des époques différentes, selon le rapport de leur développement (1).

Il est donc légitimement établi par là que le tabes est une maladie systématique.

Les notions que nous avons recueillies vont nous guider dans l'examen auquel nous devrons maintenant soumettre les théories nombreuses qui ont été proposées sur la nature anatomique du tabes. Ainsi qu'il était aisé de le prévoir, la plupart des parties du système nerveux étant passibles d'altérations, on a cherché à attribuer en propre à chacune d'elles le point de départ du tabes. De là des théories : *cérébrale, bulbaire, névrosique, ganglionnaire* et *spinale.*

Il existe même une dernière théorie qu'on serait tenté d'appeler *éclectique.* Pour M. Brower (de Chicago), en effet, le tabes serait, selon ses formes cliniques, tantôt d'origine cérébrale, tantôt d'origine spinale ou périphérique.

Comme vous l'aurez supposé par l'énumération que je viens de faire, je n'ai pas l'intention de m'attarder à la

---

(1) On observe un parallélisme analogue entre l'évolution pathologique et le développement embryonnaire, en ce qui concerne l'atteinte successive des divers muscles dans les myopathies primitives. MM. Babinski et Onanoff ont fait observer, en effet, que, dans ces cas, les muscles qui se développaient en premier lieu étaient aussi atteints les premiers par l'atrophie.

discussion des théories qui font dépendre le tabes de l'altération des *tissus communs* qui concourent à la constitution du névraxe : théorie de Rindfleisch, qui avait pensé que la sclérose postérieure était la conséquence d'une *méningite*, et théorie d'Ordonez, qui l'attribuait à l'altération des *petits vaisseaux*. Ces théories ont été réfutées depuis longtemps. Quant à la théorie *cérébrale*, outre qu'elle n'est encore basée que sur un très petit nombre de cas, on lui peut objecter, en dehors du doute que nous avons émis déjà au sujet de la certitude des relations de ces lésions avec le tabes, qu'elle ne s'accorde pas avec ce que nous savons de la marche des dégénérations secondaires. Celles-ci, en ce qui concerne les cordons postérieurs, se font de bas en haut, et non pas de haut en bas, comme l'exigerait une origine corticale.

Une théorie *bulbaire* a été récemment proposée par M. Berger. Pour cet auteur, il s'agirait d'une altération originelle du bulbe, qui se traduirait consécutivement par des troubles vasculaires, lesquels engendreraient eux-mêmes les diverses altérations des nerfs craniens et de la moelle épinière. Il s'appuie, pour légitimer cette hypothèse, sur le rôle de la moelle allongée dans les phénomènes vasculaires (Adamkievitz) et sur les résultats de la diminution consécutive de l'apport sanguin sur les tissus nerveux (Spronck). Des expériences consistant en cautérisations du quatrième ventricule, qui parfois ont produit des hémorragies médullaires, lui paraissent constituer des arguments de valeur en faveur de sa manière de voir. Mais, outre que les lésions du bulbe sont loin d'être constantes, on pourrait opposer à la théorie précitée qu'elle rend trop imparfaitement compte de la localisation des lésions dans les cordons postérieurs.

Contrairement à ces théories centrales, M. Déjerine,

considérant la fréquence des *névrites* dans le tabes, et invoquant en même temps les expériences de Valler, de Wagner et de Howard Tooth, — qui ont démontré le rôle trophique joué par les ganglions rachidiens vis-à-vis des racines postérieures, — fait de ces névrites le point de départ des lésions. La sclérose postérieure ne serait, pour cet auteur, que la conséquence des névrites ascendantes ; le tabes, en un mot, serait une maladie d'*origine périphérique*.

Au sujet de cette théorie, mon ami M. le Dr Babinski, dans une remarquable leçon, qu'il a professée ici-même, sur l'anatomie pathologique des névrites, a, mieux que je ne saurais le faire, exposé les raisons qu'il est possible d'invoquer à l'encontre de l'hypothèse de M. Déjerine. Il a fait remarquer — et je ne puis que partager son opinion, que corroborera, au surplus, l'argumentation que je vous soumettrai en dernier lieu — que la sclérose des cordons postérieurs précédait, dans certains cas, la lésion des racines, et surtout qu'il semblait illégitime de vouloir faire d'une lésion spécifique la conséquence d'une lésion banale.

Dans cette même leçon, M. Babinski proposait, à son tour, une théorie du tabes, qu'a développée avec talent M. le Dr Darier, dans une leçon faite dernièrement sous les auspices de M. le professeur Fournier, et publiée par la *Gazette*. Se basant, lui aussi, sur le rôle trophique des ganglions rachidiens et sur ce que, dans le tabes, la dégénérescence atteint, à la fois, le prolongement central des cellules des ganglions spinaux (racines postérieures et cordons postérieurs) et leur prolongement périphérique (nerfs sensitifs), ce savant pense qu'il serait légitime d'attribuer aux lésions, matérielles ou dynamiques, des *cellules de ces ganglions* un des rôles primordiaux (1) dans la genèse du tabes. Pour séduisante que paraisse cette théorie au premier abord, et sans vouloir tenir compte même de l'opinion de Rossolimo, qui conteste aux ganglions leur influence trophique vis-à-vis des cordons postérieurs, nous ne trouvons pas qu'elle résolve le problème de façon satis-faisante. Elle s'accorde mal, en effet, avec les faits connus dans lesquels la lésion spinale a été constatée sans altéra-tion, ni des nerfs périphériques, ni des racines.

En ce qui concerne les nerfs périphériques, ils devraient, selon cette hypothèse, du moins d'après les lois de la dégénération wallérienne, qu'elle invoque, être pris *toujours*, et *les premiers*, ce qui n'est pas toujours le cas en réalité. De plus, il importe de savoir que les fibres des racines, elles, se jettent, presque immédiatement, à leur entrée dans la moelle, dans les cellules des cornes, qui constituent de la sorte comme un nouveau centre trophique pour les cordons postérieurs. Et, en effet, après la section expérimentale des racines, entre la moelle et les ganglions, la racine elle-même, qui ne relève que du ganglion, dégénère très rapidement, alors que le cordon postérieur, qui émane aussi des cellules des cornes, ne se prend, lui, que long-temps plus tard. Il résulte de là que, pour se conformer aux résultats expérimentaux, la lésion supposée des ganglions devrait déterminer la sclérose *radiculaire* avant que n'appa-raisse la *fasciculaire*. Or, ce n'est pas cela que l'on observe le plus souvent.

Messieurs, s'il m'a été relativement aisé de vous montrer

______

(1) Je dois faire remarquer, du reste, que M. Babinski ne considère pas cette lésion des ganglions rachidiens comme l'altération unique du tabes. Il est fort possible, d'après lui, que plusieurs centres cellu-laires y participent à des degrés différents.

par quels points faibles péchaient la plupart des doctrines qui ont été formulées par les auteurs, n'allez pas croire que je sois en mesure de vous en proposer une à mon tour qui soit inattaquable. Nous sommes là, vous le comprenez, dans le domaine de l'hypothèse, et il s'en faut, d'autre part, que l'anatomie pathologique ait dit son dernier mot.

C'est toutefois à la théorie *centrale*, à l'ancienne théorie *spinale*, peut-être un peu élargie, qu'il me semble le plus logique de me rallier.

Vous savez que nous devons à M. le professeur Charcot la découverte d'une entité morbide qui porte à juste titre son nom : la sclérose latérale amyotrophique. Cette affection est la traduction clinique d'une lésion systématique du *système central moteur*, représenté dans la moelle par les *faisceaux latéraux* et les *cornes antérieures*.

Il me paraît vraisemblable qu'il s'agit pour le tabes d'une maladie relativement analogue, soit d'une lésion systématique du *système central sensitif*, représenté dans la moelle par les *faisceaux postérieurs* et les *cornes postérieures* (1).

Je pourrais invoquer à l'appui de cette opinion, outre la localisation constante des lésions dans ces régions, l'atteinte possible des diverses autres parties de l'appareil sensitivo-sensoriel.

Je n'hésite pas à considérer, d'autre part, l'incoordination des mouvements, qui a surtout servi à caractériser le tabes, comme un trouble de la sensibilité du sens musculaire, sinon par son apparence clinique, du moins par sa nature.

On m'objecterait, sans doute, qu'il existe souvent, au cours du tabes, des paralysies réelles, et parfois des amyo-

---

(1) Cette manière de voir a été, depuis, adoptée par M. Stojanowitch, dans sa thèse (*Étude critique sur les rapports du tabes et de la paralysie générale*. Th. Paris, 1893), inspirée par M. le professeur Joffroy.

trophies, indiquant la participation du système moteur.

Mais, en ce qui concerne les paralysies des muscles de l'œil, les seules que je crois devoir considérer, car les autres me semblent figurer plutôt des accidents que des épisodes ressortissant à la maladie elle-même, je ferai remarquer qu'il s'agit là d'un organe des sens dont la lésion s'explique par l'intime solidarité fonctionnelle de ses diverses parties.

Pour ce qui est des amyotrophies, les relations qui unissent, comme nous l'avons dit, le système postérieur aux cellules motrices rendent compte que le processus pathologique puisse parfois franchir ses limites habituelles.

Et, si l'on me demandait de mieux préciser le point de départ et l'évolution du processus, bien qu'étant porté à attribuer aux cellules des cornes postérieures un rôle plus important que celui qui leur a été dévolu jusqu'ici, je justifierais ma réserve en faisant observer que, dans l'état actuel de la science, l'anatomie *normale* de ce système sensitif lui-même est encore trop imparfaitement connue pour permettre de résoudre la question pathologique d'une façon aussi satisfaisante qu'elle l'a été en ce qui concerne le système moteur.

Toutefois, poursuivant le parallèle avec la sclérose latérale amyotrophique, je serai peut-être plus heureux en ce qui a trait à la notion d'origine, bien obscure, comme on sait, pour ce qui regarde la maladie de Charcot.

J'espère, en m'efforçant d'interpréter, en manière de conclusion, les notions d'anatomie pathologique que je vous ai exposées, et en vous montrant qu'elles permettent, jusqu'à un certain point, de confirmer la doctrine de l'origine névropathique du tabes, que vous me pardonnerez l'exposition aride des détails histologiques dans lesquels j'ai dû entrer.

Il ne serait pas sans danger pour moi de revenir ici, après M. Charcot, sur des arguments que lui-même a maintes fois développés devant vous, et qui militent en faveur de l'opinion qu'il professe sur ce sujet.

Je me bornerai donc, pour ne pas sortir non plus des limites qui me sont imposées par le sujet que je me suis proposé de traiter, à faire valoir devant vous dans le même but les données de la seule anatomie pathologique, en les interprétant selon les lois générales de la biologie.

On pourrait remarquer déjà *a priori* à cet égard, selon l'avis exprimé par M. Charcot, « qu'une lésion aussi nettement systématisée à un système de fibres nerveuses ne peut dépendre d'une cause accidentelle, mais doit être l'expression d'une débilité primitive congénitale, d'une condition héréditaire. »

Pour incontestablement légitime que nous semble cette manière de voir, elle n'en est pas moins une simple vue de l'esprit.

Or, l'argument que je vais vous soumettre, à l'appui de la doctrine professée par mon éminent maître, argument qui, à ma connaissance, n'aurait pas encore été mis en relief, est exclusivement tiré des faits qui viennent de faire l'objet de notre exposé, soit de la *localisation* et du *mode d'évolution* des lésions.

Je vous rappelle que l'examen pratiqué par les divers auteurs qui ont pu observer des cas de tabes au début a relevé *un fait constant* sur lequel, malgré des divergences de détail, leur opinion est unanime.

Des deux systèmes de fibres qui composent les cordons postérieurs de la moelle et qui sont atteints successivement

16

au cours du tabes, *toujours* le faisceau *interne* à grosses fibres est *uniquement affecté en premier lieu*, alors que le faisceau *externe* à fibres grêles ne se prend qu'ensuite. Il arrive même, et plusieurs autopsies en font foi, que pendant un temps très long — deux ans, dans un cas que je viens d'observer — le faisceau interne reste seul altéré.

Nous allons voir maintenant que ces deux faisceaux constitutifs des cordons postérieurs de la moelle diffèrent l'un de l'autre par des caractères essentiels. Ils se distinguent, en effet : 1° par leur structure ; 2° par l'époque de leur apparition dans la vie embryonnaire ; 3° par les fonctions qui leur sont dévolues ; 4° par le stade de différenciation philogénétique auquel ils correspondent.

1° Je n'insiste pas sur les différences *anatomiques* qui montrent que celui-ci est constitué par des fibres grosses et celui-là par des fibres grêles ; mais je développerai surtout leurs autres caractères différentiels qui sont d'une importance qui me paraît capitale en la circonstance.

2° *Embryologiquement*, le faisceau interne à grosses fibres apparait, non seulement le premier, mais à une époque de la vie où le *fœtus n'est pas viable séparé de sa mère*, alors que le faisceau externe à fibres grêles se montre, au contraire, à une époque plus tardive rapprochée de la naissance, époque où le fœtus serait viable.

3° *Physiologiquement*, le faisceau interne à grosses fibres dessert le sens musculaire ; le faisceau externe à fibres grêles a comme fonction la sensibilité cutanée. Cela est établi par l'anatomie pathologique et par l'expérimentation sur les animaux.

4° Le degré de *différenciation philogénétique* des deux systèmes ne concorde pas plus. Le faisceau interne est,

à cet égard, de beaucoup inférieur au faisceau externe.
Vous savez, en effet, que le sens musculaire apparaît, dans
ra série animale, à une époque très reculée et déjà chez
les organismes inférieurs, tandis que la sensibilité cutanée, elle, représente un mode de sensibilité assez spécialisé et ne se montre, par suite, que chez des animaux
lelativement supérieurs. L'un et l'autre de nos deux
systèmes correspondent donc à des stades de différenciation
très différents.

Dès lors, et puisqu'il est établi, sans conteste, que ces
deux systèmes si *foncièrement distincts* à tous égards, comme
nous venons de le démontrer, sont, de même, *différemment
envahis* par la lésion, chacun dans un *ordre toujours semblable* par rapport à l'autre — le faisceau interne à grosses
fibres étant, en tous les cas, le premier lésé, — nous sommes
autorisé, croyons-nous, à nous demander au moins quelle
est la raison d'être de ce mode de localisation uniformément
systématique de la sclérose à son début dans l'un de ces
faisceaux.

L'idée la plus satisfaisante et qui s'impose de suite à
l'esprit est évidemment de rendre la différence des attributs
de l'un et l'autre faisceau responsable de cette sélection
constante du processus pathologique.

Or, ne pourrions-nous pas, pour tâcher de résoudre le
problème, rechercher s'il n'existerait pas une autre maladie
de la moelle, celle-là d'une origine connue, et qui serait
caractérisée, elle aussi, par une lésion systématisée à l'un
seulement de ces deux faisceaux? Nous serions alors
relativement éclairés, car il nous serait permis, en raison-
nant par analogie, de concevoir une interprétation déjà
plausible.

Eh bien! Messieurs, il existe précisément une maladie

de ce genre, dont l'origine est indéniable et dans laquelle
un seul des deux faisceaux du système postérieur est
pris : le faisceau dévolu au sens musculaire, à l'exclusion
de celui qui est préposé à la sensibilité cutanée. Ce faisceau
est même atteint, dans le cas auquel je fais allusion, plus
intensément que dans le tabes. Je veux parler de la
maladie de Friedreich, dans laquelle, vous le savez, il
n'existe pas de troubles de la sensibilité cutanée. Or,
l'origine *héréditaire* de cette maladie, qu'on appelle même
l'ataxie héréditaire, ne fait pas de doute. Si vous voulez
bien considérer, comme l'expliquent du reste les notions
tirées de l'étude de cette affection, qu'alors qu'une influence
nocive héréditaire atteint les cordons postérieurs de la
moelle et que cette influence est portée à son *summum*,
pour ainsi dire, puisqu'il s'agit souvent ici d'hérédité
similaire, elle *choisit* dans ces cordons postérieurs le
faisceau interne de préférence, vous ne serez pas éloigné
d'admettre que l'atteinte semblable du même faisceau
par laquelle débute la lésion du tabes pourrait sans doute
être due à l'intervention d'une cause semblable, soit à
l'*hérédité*.

Les deux affections ne différeraient, en quelque sorte, au
point de vue auquel nous nous plaçons, que par le degré de
la dégénérescence héréditaire qui entre en jeu pour les
réaliser. Cette tare *plus intense* dans l'une, la maladie de
Friedreich, se localise exclusivement sur le faisceau interne
le *plus organique*, le *moins différencié ; moins intense* dans
l'autre, le tabes, elle est moins limitée et s'étend au faisceau
externe, déjà *plus différencié*.

On comprend, de la même façon, que la maladie de
Friedreich puisse se développer sous la seule intervention
du vice originel, alors que le tabes a plus souvent besoin, lui,

en outre, d'une incidence provocatrice, de la syphilis par exemple

Mais, aussi bien, ces raisons d'analogie ne sont-elles pas les seules dont je dispose, et l'hypothèse déjà solide que permet cette comparaison va trouver sa confirmation dans les lois générales de l'évolution qui la justifient.

Si l'on compare, en effet, le mode d'élection des processus pathologiques d'origine *acquise* et d'origine *héréditaire* sur les éléments des tissus, on voit que celui-ci diffère considérablement dans l'un et l'autre cas. Alors que dans l'atteinte des tissus, telle que la réalisent les agents nocifs *accidentels*, ce sont les éléments *les plus différenciés*, les plus fonctionnels, les moins importants pour la nutrition, qui succombent tout d'abord, le *vice héréditaire* attaque, au contraire, en premier lieu les éléments *les moins différenciés*, les plus organiques, les plus importants pour la nutrition.

Vous allez comprendre pourquoi il en est ainsi. Si le processus *acquis*, ou mieux les agents extérieurs qui en sont les facteurs ont raison tout d'abord des éléments très différenciés des tissus, c'est que, dans le potentiel disponible des éléments, une part est employée pour la nutrition, une autre pour la fonction. Or, il existe un rapport inverse entre ces deux activités de l'élément. Plus celui-ci utilise de potentiel pour sa fonction, moins il lui en reste pour sa nutrition, ou autrement pour sa *résistance* aux causes de destruction. En conséquence, les éléments très différenciés, usant presque tous les matériaux qu'ils assimilent pour réaliser leur fonction, ont, par suite, une nutrition relativement faible et sont beaucoup plus vulnérables.

Dans les dégénérations d'origine *héréditaire*, au contraire, ce seront logiquement, et ce sont effectivement, les éléments les moins différenciés, les plus organiques, ceux qui importent le plus à la nutrition, qui subiront les premiers la déchéance. L'ennemi frappe d'emblée, pour ainsi dire, au cœur même de la place. Et alors la progression destructive est parallèle à l'évolution embryologique.

Qu'on me permette à cet égard une comparaison qui vous rendra bien compte de cette distinction fondamentale. Voyez ce qui se passe dans la destruction d'un monument, selon que celle-ci est causée par un accident (processus acquis) ou par un vice de construction (assimilable à un vice héréditaire). Dans le premier cas (cause accidentelle), démolition, bombardement, ce sont les parties ornementales, moulures, corniches, fenêtres, les plus différenciées (les moins importantes pour la construction), qui sont les premières atteintes. Dans le second cas (cause héréditaire), l'écroulement sera entraîné par la rupture des parties maîtresses, fondations, poutres, les moins différenciées (les plus importantes pour la construction).

Que si maintenant, pénétrés de ces idées, nous considérons que, dans la lésion tabétique des cordons postérieurs, ce sont les faisceaux *les moins différenciés* qui sont atteints *systématiquement en premier lieu*, nous en induirons — remontant de l'effet à la cause — qu'il doit en être ainsi en raison d'un *vice héréditaire*.

En somme, le fait sur lequel nous insistons, à savoir que les lésions du tabes sont, à leur période initiale, toujours localisées dans un même système embryologique — soit le faisceau interne à grosses fibres des cordons postérieurs, faisceau développé en premier, et d'un moindre degré de différenciation — ce fait signifie, à notre avis, qu'il s'agit là d'un processus héréditaire.

Cette donnée de l'anatomie pathologique constituerait donc un argument d'une valeur indéniable à l'appui de la conception de la nature névropathique héréditaire du tabes, professée par M. Charcot.

Ce n'est pas là, Messieurs, croyez-le bien, une démonstration de peu d'importance, car, si son intérêt doctrinal est déjà considérable en pathologie nerveuse, il ne l'est pas moins au point de vue plus général de l'hérédité morbide.

XII

DE LA SYRINGOMYÉLIE

Il n'est pas sans intérêt de remarquer qu'à mesure que
progressent les découvertes de la *neuropathologie*, l'observation clinique assidue, assistée sans doute par l'appui que
lui prête l'anatomie pathologique, et non moins aidée parfois des données de la physiologie expérimentale, l'observation clinique, dis-je, en arrive à dégager, d'un groupe
morbide, en apparence homogène, un certain nombre de
types nosographiques spéciaux et nettement différenciés, au
point qu'après cette série de ségrégations, ce groupe primitif se trouve réduit presque au néant.

Cette évolution, dont l'étude de l'ancienne *paraplégie* offrait
déjà un remarquable exemple, est plus évidente encore en
ce qui concerne l'histoire de l'ancienne *atrophie musculaire
progressive*.

Le type pathologique, créé par Duchenne-Aran, engloba,
comme on sait, dès le début, toutes les atrophies musculaires
progressives connues. Peu de temps après, Duchenne (de
Boulogne) lui-même crut devoir en détacher la paralysie
pseudo-hypertrophique, qu'il reconnut être d'origine muscu-

laire et non myélopathique, et dont il fit une espèce à part.
Plus tard, M. Charcot, à son tour, en différencia la sclérose
latérale amyotrophique, dont il proclama l'autonomie.
MM. Landouzy et Déjerine démontrent bientôt la nature
myopathique de l'atrophie musculaire héréditaire, qui était
confondue avec lui, et l'en séparent également. Puis, avec Erb,
Leyden, Möbius, Von Eichorst, on en distrait successivement
les diverses variétés de myopathies progressives primitives.
Enfin, et tout récemment, on vient d'en dégager la syringomyélie, qui, au point de vue clinique à coup sûr, était
le plus souvent confondue avec lui, jusqu'en ces dernières
années (1).

I

HISTORIQUE. — Que si les considérations qui précèdent
résument, en quelque sorte, l'historique clinique de l'affection qui nous occupe, il n'en est pas, à beaucoup près, de
même en ce qui concerne son histoire anatomique, car, à

(1) Le passage suivant, qui se trouve dans la description de la symptomatologie de l' « atrophie musculaire de l adulte » (*De l'électrisation
localisée*, p. 493), semble bien indiquer que Duchenne a fait cette confusion : « Cette anesthésie, écrit-il, est quelquefois si grande que les malades
ne perçoivent ni les excitations faradiques les plus fortes, ni l'*action du feu.
J'en ai vu qui s'étaient laissé brûler profondément les parties anesthésiées
parce qu'ils n'avaient pas perçu l'action des corps incandescents et qu'ils
n'avaient pas été prévenus par la vue que ces parties se trouvaient en
contact avec eux.* » De plus, nous avons vu dernièrement, à la Clinique,
un ancien *atrophique de Duchenne*, chez lequel M. Charcot a diagnos-
tiqué la syringomyélie. C'est catégorisées aussi comme *atrophiques*
qu'étaient disséminées, dans les salles de l'hospice de la Salpêtrière,
diverses malades sur lesquelles un nouvel examen, et chez l'une d'elles
une nécropsie récente, ont permis de reconnaître la syringomyélie.

cet égard, la lésion capitale de la syringomyélie est connue depuis longtemps.

Aussi bien pourrait-on, en se basant sur ces vues, diviser cette histoire en deux phases : 1° une période *anatomique*, pendant laquelle la maladie n'est guère connue que par les autopsies ; 2° une période *clinique*, où l'on a découvert les signes qui correspondent aux lésions.

1. — Le mot de syringomyélie (συριλγωδης, creusé en forme de tuyau, μυελος, moelle) a été employé, pour la première fois, par Ollivier (d'Angers) (1). Cet auteur n'admettait pas l'existence du canal central de la moelle, et il pensait que les divers faits rapportés à l'appui par Brüner (2), Santorini (3) et Racchetti (4) devaient être attribués à un arrêt de développement. On ne peut donc reconnaître à Ollivier (d'Angers) que la paternité du terme nouveau, mais on ne lui doit, en réalité, aucune notion de la maladie que ce mot a servi à désigner, et dont il ne fait pas mention.

Lorsque les recherches anatomiques ultérieures eurent établi, sans conteste, l'existence normale du canal é,.endymaire, on oublia vite la syringomyélie.

Cependant, on ne tarda pas à relater des observations de dilatation *anormale* de ce canal ; la plupart furent considérées alors comme des vices de développement et on leur imposa communément le nom d'*hydromyélie*.

Toutefois, certaines relations mentionnaient des lésions qu'il était difficile d'attribuer à une anomalie congénitale.

<hr>

(1) OLLIVIER. *Traité de la moelle épinière et de ses maladies*, 1827, t. I, p. 178.

(2) BRÜNER. Vide MORGAGNI. *De sed. et caus. morb.*, ep. XII, sect. II.

(3) SANTORINI. *Advers. anat.*, VI, Obs. XIV, p. 17 et 18.

(4) RACCHETTI. *Della struttura della midole spinale;* Milano, 1816.

Tels, entre autres, les faits de Güll (1), de Mayer (2) et de Schüppel (3).

M. Hallopeau (4) crut devoir les distraire de l'hydromyélie et les rapprocher de l'affection qu'il décrivait sous le nom de « sclérose diffuse péri-épendymaire ». Cette variété de myélite était, en effet, caractérisée par la présence dans la moelle de cavités cloisonnées, à la formation desquelles présidait une inflammation scléreuse de la névroglie, dont ces cavités représentaient un des modes d'évolution.

A la même époque, MM. Charcot et Joffroy (5) publiaient une observation du même genre, mais attribuaient une origine un peu différente, la désintégration granuleuse (*granular desintegration* de Clarke), aux cavités pathologiques de la moelle.

Vient après toute une série de travaux anatomiques, dont le premier dû à Grimm (6), dans lesquels on tend à démontrer que l'ancienne syringomyélie, devenue hydromyélie, puis myélite péri-épendymaire, est, en réalité, une lésion néoplasique.

L'opinion de Grimm, d'après laquelle il s'agirait d'une tumeur gliomateuse, développée aux dépens des éléments

(1) Güll. Cases of paraplegia (*Med. Chir. Transact.*, 1856).

(2) Mayer. *Die electricität in ihrer Anweudung auf Pratic. Med.;* Berlin, 1861.

(3) Schüppel. Ueber Hydromyelus (*Arch. der Heilkund; Leipzig,* 1865).

(4) Hallopeau. Contribution à l'étude de la myélite diffuse péri-épendymaire (*Gazette médicale de Paris,* 1870).

(5) Charcot et Joffroy. Deux cas d'atrophie musculaire progressive avec lésions de la substance grise et des faisceaux antéro-latéraux de la moelle épinière (*Archives de Physiologie,* 1869).

(6) Grimm. Ein Fall von progressiver Müskelatrophie (*Virchows Archiv.,* 1869, Bd. 48, p. 445).

du canal épendymaire, est successivement adoptée par Simon (1), par Westphal (2) et par Leyden (3).

. 2. — La maladie n'a pris vraiment place dans les cadres nosographiques qu'avec les travaux « de Schültze (4), professeur à Dorpatt, et Kahler (de Prague) (5), à qui l'on doit d'avoir établi — ainsi que l'a proclamé M. le professeur Charcot (6) dans l'une de ses leçons — qu'un certain nombre de symptômes particuliers pouvaient faire remonter à cette lésion organique et permettre de déterminer même les principales particularités relatives au siège et à l'étendue de l'altération syringomyélique ».

. Il importe, cependant, de remarquer que M. Charcot (7) avait déjà signalé la syringomyélie comme une des causes possibles de l'atrophie musculaire spinale, dès 1874.

D'autres travaux cliniques et anatomo-cliniques très importants ont paru dans ces dernières années : les mémoires de Fürstner et Zacher (8), de Bernhardt (9), d'Oppenheim (10) et la thèse de Mlle A. Baümler (11).

MM. Joffroy et Achard (12) ont publié aussi, sur cette question, une étude anatomique et pathogénique qui nous occu-

(1) Simon. *Arch. f. Psychiatrie*, t. V, 1874.

(2) Westphal. *Ibid.*

(3) Leyden. *Arch. de Virchow*, 1876.

(4) Schültze. *Ibid.*, 1882.

(5) Kahler. *Prag. med. Wochens.*, 1888.

(6) Charcot. De la syringomyélie (leçon recueillie par M. le Dr Paul Blocq (*Bulletin médical*, juin 1889), et *Leçons du mardi à la Salpêtrière*.

(7) Charcot. *Leçons sur les maladies du système nerveux*, t. II, p. 216.

(8) Fürstner et Zacher. *Arch. f. Psychiatrie*, 1883.

(9) Bernhardt. *Berl. klin. Woch.*, 1884, et *Centralbl. f. Nervenheilk.* 1889.

(10) Oppenheim. *Charité Annal.*, XI, 1886.

(11) Mlle Baümler. Thèse de Zurich, 1887.

(12) Joffroy et Achard. *Archives de Physiologie*, 1887.

pera ultérieurement. Enfin, une communication de W. Roth
(de Moscou), insérée dans les *Archives de Neurologie* (1),
constitue à ce sujet un document des plus intéressants et
des plus complets.

Ce sont, à proprement parler, MM. Debove et Déjerine (2)
qui ont mis les premiers, en France, la question clinique
de la syringomyélie à l'ordre du jour, en présentant l'un et
l'autre des malades atteints de cette affection, à la même
séance de la Société médicale des Hôpitaux.

Depuis, nous avons à citer la leçon de M. Charcot (3),
dont nous avons déjà fait mention, et qui dévoile un point
clinique nouveau de la gliomatose médullaire, une leçon de
M. Déjerine (4) et enfin une revue d'ensemble, constituant
une remarquable mise au point de la question, faite par
notre collègue et ami, M. Brühl (5), sous l'inspiration de
son maître, M. Debove (6).

(1) W. Roth. *Archives de Neurologie*, 1887, 1888 et 1889.
(2) Déjerine. Société médicale des Hôpitaux, février 1889.
(3) Charcot. *Loc. cit.*
(4) Déjerine. *Semaine médicale*, juin 1889.
(5) Brühl. *Archives générales de Médecine*, juillet 1889.
(6) Ce travail était déjà à l'impression quand nous avons reçu l'intéressant mémoire de M. le professeur Grasset, *Leçons sur le syndrome
bulbo-médullaire constitué par la thermanesthésie, l'analgésie et les
troubles sudoraux ou vaso-moteurs*, dans lequel ce sujet est traité
magistralement. Nous devons aussi signaler le livre récent de
M. Raymond, *Maladies du système nerveux*; la thèse de Mᵐᵉ Déjerine-
Klumpke, *Des Polynévrites*; et, enfin, les dernières leçons de M. Charcot (15-22 nov. 1889).

Un très grand nombre de publications ont été consacrées à la syringomyélie dans ces derniers temps. On en trouvera la mention dans une
revue toute récente de M. Rauzier (*Montpellier médical*, 1893, t. II).

II

DIVISION. DÉFINITION. — Le syringomyélie comporte, étymologiquement du moins, l'étude de toutes les affections dans lesquelles on observe des cavités de la moelle.

Mais on a vu que l'on était d'accord pour en distraire, sous le nom d'*hydromyélie*, les cas où les cavités sont d'origine congénitale. Il resterait donc à considérer la syringomyélie par myélite et la syringomyélie par gliome.

Certains auteurs ont prétendu que les cas de la première catégorie devaient sans doute rentrer dans la seconde. M. Charcot, invoquant l'autorité des observateurs qui ont décrit la myélite cavitaire, pense qu'on ne peut admettre cette confusion et, remarquant que la seule syringomyélie par gliome a été, jusqu'à présent, diagnostiquée pendant la vie, la décrit exclusivement dans sa leçon clinique.

Estimant qu'il pourrait bien s'agir, en cette discussion, d'une divergence portant sur l'interprétation seule d'une lésion qui pourrait être, en même temps, néoplasique et inflammatoire, et craignant de préjuger, nous adopterons la définition suivante :

La syringomyélie est une affection chronique de la moelle épinière, caractérisée, au point de vue anatomique, par des cavités pathologiquement formées dans cet organe, et, au point de vue clinique, par des altérations particulières de la sensibilité, associées à des troubles trophiques.

III

ANATOMIE PATHOLOGIQUE. — La syringomyélie comporte
une lésion spéciale principale et des lésions communes
secondaires. Celle-là atteint l'axe spinal, celles-ci s'observent sur les différents tissus. Elles consistent, en effet, en
ces troubles trophiques qui frappent les muscles, les os, le
tissu cellulaire, la peau, etc. ; elles n'ont rien ici de particulier, aussi les altérations de la moelle épinière nous occupe-
ront-elles seules.

1. *Macroscopique.* — Après l'ouverture du canal rachidien
et l'incision de la dure-mère, la *moelle* offre déjà, dans la
plupart des cas, un aspect anormal, qu'on étudie mieux lorsque l'organe est extrait de sa gaine osseuse. On constate
ordinairement l'intégrité des *méninges*, car il est relativement rare de noter un peu de méningite postérieure consistant en épaississements de la pie-mère.

Si les lésions de la moelle sont extrêmement prononcées,
l'axe spinal offre, dans les parties les plus atteintes, *l'apparence* d'un gros vaisseau sanguin vide et affaissé sur lui-
même. Cette comparaison était tout à fait justifiée dans un
cas que nous venons d'avoir l'occasion d'examiner. Cet étale-
ment de la moelle existait là, depuis le renflement cervical
jusqu'au niveau de la portion lombaire, où l'organe repre-
nait sa forme de cordon plein. Mais, dans les cas moyens,
la moelle est seulement irrégulièrement augmentée de
volume et déformée par endroits.

Si l'on vient à y pratiquer des sections transversales, on
constate aussitôt la présence d'*une ou plusieurs* cavités cen-

trales caractéristiques. Généralement, il n'en existe qu'une ; mais, d'autres fois, il en est deux ou trois, paraissant indépendantes du canal épendymaire et communiquant ordinairement ensemble. Ces lacunes *siègent* toujours dans la substance grise, — c'est là un point important à retenir, — où elles occupent, par ordre de fréquence, d'après Mlle A. Baümler (1), les deux cornes postérieures, les deux cornes antérieures, ou encore indifféremment l'une quelconque des quatre cornes. La lésion est, en somme, plus souvent bilatérale.

La *capacité* de la cavité est variable ; tantôt elle est réduite à une simple fente, tantôt elle occupe presque toute l'étendue de la moelle, qui n'est plus représentée que par la mince paroi qu'elle lui forme. Entre ces limites extrêmes, on observe tous les intermédiaires.

Son étendue *en hauteur* n'est également pas constante. Elle peut occuper la moelle tout entière (Schültze). D'autres fois, elle gagne jusqu'au bulbe ; c'est alors la racine ascendante du trijumeau, l'olive, le noyau de l'hypoglosse, qui sont envahis. Enfin, elle se prolonge aussi jusqu'au *filum terminale*. C'est de préférence le renflement cervical qu'elle atteint, et alors elle s'étend à quelques centimètres de moelle au-dessus de cette région et à toute la partie dorsale au-dessous, respectant plus ou moins la portion lombaire.

La *direction* du canal pathologique n'est pas absolument rectiligne ; il s'infléchit plus ou moins et envoie des prolongements sinueux. Il en résulte qu'à la coupe la *forme* de la cavité est irrégulière. Le plus souvent, elle est allongée dans le sens transversal ; d'autres fois, la partie centrale est rétré-

____

(1) Mlle Baümler. *Loc. cit.*

cie et de chaque côté la cavité s'élargit selon l'aspect d'un
sablier. Parfois, elle revêt l'apparence cordiforme, pyriforme
ou rectangulaire à angles arrondis. Enfin, sa figure peut
défier toute description.

Le *contenu* de la lacune est ordinairement constitué
par un liquide assez analogue au liquide céphalo-rachi-
dien, mais qui varie quelquefois de coloration et de consistance.

La *paroi* limitante est marquée par une sorte de cuticule
membraneuse, jaunâtre, lisse, très nettement différenciable
à l'œil nu, sur la structure de laquelle nous aurons à
revenir.

Les *parties adjacen'es* de la moelle sont nécessairement
atteintes par le processus à des degrés divers, selon son
siège et son étendue. C'est ainsi qu'on peut observer la
compression ou la destruction de la substance grise et des
cordons blancs. Quant au canal épendymaire, il paraît
parfois respecté et on le reconnaît alors déjeté en avant
de la cavité, étalé, plus ou moins déformé et quelquefois dédoublé. Parfois, on l'a vu communiquer avec la cavité
pathologique sur une certaine étendue.

2. *Histologique*. — Les lésions histologiques consistent,
pour la majorité des auteurs, en l'hyperplasie néoplasique
de la névroglie de la substance grise ou *gliomatose*, pour
d'autres en l'hyperplasie inflammatoire ou *myélite*.

Le siège primitif du processus est la substance grise, où
il se limite d'habitude, et, en particulier, la région péri-
épendymaire et la substance gélatineuse de Rolando, qui
sont, du reste, de structure analogue. La *néoplasie* qui le
constitue — nous n'en discutons pas ici la nature — est
formée d'un tissu jaune-brun, d'une consistance assez
ferme et qui, en raison de ces caractères, tranche nette-

17

ment sur le reste de la moelle, dont elle se laisserait presque énucléer. Sa masse résulte principalement de l'agglomération de grandes cellules à prolongements — cellules araignées — qui, plus ou moins tassées les unes contre les autres, émettent des fibrilles, lesquelles, par leur entrecroisement, délimitent de petites aréoles.

Les *cellules* elles-mêmes consistent en de petits blocs de protoplasma grenu, offrant un ou deux noyaux situés au centre ou à la périphérie et se colorant bien par les réactifs ordinaires. Les trabécules qui en partent sont minces, assez longues et présentent parfois de légers renflements au niveau des points où elles s'accolent en paraissant s'unir entre elles. Le réseau d'apparence anastomotique qui est ainsi fait est assez dense, mais il n'en limite pas moins, comme nous l'avons dit, de petits espaces. Ces intervalles renferment des éléments granuleux, mal distincts, des noyaux libres et quelques fibrilles très ténues. Il existe enfin, dans la masse hyperplasique, d'abondantes granulations pigmentaires et de petits éléments mal définis, arrondis, jaunâtres, réfringents, isolés ou associés. C'est à eux que ce tissu est redevable de sa coloration.

La *paroi limitante*, que nous avons vue apparaître à l'œil nu, sous forme d'une membranule jaunâtre, se continue par sa partie externe avec le tissu que nous venons de décrire. Sa surface interne, le plus souvent lisse, présente d'autres fois des prolongements, qui s'en détachent sous forme de bourgeons qui cloisonnent plus ou moins la cavité.

Cette membrane est formée essentiellement d'un feutrage fibrillaire compact, qui n'est pas sans analogie avec un lacis conjonctif. Il en diffère, cependant, car il paraît constitué par une dépendance des prolongements trabéculaires des cellules propres du gliome, dont il représenterait un épaississement. Il ne s'agirait donc nullement, malgré l'apparence, d'un tissu de sclérose.

Pour beaucoup d'auteurs, cette membrane ne serait revêtue de l'épithélium cylindrique, qui a été décrit dans quelques relations, que lorsque la cavité communiquerait avec le canal épendymaire. Ajoutons que ce tissu réticulaire contient un réseau de capillaires assez abondants.

On conçoit que les parties de la moelle qui avoisinent l'hyperplasie gliomateuse en soient plus ou moins affectées. De fait, les divers éléments de l'organe sont variablement atteints. Ils sont, ou comprimés par le développement de la lésion, ou dissociés par l'infiltration de la névroglie, et alors ils se déplacent ou s'altèrent. Dans ce dernier cas, on constate des hémorragies, de l'inflammation, des dégénérescences.

Les deux premiers de ces modes caractérisent les réactions ordinaires de la substance grise, le dernier est plus propre à la substance blanche. Il en résulte de la sclérose des faisceaux blancs et des dégénérescences ascendantes ou descendantes, suivant ceux de ces cordons qui en sont atteints. Ces lésions secondaires offrent, comme on le verra, un très grand intérêt au point de vue clinique.

IV

Pathogénie. — Quelle est la nature de ce processus, et comment évolue-t-il pour déterminer les lésions cavitaires ? Les interprétations pathogéniques différentes, qu ont proposées les auteurs à ce sujet, correspondent à l'idée qu'ils se sont faite de la nature de l'altération, en sorte que ces deux questions se confondent bien en une seule.

M. Brühl (1) a très précisément indiqué les diverses théories, sans oser en adopter aucune. Nous les résumerons d'après son excellent travail.

Pour un certain nombre, Langhans (2), Stadelmann (3), Steudener (4), l'origine de la cavité serait vasculaire. Il s'agirait alors, soit d'œdème péri-épendymaire, soit d'hémorragie avec résorption consécutive, ou de dégénérescence colloïde des vaisseaux.

D'autres, Eickholt (5), M. Hallopeau (6), Silcock (7), MM. Joffroy et Achard (8), y voient une inflammation, une myélite. La lacune provient alors de la rétraction du tissu péri-épendymaire sclérosé, de la tendance destructive de l'hyperplasie, ou de la fonte du ramollissement consécutif à la thrombose des vaisseaux enflammés.

Pour la plupart, enfin, MM. Simon (9), Westphal (10), Roth (11), Mlle Baümler (12), la dégénérescence des éléments d'un néoplasme, le gliome, en serait la cause unique.

Or, quel est-il, ce tissu de nouvelle formation ? Est-ce le produit d'une hyperplasie inflammatoire, comme le prétendent les partisans de la doctrine de la myélite, ou d'une hyperplasie néoplasique, comme l'affirment les défenseurs de la théorie du gliome ?

(1) Brühl. *Loc. cit.*
(2) Langhans. *Arch. de Virchow*, 1881.
(3) Stadelmann. *Arch. f. klin. Med.*, 1883.
(4) Steudener. *Hirsch's Jahresbericht*, 1867.
(5) Eickholt. *Arch. f. Psychiatrie*, 1880.
(6) Hallopeau, *Loc. cit.*
(7) Silcock. *Brit. med. Journ.*, 1888.
(8) Joffroy et Achard. *Loc. cit.*
(9) Simon. *Loc. cit.*
(10) Westphal. *Loc. cit.*
(11) Roth. *Loc. cit.*
(12) Mlle Baümler. *Loc. cit.*

Nous sommes assez disposé à admettre, à cet égard, l'hypothèse suivante de Schültze (1), qui, ainsi que nous le montrerons, concilierait ces opinions, en apparence si dissemblables. Le nouveau tissu serait, en réalité, à la fois néoplasique et inflammatoire. Si, d'une part, l'inflammation simple qui porte sur un tissu commun, sur le *tissu conjonctif*, revêt les caractères connus de la *prolifération nucléaire* et se termine par la *sclérose* — comme il arrive dans la moelle, en particulier pour les cordons blancs, dont l'inflammation sclérosique a, le plus souvent, pour point de départ le tissu conjonctif des vaisseaux — d'autre part, l'inflammation qui se localise sur un tissu spécial, sur la *névroglie*, pourrait, dans certains cas, offrir les caractères particuliers de la *prolifération gliomateuse* et aboutir à la *désintégration* lacunigène (2).

Schültze appellerait volontiers ce mode inflammatoire : gliose ou gliomatose. Il existerait donc, dans la moelle syringomyélique, une inflammation *néoplasiforme*, non par sa spécificité propre, mais grâce à celle du tissu sur lequel elle évolue. C'est pour cela, à notre avis, que les auteurs ont interprété les lésions dans le sens d'une myélite ou d'un néoplasme, selon qu'il ont considéré plutôt les caractères d'inflammation ou plutôt ceux de néoplasie.

Cette conception éclectique et originale trouve, du reste, une base solide dans les derniers travaux d'embryologie médullaire, desquels il résulte que, si le tissu conjonctif est d'origine mésodermique, la névroglie, elle, est d'origine ectodermique, et que, par suite, ses réactions pathologiques doivent être différentes.

Il s'agirait donc, en la circonstance, d'une prolifération lente de la névroglie ayant pour résultat la production d'un tissu dit gliomateux. Celui-ci, ainsi qu'il arrive pour nombre de tissus d'origine pathologique, ne tarderait pas à présenter des phénomènes de désintégration, soit sous l'influence de troubles circulatoires, soit par le fait seul de ses tendances évolutives, et la cavité apparaîtrait.

En somme, ces données étant admises, si le nom de gliomatose convient à la lésion, celui de myélite cavitaire, récemment proposé par MM. Joffroy et Achard, si du moins l'on y ajoute la qualification de *névroglique*, ne serait pas non plus déplacé.

V

ÉTIOLOGIE. — On sait peu de chose concernant les causes de la syringomyélie. Elle serait certainement moins exceptionnelle qu'on ne serait tenté de le supposer, et sa rareté provient sans doute de ce qu'elle a été peu diagnostiquée jusqu'à ces derniers temps. Nous avons eu occasion d'en voir six cas, en cette seule année, à la Salpêtrière. L'*âge* auquel elle se développe varie entre quinze et trente-cinq ans. Les statistiques mentionnent à peu près trois fois plus d'hommes que de femmes. Nous avons recueilli peu de documents concernant l'*hérédité nerveuse*.

On peut ranger, au nombre des *causes déterminantes*, la plupart des affections débilitantes qui président d'habitude au développement des autres maladies nerveuses : le traumatisme, le surmenage, les refroidissements, les maladies infectieuses, les intoxications. Il arrive de même qu'on ne peut découvrir, dans les antécédents des malades, aucune de ces influences.

Aussi n'est-on pas éloigné de penser que la raison d'être de l'affection doit résider dans un vice embryologique. Il s'agirait d'une maladie d'évolution, sur laquelle les causes banales que nous avons signalées n'auraient qu'un effet accidentel, en diminuant la nutrition des éléments nerveux et, par suite, leur résistance à la tendance hyperplasique innée de la névroglie.

VI

SYMPTOMATOLOGIE. — Bien qu'il y ait de nombreuses variétés dans l'expression symptomatique de la syringomyélie, il est permis néanmoins d'en décrire un type moyen, propre à donner une idée générale du tableau nosographique de la maladie.

C'est par là que nous commencerons, nous réservant ensuite d'étudier les principaux signes en particulier, et l'interprétation qu'en autorise l'anatomie pathologique, puis d'établir, en dernier lieu, les quelques formes sous lesquelles on pourrait, selon nous, grouper les observations.

1. — Le début de l'affection a lieu insidieusement, d'habitude par une faiblesse croissante des membres supérieurs. Rarement il existe des douleurs, à proprement parler, quelquefois on note des sensations d'engourdissement dans les mêmes membres.

Bientôt l'atrophie des muscles se joint à l'impotence fonctionnelle. Des troubles de la sensibilité, qui peuvent avoir existé souvent en premier lieu, apparaissent. Puis la colonne vertébrale s'infléchit en scoliose. Enfin, divers troubles de la motilité gagnent les membres inférieurs.

L'examen du malade, à sa période d'état, révèle les particularités suivantes. Tout d'abord, on remarque son attitude spéciale en rapport avec la déviation de l'axe vertébral, et l'on est frappé de la déformation en griffe de ses mains, souvent analogue à celle que l'on rencontre dans l'atrophie musculaire progressive du type Aran-Duchenne. Les mains, outre qu'elles sont amaigries, offrent de la cyanose et divers troubles trophiques portant sur la peau ou les ongles; les doigts ont été le siège d'érosions spontanées, de panaris non douloureux. Enfin, l'impuissance musculaire des membres est notable, et les réflexes tendineux y sont diminués ou abolis. Si l'on vient à rechercher l'état de la sensibilité, on observe cette particularité presque pathognomonique : alors que la sensibilité au tact est parfaitement conservée, la sensibilité à la piqûre ainsi que la sensibilité à la chaleur et au froid sont complètement abolies, non seulement aux membres supérieurs, mais en des régions plus ou moins étendues et parfois sur tout le corps. Les divers appareils, pulmonaire, cardiaque, gastro-intestinal, fonctionnent régulièrement. Seule l'excrétion urinaire est parfois plus ou moins affectée.

Sans grandes modifications, si l'on en excepte l'apparition de troubles trophiques variés : arthropathies, hypersudations, etc., et après quelques oscillations en mieux et en pis, l'affection progresse lentement, et le malade succombe, souvent à un âge avancé. Ce dénouement est, la plupart du temps, le fait d'un accident intercurrent ou secondaire.

2. — Revenons maintenant sur les symptômes les plus saillants, que nous n'avons fait qu'énumérer.

Sensibilité. — La constatation clinique la plus importante, celle qui a permis de faire le diagnostic au lit du malade, est la dissociation pathologique des diverses espèces de sensibilité.

Trois modes de sensibilité sont affectés : la sensibilité à la douleur, à la chaleur, au froid. Trois modes de sensibilité sont indemnes : la sensibilité au tact, le sens musculaire, la sensibilité sensorielle. Cette loi ainsi formulée n'a rien d'absolu ; il existerait, en effet, des cas où la sensibilité au tact n'aurait pas été respectée. Toutefois, c'est là l'exception.

La *thermo-anesthésie* est très fréquemment ignorée du malade, mais le médecin peut la soupçonner s'il existe, et c'est l'ordinaire, des cicatrices multiples de brûlures anciennes sur les membres. Il faudrait distinguer la sensibilité au chaud de la sensibilité au froid, car les zones d'anesthésie pour l'un et l'autre mode sont loin de se correspondre toujours régulièrement. Il a été donné de noter que cette altération de la sensibilité était un des premiers symptômes en date. L'intensité du trouble, qu'on ne saurait évaluer exactement qu'à l'aide d'un thermomètre spécial, est variable, non seulement selon les divers malades, mais encore suivant les différentes régions du même sujet. Certains commencent à éprouver une sensation de chaud à partir de 60 degrés centigrades, d'autres ne sentent pas même une température de 80 degrés ; enfin, toute notion de température peut être abolie. On recherchera l'altération de la sensibilité au froid, en se servant d'eau, de glace ou de mélanges réfrigérants. Dans une des observations de Schültze et dans celle de M. Debove, il aurait existé en quelques points une véritable hyperesthésie thermique.

La thermo-anesthésie se distribue très irrégulièrement sur la surface du corps ; parfois, elle siège en toutes ses parties, n'épargnant pas même les muqueuses orificielles : paupières, nez, bouche, urèthre, anus. Le plus souvent, elle occupe des zones assez considérables ; ce sont, sur le tronc, de vastes plaques au milieu desquelles subsiste, en certains cas, une partie sensible ; aux membres, ceux-ci sont pris tout entiers ou par segments assez analogues à ceux des anesthésies hystériques, décrits par M. Charcot. La tête peut être également envahie par la thermo-anesthésie.

Elle progresse en étendue et en intensité, d'habitude selon l'ancienneté de la maladie.

L'*analgésie* s'observe de même avec une égale fréquence et revêt des formes analogues, quant à l'intensité et à la distribution. Ainsi peut-elle être absolue, ou plus ou moins atténuée, générale et étendue à la peau et aux muqueuses, ou occuper exclusivement certaines zones. Non seulement les piqûres et les pincements ne sont pas perçus, mais encore les lésions diverses, d'ordre inflammatoire, panaris, ulcérations, évoluent sans provoquer aucune douleur.

La *sensibilité au tact* persiste, comme nous l'avons dit, et c'est là une des raisons pour lesquelles les troubles de la sensibilité caractéristiques de la maladie ont sans doute échappé si longtemps à l'observation clinique. Toutes les sensations de température, de piqûre, de même que les plus légers frôlements sont perçus comme sensations tactiles et localisées sans retard.

Il en est ainsi du *sens musculaire*. Le malade apprécie les sensations de poids, se rend parfaitement compte des diverses directions qu'on imprime à ses membres et des plus petits mouvements qu'on y détermine.

Les sensibilités *spéciales* : vue, ouïe, goût, odorat, persistent également, malgré l'analgésie des muqueuses de leurs divers organes. Ce sont là des caractères négatifs, dont M. Charcot a bien montré l'importance.

Ressortissent encore aux troubles de la sensibilité certains *phénomènes douloureux*. Quelquefois, il ne s'agit que de sensations de chaud ou de froid, mais d'autres fois les malades se plaignent de véritables douleurs. Celles-ci sont souvent peu intenses, consistant en céphalalgie, rachialgie, arthralgie ; mais il arrive aussi qu'elles revêtent nettement le caractère fulgurant et deviennent semblables aux crises tabétiques.

Motilité. — Sauf en ce qui concerne la parésie habituelle consécutive à l'atrophie des membres supérieurs, les désordres moteurs ne sont que secondaires. Ils consistent alors en paraplégie, rarement complète, de la forme spasmodique, ou en incoordination des membres inférieurs. Suivant l'une ou l'autre de ces éventualités, les *réflexes* rotuliens sont exagérés ou abolis.

Scoliose. — La scoliose, qui est presque constante dans la syringomyélie, trouve sa place ici, entre l'étude des troubles moteurs et celle, qui va suivre, des troubles trophiques ; car, suivant les différents auteurs, elle serait sous la dépendance des uns ou des autres. Elle apparaît de bonne heure relativement, siège dans la région dorso-lombaire et présente une convexité gauche, caractères qui la différencient de la scoliose commune, qui, elle, occupe la région cervico-dorsale et offre une convexité droite. Elle entraîne nécessairement les déformations secondaires qui lui sont inhérentes mécaniquement.

Troubles trophiques. — Les plus constants sont ceux des

muscles, sous la forme d'atrophie musculaire. Celle-ci débute aux mains, où elle frappe soit les muscles innervés par le radial, soit plus souvent peut-être ceux auxquels se distribuent le médian et le cubital, d'où, dès l'abord, des griffes spéciales. Elle gagne ensuite, lentement et symétriquement, les avant-bras, les bras et le tronc, et il en résulte des déformations semblables à celles que déterminent les autres atrophies musculaires progressives (1). Les muscles présentent généralement les secousses fibrillaires propres aux atrophies musculaires myélopathiques, et, dans quelques cas, ils offriraient à l'exploration électrique la réaction de dégénérescence.

La *peau* est souvent affectée de « l'état lisse »; diverses éruptions, des bulles, de l'eczéma, de l'herpès, y sont communs; l'épiderme subit l'hyperkératinisation.

Les *ongles* sont fendillés, striés, épaissis ou tombent. La sécrétion *sudorale* peut être abolie dans certaines régions, ou encore exagérée.

Le *tissu cellulaire* sous-cutané s'œdématie dans certains cas; dans d'autres, il existe des phlegmons ou des panaris. Cette dernière inflammation a été notée dans plusieurs observations au début de l'affection et a permis de soutenir son identité avec la maladie de Morvan. A l'occasion du diagnostic, nous aurons l'occasion de discuter la valeur de cette opinion.

Les désordres *vasculaires* sont aussi fréquents. Les extrémités sont communément cyanosées, froides; les frotte-

(1) Toutefois, la distribution de l'atrophie musculaire est ici, du moins au début, essentiellement différente de celle qu'on observe dans les myopathies primitives. Dans ce dernier cas, ce seraient des territoires musculaires *embryologiques* (Babinski-Ouanoff), tandis que, dans la syringomyélie, ce sont des territoires *nerveux* qui sont pris. — P. B.

ments les plus légers y font apparaître des rougeurs persistantes.

Les *articulations* sont parfois atteintes d'arthropathies analogues à celles du tabes. C'était le cas d'un des malades que j'ai observé à la Salpêtrière, et qui présentait une arthropathie du coude caractéristique.

Les *os* eux-mêmes sont souvent épaissis; ils deviennent fragiles et sont le siège d'hyperostoses (Déjerine).

Divers appareils. — Les lésions de la syringomyélie peuvent se propager au bulbe et déterminer, de ce fait, des désordres de la déglutition, de la circulation et de la respiration. Il s'agit alors d'une éventualité relativement rare; d'habitude, les systèmes digestif et cardio-pulmonaire sont épargnés.

Quant à la partie *cérébrale* du système nerveux, elle ne participe pas à l'ensemble symptomatique que nous avons décrit. On aurait signalé cependant du nystagmus et de l'inégalité pupillaire dans certains cas, et, dans d'autres, un degré appréciable de débilité mentale. Mais la neurasthénie ou l'hystérie qui peuvent survenir, dans ce cas comme en d'autres neuropathies, ne figureraient qu'en qualité d'associées et ne pourraient être comptées à l'actif de la maladie syringomyélique elle-même.

Le *sens génital* reste ordinairement indemne. Il en serait différemment, selon nos observations, de la *fonction urinaire*.

A l'encontre de M. Brühl, qui note expressément l'absence d'incontinence et de rétention urinaire, nous avons vu des troubles vésicaux chez deux de nos malades. L'un de ceux-ci a même succombé à une perforation spontanée de la vessie (1).

(1) P. Blocq. Un cas de syringomyélie (*Bulletin de la Société anatomique*, févr. 1887).

Plusieurs observations de M. Roth mentionnent aussi des troubles de la miction.

3. — L'interprétation des symptômes, basée sur l'anatomie pathologique, est encore à l'étude, du moins en ce qui concerne quelques-uns d'entre eux.

Pour ce qui est de l'*atrophie musculaire*, on sait bien qu'elle dépend des lésions de la substance grise des cornes antérieures.

Quant aux *troubles de la sensibilité*, s'autorisant des expériences de Schiff, qui ont démontré que les cordons postérieurs étaient la voie suivie par les sensations de tact, on s'expliquait, par leur intégrité, la conservation du toucher. On était alors fondé à supposer que les autres modes de sensibilité à la douleur, à la température, cheminaient par les cornes postérieures, d'où l'abolition de ces perceptions par les altérations de celles-ci.

Toutefois, M. Roth, ayant remarqué qu'en de certains cas l'altération fonctionnelle ne correspond pas à la lésion, que, d'autre part, il est presque impossible « que le processus pathologique, longeant toute la moelle épinière, se localise seulement dans les voies thermesthésiques isolées », propose l'hypothèse suivante. Il admet que les voies conductrices ne sont pas différenciées anatomiquement par leurs localisations, mais physiologiquement par leurs réactions, c'est-à-dire qu'étant envahies par la néoplasie les fibres nerveuses ne se comportent pas également sous l'influence de l'agent nocif. Ce serait, dans ce cas, l'*intensité* et la *qualité* de l'altération qui, par leur degré, détermineraient la dissociation de la sensibilité. Par exemple : un agent *peu intense* n'agirait que sur la sensibilité thermique, respectant les sensations de tact et de douleur ; ou encore, la dégénérescence serait cause *chimique* de l'abolition de la sensibilité thermique, et la compression exercée par la néoplasie cause *mécanique* de la disparition de la conductibilité de la douleur. La dissociation dépendrait, en somme, de la résistance variable des diverses conductibilités du même nerf ou du même groupe de nerfs, selon que l'on suppose qu'un seul nerf sert aux passages des voies thermiques et tactiles, ou que chaque nerf est différencié fonctionnellement.

Les *troubles trophiques*, eux, seraient sous la dépendance de l'altération de la partie centrale de la substance grise de la moelle épinière.

Quant aux *phénomènes spasmodiques ou tabétiques*, observés du côté des membres inférieurs, ils s'expliquent très aisément par le retentissement de la lésion principale, soit sur les faisceaux latéraux dans le premier cas, soit sur les faisceaux postérieurs dans le second ; il s'y développe, comme on l'a vu, des scléroses secondaires.

La *scoliose*, si communément observée dans la syringomyélie, est plus difficile à interpréter. Est-elle due à l'altération trophique de la substance osseuse des vertèbres, ou, selon M. Roth, à des atrophies partielles des muscles vertébraux ? La question est loin d'être résolue, et l'on ne peut que rapprocher cette déformation de celle toute semblable qui appartient à cette autre affection d'évolution, la maladie de Friedreich.

4. — Les formes de la syringomyélie sont extrêmement variées, ainsi que j'ai eu soin d'en faire la réserve, en décrivant au début un type moyen, et je ne puis avoir la prétention de les exposer toutes. Toutefois, les quelques cas que j'ai examinés et les observations que j'ai parcourues

m'ont semblé autoriser la création de deux variétés principales à côté de ce type.

Mais je dois auparavant signaler les cas où l'autopsie
a permis de constater des lésions caractéristiques, alors
qu'aucun symptôme ne s'était révélé pendant la vie.
M. Brühl explique ces formes *latentes*, en remarquant qu'il
s'agissait de sujets jeunes, chez lesquels l'expression symptomatique n'avait sans doute pas eu le temps de se manifester.

Quant aux variétés que nous pensons qu'il est permis de
différencier, elles répondraient à des localisations correspondantes de la néoplasie. Dans l'une, le début se fait par
une atrophie portant sur les muscles innervés par le nerf
cubital, l'autre commence par l'atrophie des muscles de la
sphère radiale. La première s'accompagne de phénomènes
spasmodiques du côté des membres inférieurs, la seconde
de signes tabétiques des mêmes extrémités.

Or, dans le renflement cervical, qui, on l'a vu, est le siège
ordinairement primitif de la gliomatose, le centre de la
flexion des membres supérieurs serait périphérique par rapport à celui de l'extension. Dès lors, si la zone spinale cubi-
tale est envahie, la lésion retentira sur les faisceaux blancs
les plus proches, c'est-à-dire sur les cordons latéraux ; de
même que si, au contraire, la région spinale radiale est
prise, la substance blanche voisine, cordons postérieurs,
sera sclérosée secondairement. Ainsi pourrait-il exister
trois types principaux, du moins au début : le premier, que
nous avons décrit, caractérisé par l'envahissement indis-
tinct des muscles de la main — *griffe Aran-Duchenne* — et
des troubles variables des membres inférieurs, quelquefois
exagération des réflexes rotuliens d'un côté et diminution
de l'autre ; le second, *cubito-spasmodique*, caractérisé par

l'atrophie des muscles de l'éminence hypothénar — *griffe d'extension* — et comportant l'exagération dès réflexes rotuliens ; le troisième, *radio-tabétique*, caractérisé par l'atrophie des muscles de la zone radiale — *griffe de flexion* — et s'accompagnant de la diminution ou de la perte des réflexes patellaires.

Les troubles spéciaux de la sensibilité que nous avons décrits restent le fonds commun de ces trois formes.

Cette distinction ne laisse pas que d'être relative, car la diffusion de la lésion ne tarde pas, en général, à se traduire cliniquement par les aspects les plus divers.

VII

Marche. Durée. Terminaison. — La syringomyélie débute toujours insidieusement, et ce n'est souvent qu'à une période déjà avancée qu'il est donné au médecin d'en constater les signes.

Tantôt, ce sont des *troubles trophiques*, consistant en panaris répétés, en érosions et en ulcérations indolores, et ne tendant pas à la cicatrisation, qui ouvrent la scène, sans attirer outre mesure l'attention du malade. Tantôt, ce sont les *altérations de la sensibilité* qui donnent lieu à d'étranges constatations ; mais, comme le malade s'en rend rarement compte, ce n'est qu'à la suite des interrogatoires ultérieurs qu'on apprend la précocité de ces accidents. Ordinairement alors, le sujet, questionné sur l'origine du nombre anomal de cicatrices dont il est porteur, se rappelle diverses circonstances dans lesquelles il s'est brûlé, sans en souffrir, et n'en a été averti que par l'apparition de phlyctènes. Les *troubles moteurs*, enfin, seraient les premiers en date dans beaucoup de cas ; il est juste de reconnaître, qu'en raison de l'impotence fonctionnelle qu'ils provoquent, c'est leur apparition qui donne le plus souvent l'éveil au malade.

L'affection évolue ensuite avec une lenteur remarquable, et, à ce point de vue, elle aurait la suprématie sur les autres myélopathies chroniques. Dans son cours interviennent cependant des oscillations qui en troublent la régularité. Il arrive ainsi, parfois, que brusquement les signes subissent une aggravation considérable ; il se produit une sorte d'ictus, avec paraplégie cervicale complète, qui se dissipe ensuite en quelques jours en s'atténuant, mais en laissant cependant des traces. Cet incident dépendrait de la complication possible d'infiltrations hémorragiques que l'on a notées au cours de l'évolution de la lésion. Il faut savoir, à cette occasion, que le sujet peut n'être prévenu que par une de ces attaques de l'existence de sa maladie, si celle-ci était tout à fait insidieuse auparavant, et pour cela ignorée. Le malade accuse alors, à l'interrogatoire, un début brusque qui pourrait égarer le diagnostic, si l'on n'était au courant de cette éventualité. D'autres fois, ce sont des rémissions de plus ou moins longue durée qui interviennent.

La terminaison de la maladie serait le plus souvent fatale. La mort est due, tantôt à des accidents relevant secondairement de l'affection : phlegmon gangreneux, cystite, perforation de la vessie ; tantôt à l'évolution naturelle de la maladie, soit qu'il survienne des complications bulbaires, soit que la seule cachexie nerveuse se produise, cas auquel le malade gâte, présente des escarres et succombe à l'épuisement ; tantôt enfin, et le plus souvent, à des infections accidentelles.

L'état de déchéance nutritive du malade le prédispose à l'invasion et, en même temps, infirme sa résistance à l'égard des agents infectieux, d'où la fréquence et l'extrême nocivité de ceux-ci. C'est donc, la plupart du temps, la variole, la fièvre typhoïde, la tuberculose, qui emportent le malade.

VIII

Pronostic. — Considérant les remarques qui ont été signalées sur la latence possible de la syringomyélie, sachant que, d'après M. Roth, on pourrait même espérer la guérison, n'ignorant pas, enfin, qu'en tout état de cause la maladie est compatible avec une très longue survie, il est permis d'atténuer le pronostic. Sans qu'il soit moins grave, il n'est pas aussi fatal qu'en nombre d'autres myélopathies.

Diagnostic. — Le diagnostic de la syringomyélie est possible, actuellement et devient plus facile à mesure que la maladie est mieux connue. Aucun signe cependant n'en est pathognomonique ; aussi est-ce par l'appréciation de l'ensemble symptomatique qu'on devra juger la question. S'il y a prédominance de l'une des manifestations, la confusion sera permise ; aussi classerons-nous le diagnostic différentiel de la façon suivante :

CAS OU DOMINENT :

1° Les troubles trophiques.........
- Sclérodermie.
- Lèpre.
- Maladie de Morvan.
- Névrites.

2° Les atrophies musculaires.......
- Pachyméningite cervicale hypertrophique.
- Sclérose latérale amyotrophique.
- Myopathies primitives.
- Atrophie musculaire progressive.

3° Les troubles moteurs des membres inférieurs...............
- Myélite transverse.
- Sclérose en plaques.
- Tabes.

4° Les altérations de la sensibilité..
- Paralysie alcoolique.
- Hystérie.

1. — Dans la *sclérodermie,* ou mieux dans la sclérodactylie, les altérations symétriques de la peau des doigts, les ulcérations qui s'y montrent fréquemment, les sensations de froid qu'y éprouvent les malades, en même temps que l'atrophie musculaire, qui parfois a été constatée dans les membres supérieurs, pourraient faire penser à la syringomyélie. Mais on l'en différenciera aisément par la conservation de la sensibilité et le caractère particulier et prépondérant de la dermite elle-même.

La *lèpre anesthésique* présente des signes encore plus analogues : des troubles de la sensibilité intenses et de l'atrophie musculaire, qui revêt ordinairement l'aspect du type Duchenne-Arran. De fait, M. Leloir a rapporté des exemples où le diagnostic était extrêmement difficile. Dans le cas de lèpre, cependant, l'anesthésie offre une distribution particulière et très dissemblable de celle de la syringomyélie. Il s'agit, en effet, de petits îlots, circonscrits par une ligne rougeâtre, un peu surélevée et très sinueuse, qu'on a comparés à l'apparence des divisions des cartes géographiques. De plus, l'anesthésie est complète dans la majorité des cas, et porte donc sur la sensibilité tactile. Enfin, les notions étiologiques spéciales de la lèpre et surtout les résultats de l'examen bactériologique donneront d'utiles enseignements (1).

Plusieurs affections, comprises actuellement dans un groupe mal défini sous le nom de *polynévrites* périphériques, donnent lieu à des troubles moteurs et sensitifs qui ressemblent plus ou moins à ceux de la syringomyélie.

(1) Récemment, M. Zambacco a tenté de faire rentrer la syringomyélie dans le groupe des affections lépreuses. M. Pitres, puis M. Gombault ont établi que les données de l'anatomie pathologique s'opposaient à cette assimilation, que semblait autoriser la clinique à divers points de vue.

Les altérations correspondent alors aux territoires des
nerfs atteints ; mais, dans la gliomatose, au début tout au
moins, si la lésion est encore localisée dans la moelle, il
pourrait y avoir une répartition symptomatique pareille.
Toutefois, l'allure plus rapide des névrites, et surtout l'abolition de la sensibilité tactile, qu'elles entraînent avant
toute autre, suffiront à les distinguer.

Des autopsies récentes de MM. Joffroy et Achard ont
permis de faire rentrer la maladie décrite par *M. Morvan*
(de Lannilis) dans le cadre nosographique de la syringomyélie, dont elle constituerait seulement une forme
syringomyélie-type (Morvan-Charcot).

2. — La *pachyméningite cervicale hypertrophique* détermine
une paraplégie cervicale atrophique, et les déformations
qui en résultent, en même temps que la paraplégie spasmodique concomitante des membres inférieurs, sont propres à
donner l'idée de la syringomyélie. Toutefois, l'évolution de
la méningite est plus rapide, s'accompagne de phénomènes
douloureux, marqués de raideur de la nuque ; enfin, les
troubles des extrémités supérieures existent sans complication d'analgésie, ni de thermo-anesthésie.

Dans la *sclérose latérale amyotrophique,* si la durée ordinairement courte de la maladie était exceptionnellement
prolongée, l'atrophie musculaire des membres supérieurs
permettrait peut-être la confusion. On l'évitera en se
rappelant que la « maladie de Charcot » évolue sans donner
lieu à des altérations de la sensibilité et s'accompagne
d'une exagération notable des réflexes tendineux.

Quant à l'*atrophie musculaire* du type Aran-Duchenne, elle
ne comporte pas de troubles de la sensibilité. On en peut
dire autant des diverses formes de *myopathies primitives.* De

plus, en ces derniers cas, il n'existe pas de secousses fibrillaires, et la distribution topographique des atrophies musculaires a des allures caractéristiques et différentes de
celles de la syringomyélie. Nous examinerons plus loin les
difficultés qui peuvent être la conséquence d'une association
entre la *myopathie primitive* et l'hystérie.

3. — Les diverses *myélites* non systématiques, *diffuse* et
transverse, ne permettront pas longtemps l'erreur, en raison
de leur marche, de leur localisation et de la prédominance
des troubles moteurs et sphinctériens.

La *sclérose en plaques,* dont les allures sont plus capricieuses, respecte d'habitude la sensibilité et offre des caractères spéciaux : l'embarras de la parole, le tremblement, le
nystagmus, etc., qui la feront reconnaître.

L'*ataxie locomotrice progressive,* dans quelques-unes au
moins de ses formes si variées, prêterait plus facilement à
la confusion. On prévoit le cas, par exemple, où il existerait
chez un même malade de la thermo-anesthésie et des
troubles trophiques. La constatation de l'abolition des réflexes patellaires, l'existence de douleurs fulgurantes et
d'un peu d'incoordination motrice, ne suffiraient pas à lever
les doutes, car on a vu que tous ces signes peuvent se rencontrer dans la syringomyélie. Toutefois, l'atrophie musculaire
et la disposition régionale de la thermo-anesthésie appartiennent plutôt à ce dernier cas ; tandis que la répartition
en petites plaques et le peu d'intensité de la thermo-anesthésie, les troubles oculaires marqués, les crises viscérales
sont plus particulièrement des stigmates tabétiques.

4. — Il existe des cas de *paralysie alcoolique* d'un diagnostic difficile, dans lesquels les troubles de la sensibilité

sont très intenses et consistent en sensations anomales de froid et en anesthésie et thermo-anesthésie. Il importe surtout d'en être prévenu pour les savoir différencier. Les signes sont le plus souvent localisés aux membres inférieurs et sont apparus rapidement. Il peut y avoir des guérisons et des rechutes. Enfin, on constate de la douleur à la pression des masses musculaires, dont la paralysie l'emporte sur l'atrophie.

M. le professeur Charcot (1) a signalé l'éventualité, non encore prévue, d'une erreur de diagnostic avec l'*hystérie*. La confusion serait facile, en effet, dans les circonstances suivantes : les symptômes hystériques, par leur seule combinaison, simulent ceux de la syringomyélie, ou bien l'hystérie, se développant chez un malade déjà atteint d'atrophie musculaire, y ajoute les troubles de la sensibilité, analogues à ceux de la gliomatose. La dissociation si caractéristique de la sensibilité et les troubles trophiques figurent, comme on sait (Charcot, Babinski, Pitres, Weir-Mitchell), dans la symptomatologie de l'hystérie. Un examen attentif permettra, à la vérité, d'éviter l'erreur. L'apparition plus ou moins brusque des accidents, leur fugacité, leur sensibilité à l'égard des agents esthésiogènes, la présence, enfin, d'autres stigmates de la névrose suffiront pour la déceler. Mais il n'en est pas moins important d'être au fait de ces coïncidences, car leur ignorance aurait déjà entraîné l'erreur, selon l'opinion de M. Charcot, et la confusion aurait, dans ces circonstances, des conséquences particulièrement fâcheuses au point de vue du pronostic.

(1) CHARCOT. *Loc. cit.*

IX

Traitement. — En raison des rémissions qui ont été observées dans le cours de la syringomyélie, rémissions quelquefois assez marquées pour simuler la guérison, on a le devoir d'agir thérapeutiquement pour les provoquer et peut-être, selon l'espoir exprimé par M. Roth, pour arrêter l'évolution de la maladie.

On ne négligera pas, en tout cas, le traitement symptomatique. L'atrophie musculaire sera combattue par l'électrisation ; on veillera à l'intégrité de la vessie, on n'oubliera pas de préserver la peau des traumatismes auxquels l'expose son analgésie, et l'on traitera soigneusement les complications inflammatoires, particulièrement graves, du tissu cellulaire.

Quant aux mesures thérapeutiques dirigées spécialement contre la maladie, sans doute y aurait-il lieu d'essayer de la suspension, en raison des résultats favorables qu'on en obtient dans d'autres myélopathies chroniques. On sera autorisé à employer les révulsifs : application de petites pointes de feu, de teinture d'iode le long de la région spinale. On administrera, à l'intérieur, les préparations résolutives, iodures alcalins ; enfin, par l'usage des toniques : fer, quinquina, iode, on remédiera, dans la mesure du possible, à-la nutrition défectueuse du malade (1).

(1) *Gazette des Hôpitaux*, 7 décembre 1889.

XIII

DE L'ATROPHIE MUSCULAIRE PROGRESSIVE

(Anatomie pathologique et formes cliniques.)

Encore que l'histoire de l'atrophie musculaire progressive ne remonte guère à plus de quarante ans, époque à laquelle Duchenne, de Boulogne (1), tirait les atrophies musculaires du groupe indéfini des paralysies, la maladie créée par l'illustre observateur n'en a pas moins fourni de tels travaux nosographiques qu'elle a donné naissance, à son tour, à un nombre relativement considérable de types morbides, au point qu'actuellement l'expression « atrophie musculaire progressive » ne peut plus s'appliquer à une maladie déterminée, mais sert d'étiquette à tout un groupe pathologique.

Quoi qu'il en soit, Duchenne lui-même, après avoir décrit l'*atrophie graisseuse*, n'avait pas tardé à en rapprocher une autre forme d'atrophie progressive, la *paralysie pseudo-hypertrophique* (2) ou *paralysie myo-sclérotique*, et avait

(1) Duchenne, de Boulogne. *Électrisation localisée;* Paris, 1872, p. 487.

(2) *Ibid.*, p. 595.

même décrit une troisième variété, l'*atrophie héréditaire*, que, tout en la distinguant, il assimilait cependant à ce groupe.

L'anatomie pathologique n'était pas en mesure, à cette époque, d'aider au travail de sélection qui devait se poursuivre ultérieurement sur cette question; aussi ne s'attachat-on alors qu'à différencier les diverses atrophies d'après leurs seuls caractères cliniques; c'est ainsi qu'on opposa les unes aux autres les atrophies héréditaires et les atrophies acquises.

Plus tard, après la découverte des lésions des cellules ganglionnaires des cornes antérieures de la moelle épinière par Prévost et Vulpian (1) en 1866, découverte confirmée par MM. Charcot et Joffroy (2), il fut permis de conclure aux relations étroites de cette altération spéciale de la moelle avec l'atrophie musculaire, et bientôt, par un excès de généralisation, on fut entraîné à considérer la lésion des cornes antérieures comme le substratum anatomique nécessaire de toute atrophie musculaire.

Mais on ne tarda pas à se rendre compte que la lésion spinale n'était pas constante, et l'on en vint à retrancher du type fondamental de Duchenne des formes qui paraissaient dissemblables. Leyden (3) en 1875, puis Möbius (4) en 1879, décrivent successivement des formes myopathiques différentes de l'atrophie infantile de Duchenne. Zimmerlin (5) distingue à son tour une forme particulière,

---

(1) Prévost et Vulpian. *Comptes rendus de la Société de Biologie*, 1866, p. 215.
(2) Charcot. *Archives de Physiologie*, 1871-72.
(3) Leyden. *Archiv. für Psychiatrie;* Berlin, 1875.
(4) Möbius. *Volk. Samml. klin. Wort.*, 1879, n° 171.
(5) Zimmerlin. *Zeitschrift für k'inische Med.*, 1883, t. VII, fasc. 1.

Erb (1), enfin, crée, en 1884, sa fameuse forme juvénile. La consécration anatomique de la nature non myélopathique de ces nouvelles formes, déjà prévue par Remak, fut établie en 1884, par MM. Landouzy et Déjerine (2), qui démontrèrent anatomiquement l'intégrité de la moelle contrastant avec l'altération atrophique des muscles dans la forme infantile de Duchenne, forme qu'ils étudièrent à nouveau et nommèrent, en raison de ses caractères anatomiques et cliniques : *myopathie à type facio-scapulo-huméral.*

M. Charcot (3) proposa alors en 1885 un nouveau groupement nosographique des atrophies musculaires progressives, et en reconnut deux grandes classes parfaitement distinctes : les atrophies musculaires *d'originé spinale,* d'une part, les atrophies musculaires *d'origine myopathique,* d'autre part ; les premières sont le plus souvent acquises, et les secondes revêtent, au contraire, de préférence le caractère héréditaire et familial. Au sujet de celles-ci, myopathies primitives, M. Charcot soutint, avec Erb, qui, il y a quelques mois, a défendu de nouveau la même opinion (4), qu'elles ne formaient qu'un groupe unique, dont les divers types (dits de Leyden, de Möbius, de Zimmerlin, de Erb, de Landouzy-Déjerine), de même que la paralysie pseudo-hypertrophique, ne constituaient que des variétés.

Plus récemment, enfin, on a tenté de revenir à la conception unitaire de l'atrophie musculaire progressive, MM. Charcot et Marie (5), puis Hoffmann (6), ayant décrit

(1) Erb. *Deutsch. Arch. für klinische Med.*, 1884, t. XXXIV, fasc. 5 et 6.
(2) Landouzy et Déjerine. *Revue de Médecine*, février et avril 1885.
(3) Charcot. *Progrès médical*, 7 mars 1885.
(4) Erb. *Deutsche Zeitschrift für Nervenheilkunde*, 1891, p. 13 et 173.
(5) Charcot et Marie. *Revue de Médecine*, février 1886.
(6) Hoffmann. *Arch. für Psychiatrie*, XX, 3, et *Deutsche Zeitschrift für Nervenheilkunde*, 1891, p. 95.

un nouveau type d'atrophie musculaire, qui, par ses caractères cliniques, se rapprocherait des myopathies primitives, alors que, anatomiquement, il reconnaîtrait une origine spinale. M. Raymond (1) a pensé, en effet, que ce type pourrait figurer une sorte de forme de transition entre les deux groupes opposés.

Ce sont ces deux grands types d'atrophie musculaire progressive qui nous occuperont. A ceux-là seuls convient, à notre avis, le nom d'*atrophie musculaire progressive essentielle*, car l'atrophie musculaire y représente l'élément primordial, sinon exclusif. Or, il n'en est plus ainsi, en réalité, de ces autres affections, la maladie de Charcot (sclérose latérale amyotrophique), la syringomyélie, les polynévrites atrophiques, où intervient aussi, pour une grande part, l'atrophie musculaire. Ce caractère avait, il est vrai, valu à ces entités morbides d'être autrefois confondues avec l'atrophie Duchenne-Aran, et sans doute est-ce là le motif pour lequel elles figurent encore, en nosographie, dans le cadre général de l'atrophie musculaire progressive. Cependant, si l'on veut bien reconnaître que les caractères principaux, tant anatomiques que cliniques, de la sclérose latérale amyotrophique, comme aussi de la syringomyélie, — sclérose pyramidale et troubles moteurs pour la première, gliomatose et analgésie spéciale pour la seconde — sont étrangers à l'atrophie musculaire, on admettra sans difficulté que nous nous croyons autorisé à les éliminer de notre cadre.

Sans discuter ici la conception unitaire, formulée avec beaucoup de réserve, du reste, par M. Raymond dans son

(1) Raymond. *Atrophies musculaires et maladies amyotrophiques;* Paris, 1889.

remarquable *Traité des atrophies musculaires* (1), auquel nous emprunterons beaucoup, nous devons reconnaître qu'au point de vue anatomique, dans l'état actuel de la science, la distinction reste capitale entre l'atrophie musculaire du type Aran-Duchenne, d'une part, où l'on rencontre toujours des altérations du névraxe, et les diverses myopathies primitives, d'autre part, où ces lésions font toujours défaut. Les altérations des muscles elles-mêmes sont également différentes dans les deux cas.

Les désordres caractéristiques de la moelle, ceux qui tiennent sous leur dépendance l'atrophie musculaire progressive du type Aran-Duchenne, n'ont été établies que par un nombre *très restreint* d'autopsies, au point que certains auteurs mettent en doute la réalité de l'existence de cette forme. Elles siégeaient, dans ces cas, dans les cornes antérieures de la moelle au niveau des régions correspondant aux membres envahis par l'atrophie. C'est ainsi qu'elles étaient limitées au renflement brachial, ou envahissaient jusqu'au renflement lombaire, selon que l'atrophie s'était étendue, ou non, des membres supérieurs aux inférieurs.

Elles consistaient essentiellement dans la disparition d'un certain nombre de cellules multipolaires des cornes antérieures et dans l'atrophie simple ou pigmentaire des éléments persistants. Celles-ci apparaissaient diminuées de volume, déformées, privées de leurs prolongements rameux et leur protoplasma infiltré de fines gouttelettes granuleuses ou pigmentaires. Dans le plus grand nombre des cas, l'atrophie des cellules entraînait en même temps un certain degré d'atrophie des cornes elles-mêmes, et c'est à cela seul que se bornait le processus pathologique. Dans

(1) *Loc. cit.*, p. 233.

quelques observations, on a constaté, en même temps, un léger degré de sclérose du tissu névroglique de la substance grise, avec raréfaction ou disparition du réseau nerveux de la région, et parfois aussi un peu de méningomyélite. Il semble donc qu'on ait affaire, selon l'avis de M. le professeur Charcot, à une atrophie dégénérative frappant spécialement et exclusivement les cellules des cornes antérieures.

Dans la même forme d'atrophie musculaire, les lésions des muscles eux-mêmes ont été étudiées plus fréquemment, grâce à l'emploi de l'emporte-pièce histologique de Duchenne. Au début des recherches. on pensait qu'il s'agissait d'une simple dégénérescence graisseuse, bien que Virchow eût montré que l'infiltration adipeuse était surtout interstitielle. L'étude de ces altérations a été faite très complètement par M. Hayem (1) en France, et par Friedreich (2) en Allemagne. Pour l'auteur français, on constaterait : soit l'atrophie simple des fibres, réduisant le nombre de ces éléments à la moitié ou au quart de leur valeur, sans modifier leur striation, soit la dégénérescence apparaissant sur des fibres déjà atrophiées. Dans ce dernier cas, les noyaux des fibres se multiplient, formant de petits amas libres ou entourés d'une zone protoplasmique.

La substance musculaire n'est pas seule affectée, son perimysium s'épaissit et ses noyaux prolifèrent. Il s'agirait, en somme, pour M. le professeur Hayem, d'une véritable inflammation parenchymateuse, d'une myosite.

Pour l'observateur allemand, au contraire, on aurait plutôt affaire à une hyperplasie non parenchymateuse, mais interstitielle, entraînant secondairement l'atrophie ou la dégénérescence graisseuse.

(1) Hayem. *Mémoires de l'Académie de médecine*, t. XXXII, 1879.
(2) Friedreich. *Ueber progressive Muskelatrophie;* Berlin, 1873.

L'opinion qui tend à prévaloir actuellement, depuis les recherches expérimentales de M. Ranvier, opinion que nous admettrons pour notre part, est que les altérations des muscles sont, dans les cas d'atrophie myélopathique, équivalentes à celles que cet auteur a étudiées dans les muscles séparés de leurs centres trophiques. Elles se résument en ce processus : le protoplasma non différencié de la fibre primitive (sarcoplasma) s'hypertrophie, les noyaux du sarcolemme prolifèrent, leur action phagocytique s'exerce alors et fait disparaître le tissu différencié (myoplasma).

Nous verrons plus loin que cette évolution des lésions est relativement distincte de celle qui préside aux altérations des myopathies primitives, qu'il nous reste à étudier, et dans lesquelles le fait histologique dominant est, au contraire, du moins au début du processus, l'atrophie, et non l'hypertrophie, du protoplasma non différencié de la fibre musculaire, avec, parallèlement, hypertrophie du tissu différencié.

Dans les diverses variétés de la myopathie progressive primitive, le caractère commun le plus important — on l'a constaté dès à présent dans un nombre assez considérable d'autopsies pour qu'on soit autorisé à le généraliser — est le résultat négatif fourni par l'exploration des diverses parties du système nerveux. On a trouvé, à la vérité, dans quelques cas de Clarke et Gowers (1), de Brieger (2), de Drummond (3), des lésions médullaires, mais diffuses et mal déterminées. Toutefois, on ne saurait passer sous silence les cas récents de Pilliet (4) dans lesquels la coexistence de

(1) Cité par RAYMOND, p. 170.
(2) *Ibid.*, p. 171.
(3) *Ibid.*
(4) PILLIET. *Revue de Médecine*, mai 1890.
Voir, au sujet des atrophies musculaires d'*origine cérébrale*, outre le

certains troubles intellectuels lui parut autoriser l'hypothèse d'une origine cérébrale de la myopathie, hypothèse qui, selon cet auteur, aurait été déjà exprimée par Duchenne.

Bien qu'il en soit, l'étude critique de tous les faits publiés a permis à M. Schültze de conclure formellement à la nature myopathique primitive de la paralysie pseudo-hypertrophique, la seule variété du groupe qui ait été ainsi discutée.

Quant aux altérations. des muscles, on peut noter en premier lieu qu'il est commun de trouver des muscles *pseudo-hypertrophiés* à côté de muscles *atrophiés* distribués en proportions variables les uns par rapport aux autres. Ce sont, du reste, les inégalités relatives de l'un et l'autre trouble, en même temps que les diversités de leurs modes de distribution sur les divers territoires musculaires, qui ont servi à déterminer les différentes variétés de la dystrophie musculaire.

Les muscles pseudo-hypertrophiés se montrent à l'œil nu avec une teinte plus ou moins jaunâtre et sont de consistance molle et pâteuse. A l'examen microscopique, on constate une prolifération relativement considérable du tissu conjonctif; mais cette prolifération porte presque exclusivement sur le tissu conjonctif péri-fasciculaire, et atteint à peine le tissu intra-fasciculaire (1); c'est dire que

traité. de M. Raymond : les publications de M. Borgherini : *Deutsch. Archiv. für klinische Medicin*, 1889, t. XLV, fasc. 5 et 6, p. 37, et *Rivista sperimentale di Freniatria*, vol. XV, fasc. 1, 2, 3; le mémoire qui nous est commun avec G. Marinesco : Poliomyélite et polynévrites (*Nouvelle Inconographie de la Salpêtrière*, 1890); le travail d e M. Babinski (*Société de Biologie*, 1886), et celui plus récent de MM. Joffroy et Achard (*Archives de médecine expérimentale*, 1891, n° 6).

(1) P. Blocq. Th. Paris, 1888, p. 195.

le sarcolemme et ses noyaux n'y prennent qu'une faible part. Plus tard, ce tissu s'infiltre de graisse, cette transformation adipeuse se faisant par hyperplasie autogène des cellules adipeuses (P. Blocq et Marinesco). La substance contractile, elle-même, subit un premier stade d'hypertrophie, puis elle s'atrophie jusqu'à disparition.

Dans les muscles atrophiés, le processus est analogue, mais le développement du tissu conjonctif y est moins exubérant. Le processus atrophique paraît, en outre, tout à fait irrégulier, non seulement dans le même muscle, mais, de plus, dans ses fascicules. Parfois, un faisceau n'est constitué que par du tissu conjonctif dans lequel sont serties quelques rares fibres striées, de diamètre variable, les unes hypertrophiées, les autres correspondant à des degrés divers d'atrophie.

Le tissu conjonctif se présente, lui aussi, sous deux aspects, selon qu'il est inter-fibrillaire ou inter-fasciculaire; celui-ci, lâche, notablement adipeux, peu riche en éléments cellulaires, celui-là plus dense, à fibrilles serrées, plus fourni en noyaux.

Les fibres musculaires conservent, en général, leur striation, mais elles sont très inégales, les unes hypertrophiées, et les autres atrophiées et déformées. Parfois, on les voit coupées par des ponts fibreux; d'autres fois, et c'est là un point sur lequel a surtout insisté M. Roth (1), elles se continuent avec le tissu de leur tendon : il y a alors fonte de l'extrémité musculaire en même temps qu'accroissement progressif de la partie tendineuse.

Le fait capital de l'évolution de ce processus est l'atrophie première du protoplasma non différencié de la fibre,

____

(1) Roth. *Société de Biologie*, 1886.

avec hypertrophie du protoplasma différencié, puis, plus tard, atrophie de la même substance musculaire. Le tissu conjonctif péri-fasciculaire, lui, prolifère, et ses noyaux jouent ici le rôle d'agent phagocytique, qui était dévolu aux noyaux du sarcolemme dans la forme myélopathique. De cette différence des deux processus résultera, comme nous aurons occasion de le dire, une distinction essentielle dans le mode des réactions électriques propres à chacune des deux formes d'atrophie musculaire.

Pour en finir avec ce qui a trait à l'anatomie pathologique des myopathies, nous signalerons les altérations osseuses, récemment décrites par MM. Marie et Onanoff (1), Guinon et Souques (2), Hallion (3), qui consisteraient en une aplasie des os, dont la nature — arrêt de développement, ou lésion osseuse plus ou moins analogue à l'ostéomalacie — n'est pas encore déterminée d'une façon certaine.

L'étude anatomique de la classe d'atrophie musculaire *intermédiaire*, à laquelle correspond le type Charcot-Marie, n'est encore fondée que sur quatre autopsies (4). On y a trouvé de la névrite dégénérative interstitielle des nerfs périphériques, avec sclérose des cordons postérieurs de la moelle portant principalement sur les cordons de Goll. Quant aux lésions musculaires, elles étaient plus ou moins analogues à celles de l'atrophie myélopathique.

(1) MARIE et ONANOFF. *Société médicale des Hôpitaux*, 20 février 1891.
(2) GUINON et SOUQUES. *Société anatomique*, juin 1891.
(3) HALLION. *France médicale*, 1891, n° 47, p. 737.
(4) 1 cas de Virchow, 1 cas de Friedreich, 1 de Dubreuilh, cités par M. GANGHOFNER (*Prager med. Woch.*, 1891, n°° 49 et 50). Il existe, de plus, une quatrième autopsie de M. Charcot, encore inédite ; des coupes de la moelle provenant de ce cas sont figurées dans notre *Anatomie pathologique de la moelle épinière ;* Paris, 1891, pl. XIV et XV.

Les divisions que nous a imposées l'anatomie pathologique se trouvent justifiées par l'étude clinique, et, pour le démontrer dès l'abord, il va nous suffire de tracer le parallèle des signes capitaux de l'un et l'autre grand groupe d'atrophie musculaire. Nous reviendrons ensuite sur la description des différents types en particulier.

Il importe de rappeler, au préalable, que toutes ces formes ont des caractères communs — ce qui rend compte qu'elles aient pu, dès l'abord, être confondues en un groupe unique — qui sont : l'atrophie des muscles sans paralysie, la systématisation de cette atrophie, et sa marche progressive et envahissante.

Les symptômes propres aux *atrophies musculaires progressives, d origine spinale* ou *atrophies myélopathiques* sont : le début ordinaire par les muscles des extrémités des membres, l'envahissement progressif de tous les muscles, sans en excepter certains groupes déterminés, la non-association de la pseudo-hypertrophie de quelques unités musculaires, la présence de contractions fibrillaires, l'exagération — au début — de la contractilité idio-musculaire, la réaction électrique de dégénérescence, la forme individuelle habituelle.

Les symptômes qui appartiennent aux *atrophies musculaires progressives, d'origine musculaire* ou *atrophies myopathiques* sont : le début ordinaire par d'autres muscles que ceux des extrémités des membres, l'envahissement progressif des muscles en respectant certains groupes déterminés, l'association presque constante de la pseudo-hypertrophie de quelques unités musculaires, l'absence de contractions fibrillaires, la diminution de la contractilité idio-musculaire, l'absence de la réaction électrique de dégénérescence, la forme familiale habituelle.

Au premier groupe (atrophie musculaire progressive d'origine spinale), si l'on en excepte, comme nous l'avons fait, la maladie de Charcot (sclérose latérale amyotrophique) et la syringomyélie; ne ressortit guère que l'atrophie musculaire progressive du type Aran-Duchenne, devenue, comme nous l'avons dit, exceptionnelle, dont deux variétés rares sont constituées par le *type scapulaire* de Vulpian et par le *type ophtalmoplégique*.

a. Dans le type Aran-Duchenne, l'atrophie débute le plus ordinairement par la main, soit par les muscles de l'éminence thénar, soit plutôt, suivant Eulenbourg, par le premier interosseux. On observe alors une dépression à la place de l'éminence en question, puis le pouce ne tarde pas à se mettre sur le même plan que les autres doigts. Peu à peu, les muscles interosseux, puis ceux de l'éminence hypothénar, disparaissent, non sans présenter des secousses fibrillaires, soit spontanées, soit provoquées par les excitations mécaniques ou les mouvements volontaires. A ce moment, l'aspect de la main, dite « main en griffe », « main de singe », est tout à fait caractéristique. La paume en est plane, sans saillies, les doigts sont rapprochés et sur un même plan, les deux premières phalanges sont un peu étendues et la troisième fléchie. Outre cette déformation, on constate, nécessairement, une gêne fonctionnelle en rapport avec l'intensité de l'atrophie : les fibres musculaires restantes demeurent, en effet, seules capables de se contracter.

De là, l'atrophie gagne habituellement l'avant-bras, où elle porte plus particulièrement, au début, sur les muscles de la flexion ; à ce moment, il n'est pas rare que la maladie subisse une sorte de rémission ; il en résulte alors à l'observation un contraste saisissant entre l'atrophie de l'extrémité et la conservation du volume de la racine du membre. Cette apparence est bien différente de celle qui caractérise la période analogue des myopathies non spinales, où c'est, au contraire, la racine du membre qui s'atrophie le plus souvent.

L'affection, toutefois, ne tarde pas à poursuivre sa marche envahissante, gagne au bras le biceps et le brachial antérieur, puis les muscles du tronc ; quant au triceps brachial, il ne se prend d'habitude que plus tardivement. Au tronc, les rhomboïdes, les muscles fléchisseurs de la nuque sont les premiers à s'atrophier, et il est digne de remarque que la portion claviculaire du trapèze, elle, reste indemne, presque toujours, ce pourquoi on l'a dénommée « l'ultimum moriens ». L'atrophie suit alors deux voies différentes, suivant les cas : dans un premier ordre de faits, la lésion spinale, s'étendant supérieurement et atteignant les noyaux bulbaires, qui représentent le prolongement de la substance grise des cornes antérieures — poliencéphalite inférieure — le syndrome de la paralysie labio-glosso-laryngée, vient mettre assez rapidement fin à la scène morbide. Dans un second ordre de faits, la lésion spinale se propageant vers la région inférieure, l'atrophie gagne les membres inférieurs.

Telle est la forme clinique que revêt habituellement l'atrophie musculaire du type Aran-Duchenne. Les modes de début, par le tronc, par les muscles dorso-spinaux ou par les membres inférieurs sont tout à fait exceptionnels.

Il existe cependant deux autres formes, moins rares que celles-ci et qui constituent des variétés du type.

b. L'une, la plus anciennement connue, est le type *scapulo-huméral* de Vulpian, qui se distingue par cette seule particularité que son début a lieu par les muscles de la ceinture scapulaire. Ultérieurement, l'atrophie suit la même marche extensive et aboutit au même dénouement.

c. L'autre, qui a fait récemment l'objet d'une étude d'ensemble très complète de MM. G. Guinon et Parmentier (1), est la *polio-encéphalomyélite*, dans laquelle le début se fait par une ophtalmoplégie — lésion bulbaire supérieure — partielle (externe) ou totale, à laquelle ne tarde pas à s'associer une atrophie musculaire dont tous les caractères répondent à ceux du type que nous avons décrit.

Dans ces formes myélopathiques, il existe, ainsi que nous l'avons dit, d'une part, des tremblements fibrillaires précédant et accompagnant l'atrophie, d'autre part, d'importantes modifications qualitatives des réactions électriques. On constate, en effet, que les muscles malades présentent la réaction de dégénérescence partielle ou complète.

Remak (2) a signalé également le phénomène qu'on a appelé la *contraction diplégique*, qui consiste en ce qu'il est possible de provoquer des contractions dans les muscles atrophiés, en appliquant le pôle négatif d'une pile au niveau de la région cervicale inférieure, et le pôle positif dans la fossette sous-auriculaire. Vœter (3) a décrit un autre phénomène analogue, le *palmo-spasme*, sorte d'agitation de la main qui se produit sous l'influence de l'excitation des muscles du membre supérieur par le courant faradique ou galvanique.

Comme caractères négatifs, il reste à noter dans l'atrophie musculaire de ce groupe, sinon l'absence absolue, du moins le rôle très réduit de troubles de la sensibilité, soit subjectifs, soit objectifs, et l'intégrité des sphincters.

Quant à la durée de la maladie, elle est toujours très

(1) G. Guinon et Parmentier. *Nouvelle inconographie de la Salpêtrière*, 1890, nᵒˢ 5 et 6, et 1891, nᵒˢ 1, 2, 3, 4.
(2) Cité par M. Raymond, p. 125.
(3) *Ibid.*, p. 126.

longue, d'au moins plusieurs années, sans égaler cependant la durée si considérable qui caractérise les formes myopathiques. Elle se termine soit par paralysie bulbaire, soit par envahissement du diaphragme, soit par l'intercurrence de diverses maladies infectieuses auxquelles leur manque de résistance prédispose particulièrement les sujets.

Nous avons admis, en invoquant surtout l'autorité de M. le professeur Charcot, que les diverses variétés de myopathies ne représentaient guère que des formes d'une seule espèce morbide, la *dystrophie musculaire progressive* de Erb. Déjà l'anatomie pathologique a justifié cette opinion, en montrant que des altérations de même nature des muscles se retrouvaient dans tous ces cas.

Nous allons constater, maintenant, que cette manière de voir n'est pas moins fondée au point de vue clinique. Les divers types décrits par les auteurs ne se séparent, à cet égard, les uns des autres par aucun caractère générique et présentent, au contraire, nombre de signes communs.

Remarquons d'abord que, dans ces différents types, les localisations du début se font, le plus souvent, sur des départements musculaires toujours les mêmes, qui, selon la conception formulée par MM. Babinski et Onanoff (1), sont en rapport, non pas avec les zones de distribution des nerfs, mais bien avec des territoires embryogéniques particuliers.

De plus, les symptômes cliniques, les réactions électriques, les origines héréditaires, le caractère familial, en

____

(1) Babinski et Onanoff, *Mém. de la Société de Biologie*, 1888.

sont des phénomènes communs. Enfin, et surtout, ces différents types parfois se succèdent, parfois coexistent diver-
sement associés chez le même sujet, étant même susceptibles d'apparaître sous leurs multiples aspects soit chez
plusieurs enfants d'une seule famille (un frère offre la forme
pseudo-hypertrophique, un autre frère la forme Landouzy-
Déjerine), soit chez les membres de générations successives
(père ayant présenté le type Erb, fils atteint du type
pseudo-hypertrophique).

Toutefois, le mode variable de début et de distribution
de l'atrophie, la répartition inégale de la pseudo-hypertrophie, permettent de distinguer, au point de vue nosographique, les variétés suivantes (1) : la forme *pseudo-hypertrophique*, la forme de *Leyden-Möbius*, la forme *Erb-Zimmerlin*
et la forme *Landouzy-Déjerine*, qui sont celles qui se
montrent le plus souvent pures, ou même à l'état d'isolement, mais dont la clinique offre d'assez nombreux exemples
de combinaisons tellement variables qu'elles prêtent moins
bien à la description.

a. La forme *pseudo-hypertrophique* (paralysie pseudo-
hypertrophique ou myo-sclérotique de Duchenne) est
surtout caractérisée par ce fait que les muscles malades
ont subi une augmentation de volume ; il résulte de là
une apparence athlétique qui contraste avec la faiblesse
motrice.

C'est d'habitude chez des enfants, souvent chez plusieurs
membres de la même famille, que la maladie débute par
de la faiblesse des membres inférieurs. L'exploration
révèle alors une hypertrophie, parfois énorme, des muscles
du mollet, puis des fessiers. Le sujet a de la difficulté pour

(1) Paul Blocq et Onanoff. *Seméiologie et diagnostic des maladies
nerveuses;* Paris, 1892.

marcher et pour se redresser : debout, il se tient ensellé, les jambes écartées ; en marche, il se dandine ; couché à terre, il se redresse à l'aide d'un procédé caractéristique, en se servant des membres supérieurs, généralement indemnes, pour grimper, pour ainsi dire, le long de son corps.

Rarement la pseudo-hypertrophie envahit la partie supérieure du corps, qui présente souvent — à titre de combinaison — l'atrophie de la forme Zimmerlin. On ne peut constater ni tremblements fibrillaires, ni troubles qualitatifs des réactions électriques des muscles. La durée de la maladie est extrêmement longue, et, le plus souvent, la mort est le résultat d'une maladie infectieuse (tuberculose) intercurrente.

b. Dans la forme *Leyden-Möbius*, c'est encore dans le jeune âge que l'affection débute le plus souvent, frappant parfois plusieurs enfants de la même famille. De même, elle se manifeste par une faiblesse des membres inférieurs, mais qui, cette fois, se présente sans hypertrophie — paralysie pseudo-hypertrophique *sans hypertrophie*, a-t-on dit. Elle suit une marche progressivement envahissante et offre les mêmes caractères communs que nous avons déjà indiqués, à savoir : l'absence de tremblements fibrillaires, de troubles qualitatifs des réactions électriques et de troubles de la sensibilité.

c. La forme *Zimmerlin*, que nous rapprochons de la frrme *juvénile d'Erb*, pour les fusionner dans la description sous le nom de forme *Erb-Zimmerlin*, a pour caractères particuliers : son début, dans l'adolescence plutôt que dans l'enfance, et la localisation ordinaire de l'atrophie sur les muscles de la ceinture scapulaire. Ce sont les pectoraux, le trapèze, le grand dorsal, le grand dentelé, le rhomboïde, qui sont affectés en premier lieu ; puis, le biceps, le brachial antérieur et le long supinateur sont pris à leur tour. D'autre part. les muscles de l'avant-bras et les petits muscles de la main restent indemnes. Enfin, le triceps. le deltoïde. le sus et le sous-épineux présentent de la pseudo-hypertrophie. Lorsque l'atrophie se propage vers la moitié inférieure du corps, ce sont les muscles des cuisses et de la fesse qui sont atteints, ceux des mollets et du pied étant relativement respectés.

Cette distribution spéciale de l'atrophie et de la pseudo-hypertrophie a pour conséquence des déformations et des troubles fonctionnels tout à. fait caractéristiques. La maigreur des bras contraste avec le développement des avant-bras ; la saillie des omoplates, qui semblent se détacher du tronc — en ailes d'oiseau — est plus accusée par l'opposition que forme le relief des masses pseudo-hypertrophiées qui recouvrent ces os.

Les muscles affectés offrent à la palpation une dureté toute spéciale, qui suffirait presque à les faire reconnaître. On constate, naturellement, la présence des signes négatifs que nous avons déjà exposés.

d. La forme *Landouzy-Déjerine*, qui correspond à l'ancienne atrophie musculaire infantile de Duchenne, se distingue surtout par la localisation de l'atrophie à son début sur les muscles de la face et de l'épaule (type facio-scapulo-huméral). L'affection se montre ordinairement dans l'enfance, vers l'âge de trois ou quatre ans, et sur plusieurs membres de la même famille d'une seule génération, ou non. Le facies offre un aspect caractéristique en raison de l'atrophie des muscles des paupières et des lèvres : les yeux ne peuvent se fermer complètement, l'acte de souffler ou de siffler devient impossible. Le malade dort les paupières entr'ouvertes et ses lèvres saillent en museau.

Plus tard, l'atrophie gagne successivement et symétriquement les muscles de la ceinture scapulaire, envahissant progressivement les membres de leur racine à leur extrémité, tant pour les supérieurs que pour les inférieurs, suivant une distribution analogue à celle que nous avons décrite pour la forme précédente. MM. Landouzy et Déjerine ont noté de nouvelles particularités qu'ils ont observées dans la même variété : une déformation particulière du thorax, qui, de convexe, devient plan, ainsi que l'absence de pseudo-hypertrophie. Les premiers, ils ont signalé l'existence de rétractions fibreuses de certains muscles, du biceps entre autres, dont nous-même avons étudié la pathogénie (1) ; nous avons montré que ces rétractions n'appartenaient pas en propre à cette forme, où elles y sont peut-être plus fréquentes, et se rencontraient aussi dans d'autres variétés de myopathie.

e. En outre de ces formes distinctes, il existe des formes — de transition — constituées par des associations de myopathies diverses. Un grand nombre de cas de cette catégorie ont été observés, et nous avons eu occasion, pour notre part, d'en rencontrer d'assez nombreux dans le service de M. Charcot. Tel sujet, par exemple, présentera l'association de la paralysie pseudo-hypertrophique avec la forme Erb-Zimmerlin, ou Landouzy-Déjerine ; tel autre figurera la combinaison de la forme Leyden-Möbius avec la forme juvénile, etc.

Mais ce ne serait pas une forme de transition entre les

_____

(1) Blocq, Thèse de Paris, 1888, p. 199.

divers types myopathiques, mais bien entre les myélopathies et les myopathies, que représenterait le type *Charcot-Marie*, que M. Hoffmann a fait rentrer dans sa forme *neurotique*. M. Raymond s'est demandé, en effet, s'il ne conviendrait pas de le considérer comme une variété intermédiaire entre ces deux grandes classes, l'une *individuelle* et *spinale*, l'autre *familiale* et *myoathique*, que nous venons de décrire, puisque ce type est en même temps *spinal* comme celle-là et *familial* comme celle-ci.

Dans le type *Charcot-Marie*, l'atrophie envahit d'abord les pieds et les jambes, et ultérieurement les mains et les bras, procédant ainsi lentement de l'extrémité vers la racine des membres, comme dans les formes myélopathiques ; de plus, les muscles atrophiés présentent des contractions fibrillaires, ainsi que la réaction électrique de dégénérescence. On constate aussi des troubles subjectifs de la sensibilité et des désordres de la vaso-motricité. La maladie, enfin, a le caractère familial, à l'instar des myopathies.

Toutefois, en raison surtout des données de l'anatomie pathologique, nous n'oserions, dans l'état actuel, souscrire sans réserves à l'opinion de M. Raymond, et il nous paraît admissible qu'il s'agit là d'une forme tout à fait indépendante (1).

Les signes particuliers sur lesquels repose la constitution des diverses formes de l'atrophie musculaire progressive, et que nous avons exposés, sont les éléments de leur diagnos-

(1) Nous avons néanmoins observé récemment, avec MM. Charcot et Dutil, un cas d'atrophie musculaire participant aux caractères des myélopathies et des myopathies primitives. Il avait de celles-ci la forme familiale et la distribution spéciale de l'atrophie des muscles, et de celles-là les lésions spinales ; cette observation sera publiée prochainement.

tic différentiel ; aussi bien serait-il superflu d'y revenir.

Il nous reste à distinguer les formes morbides qui leur ressemblent assez pour permettre la confusion. Est-il besoin de prévenir contre l'erreur qui consisterait à prendre pour de l'atrophie musculaire l'*amaigrissement* qui porte, lui, sur tout le corps et ne s'accompagne pas de lésions des muscles, ou la *paralysie*, dans laquelle on ne peut constater aucune contraction des muscles atteints ?

Il serait admissible que les atrophies musculaires du genre de celles que M. Charcot appelle deutéropathiques, et que réalisent la *sclérose latérale amyotrophique*, la *pachyméningite cervicale hypertrophique*, la *syringomyélie*, le *tabes*, pussent donner le change, comme aussi les atrophies de la *paralysie infantile* et des *poliomyélites de l'adulte* (paralysie spinale antérieure aiguë, paralysie générale spinale subaiguë). De même, le diagnostic hésitera parfois quand on sera en présence de l'un des membres de ce groupe, encore indéterminé, des atrophies diffuses dépendant de la *poliomyélite antérieure subaiguë*, de la *paralysie ascendante aiguë*, de la *maladie de Landry*, enfin de la *polynévrite amyotrophique*.

L'exposé par le menu de tous les éléments de ce diagnostic différentiel ne rentre pas dans le cadre que nous nous sommes imposé ; il nous suffira d'en indiquer les grandes lignes.

Dans les cas d'atrophies *myélopathiques deutéropathiques*, on se guidera surtout sur les symptômes concomitants : paralysies, contractures, douleurs, troubles trophiques, troubles de la sensibilité, pour établir le diagnostic.

Le début brusque avec fièvre, une atrophie d'emblée et non pas progressive, de plus compliquée de paralysie, entreront surtout en ligne de compte pour faire reconnaître les *poliomyélites*.

Une marche plus rapide, une atrophie en masse et non faisceau par faisceau, les désordres de la sensibilité ou de la trophicité, les données étiologiques, enfin, représenteront les caractères les plus importants du dernier groupe d'atrophies musculaires que nous avons indiqués (1).

(1) *Gazette hebdomadaire*, 23 janvier 1892.

XIV

DE L'APHASIE

I

La période *préhistorique* de l'aphasie, pourrait-on dire,
commence avec Gall (1), qui, en affirmant le premier la
spécificité fonctionnelle de certaines régions de l'écorce
cérébrale, est devenu, par le seul énoncé de ce principe, le
précurseur de tous les travaux modernes sur les localisations cérébrales, de même qu'en faisant de la portion frontale sous-orbitaire du cerveau le siège du sens du langage,
il indiqua, jusqu'à un certain point, la voie en ce qui concerne l'aphasie en particulier. Au reste, les travaux ultérieurs de Bouillaud (2) et de Dax (3), bien qu'on en ait
prétendu, n'eurent guère, ainsi qu'il résulte de la critique à

(1) Gall. *Anatomie et physiologie du système nerveux en général et
du cerveau en particulier;* Paris, 1810-1819.

(2) Bouillaud. Recherches cliniques propres à démontrer que la
perte de la parole correspond à la lésion des lobules antérieurs du
cerveau (*Archives de médecine,* 1825).

(3) Dax. Rapport de M. Velut (*Bulletin de l'Académie de médecine,*
t. XXX, 1864).

laquelle les a soumis Bernard (1), que le mérite de confirmer à cet égard la portée des vues si ingénieuses de Gall.

L'histoire à proprement parler de l'aphasie date de la découverte de Broca, en 1861 (2). Nous diviserons son exposé en *quatre périodes* qui correspondent aux phases du développement successif et de plus en plus complexe de la question. A trois de celles-ci il convient, à l'exemple d'Allen Starr (3), d'attribuer le nom des auteurs dont les recherches, aussi bien que les idées, ont exercé sur les progrès de cette étude une influence prépondérante.

Pendant la première période (1864-1878), *époque de Broca*, on s'est surtout efforcé d'établir sur des faits anatomiques rigoureusement observés la réalité de la découverte encore discutée de cet auteur. On y a démontré de la façon la plus catégorique que les lésions de la partie postérieure de la troisième circonvolution frontale gauche déterminent nécessairement une altération du langage articulé. Toutefois, on remarqua déjà à ce moment que la réciproque de cette proposition n'était pas vraie en toutes les circonstances, c'est-à-dire qu'il existait des cas où des troubles de la parole articulée s'étaient manifestés pendant la vie, alors que le centre de Broca se trouvait indemne à l'autopsie.

Cette constatation fut l'origine d'obscurités qui ne devaient pas tarder à être dissipées lors de la seconde période (1874-1883), ou *époque de Wernicke*, à laquelle

(1) BERNARD. *De l'aphasie et de ses diverses formes;* Th. Paris, 1885.

(2) BROCA. Sur le siège de la faculté du langage articulé (*Bulletins de la Société anatomique*, 1861, 2º série, t. IV).

(3) Allen STARR. *Aphasia* (Congress of american physicians and surgeons ; Philadelphia, 1888).

correspond la démonstration de l'existence d'un nouveau groupe d'aphasies : les *aphasies sensorielles*. On ne connaissait jusque-là que l'aphasie motrice. Wernicke (1), puis Kussmaul (2) et Hitzig (3) montrèrent qu'il en existait d'autres, et établirent une distinction fondamentale entre l'aphasie motrice et celle qu'ils appelèrent l'aphasie sensorielle : l'aphasie motrice ou d'expression consistant, comme on le savait déjà, dans l'abolition du langage parlé articulé, l'aphasie sensorielle ou de réception étant caractérisée par cela que le sujet qui en est atteint devient incapable de percevoir soit la parole entendue (surdité verbale), soit la parole écrite (cécité verbale). Les auteurs allemands, considérant aussi, qu'au point de vue de l'époque de leur acquisition les éléments sensoriels ou de réception du langage, non seulement apparaissent les premiers en date, mais que, de plus, ils servent d'origine aux éléments moteurs ou d'expression qu'ils éduquent en quelque sorte, en infèrent que ceux-ci sont, au début, et demeurent ensuite sous la dépendance immédiate de ceux-là. L'aphasie motrice pourrait se voir alors dans le cas d'intégrité du centre de Broca, en conséquence d'une lésion de ces seuls centres sensoriels.

Dès cette époque, néanmoins, Pitres (4) et Clausel de Boyer (5), puis Magnan (6), Charcot (7) avaient établi concurremment que, lors de conservation du centre de Broca, l'aphasie motrice pouvait aussi être due à une autre

(1) Wernicke. *Die aphasische Symptomen Complex;* Breslau, 1874.
(2) Kussmaul. *Des troubles de la parole.* Traduction française; Paris, 1886.
(3) Hitzig. *Von dem materiellen der Seele;* Leipzig, 1886.
(4) Pitres. Th. de Paris, 1877.
(5) Clausel de Boyer. *Bull. Soc. anatomique,* 1877, 4° série, t. II.
(6) Magnan. De l'aphasie (*Tribune médicale,* 25 janv. 1880)
(7) Charcot. *Differenti forme d'afasia;* Milan, 1884.

cause, soit à des lésions des tractus blancs sous-jacents à ce centre et occupant le faisceau pédiculo-frontal inférieur, lesquelles constituaient l'*aphasie sous-corticale*.

La troisième période (1883-1888), *époque de Charcot*, dote la question de notions psychologiques qui l'éclairent d'un jour spécial et qui dominent encore actuellement la pathogénie du trouble, en même temps qu'elles aident à en comprendre les nombreuses variétés symptomatiques.

M. Charcot (1) montre que le mot n'est pas une *unité*, mais un *complexus*, à la formation duquel concourent *quatre* éléments, du moins chez les sujets éduqués : la mémoire *visuelle*, l'*auditive*, la *graphique*, celle d'*articulation*. Il prétend que les centres qui président à l'élaboration du langage intérieur, dont la parole et l'écriture sont l'expression extérieure, deviennent relativement indépendants les uns des autres. Il admet, enfin, l'existence de variétés individuelles réalisées par la prépondérance qu'acquiert dans l'usage, chez les divers sujets, l'un ou l'autre centre.

Cette conception de M. Charcot a été développée principalement par MM. Marie (2), Bernard (3), Ballet (4), et adoptée à plusieurs points de vue par les psychologues, qui en ont complété la démonstration dans des recherches d'ordre différent.

A une époque plus rapprochée, les travaux de Lichtheim (5),

(1) CHARCOT. *Loc. cit.* — P. MARIE. De l'aphasie (*Revue de Médecine*, 1883).

(2) MARIE. *Loc. cit.* — De l'aphasie en général (*Progrès médical*, 1888).

(3) BERNARD. *Loc. cit.*

(4) BALLET. *Le langage intérieur et les diverses formes de l'aphasie ;* Paris, 1886.

(5) LICHTHEIM. Ueber Aphasie (*Deutsch. Archiv. für klinische Medicine*, 1885, p. 208).

Wernicke (1), Malachowsky (2), Mœli (3), Adler (4), Wysman (5), Freud (6), Déjerine (7) ont ouvert une nouvelle période, et l'on n'est pas encore sorti actuellement, à notre avis, de la phase des contradictions qui la caractérisent.

La question qui paraît prédominer de nos jours est celle des rapports de dépendance et des voies d'association des divers centres du langage entre eux, et en particulier celle des aphasies dites de *conductibilité* (*Leitungs Aphasien*).

On établit tout d'abord que les vues de M. Charcot, qui. dans son schéma fameux, ne fait intervenir, en dehors d'un centre général intellectuel des images, que quatre centres des images du langage sans connexions *directes* avec les centres sensoriels communs, pour légitimes qu'elles fussent, devaient peut-être être étendues. En outre *des* centres d'interprétation, de ceux dont l'atteinte détermine ce qu'on a appelé la surdité et la cécité *psychiques*, il existe, correspondant aux centres sensoriels particuliers du langage seuls considérés, des centres des fonctions sensorielles, en général, dont les troubles sont susceptibles d'engendrer des aphasies spéciales. De plus, correspondant et aux centres sensoriels et aux centres

(1) WERNICKE. *Fortschritt*, 1885 et 1886.

(2) MALACHOWSKY. Samuel. *Klin. Vorträge*, 1888.

(3) MŒLI. Ueber Aphasie bei Wahrnehmung der Gegenstände durch das Gesicht (*Berliner klinische Wochenschrift*, 1890, p. 318).

(4) ADLER. Ein fall von subcorticales alexie von Wernicke (*Berl. klin. Wochenschrift*, 1890, p. 354).

(5) WYSMAN. Aphasie und verwandte Zustand (*Deutsch. Archiv. für klinische Medicine*, 1890, p. 27).

(6) S. FREUD. Zur auffassung der Aphasien ; Leipzig und Wien, 1891.

(7) DÉJERINE. Sur la localisation de la cécité verbale, etc. (*Bull. Soc. Biologie*, 27 févr. 1892).

moteurs du langage, on trouve associés (1), ainsi que nous l'avons exposé avec Onanoff, des centres des *impressions du sens musculaire*, centres de *mémoire motrice*, dont l'indépendance psychologique et pathologique a pu être également constatée.

On en est arrivé ainsi à ne plus considérer les centres *dits*, autrefois, des *images* du langage intérieur que comme les centres de *certains seulement des éléments constitutifs de ces images*. On se rendait compte, d'un autre côté, du rôle joué dans quelques cas par des centres sensoriels — tactiles, olfactifs, gustatifs — dont on n'avait pas tenu compte jusque-là.

En dernier lieu, et surtout, on constatait que, si l'*atteinte isolée* de chacun de ces multiples centres réalisait des troubles particuliers du langage, ces centres étant reliés les uns aux autres, et plus ou moins solidaires, sinon uniformément subordonnés les uns aux autres, la rupture de *chacun des liens qui les unissaient* entre eux pouvait entraîner à son tour des formes distinctes d'aphasie. Ainsi existait-il, en plus des types anciens, représentés par les seules aphasies *corticales* et *sous-corticales*, de nouvelles et nombreuses variétés : les aphasies *trans-corticales* et *infra-corticales*, toutes plus ou moins susceptibles d'être distinguées en clinique. Leur détermination comporte, en effet, un diagnostic d'autant plus difficile que les centres agissent souvent les uns vis-à-vis des autres par évocation et par suppléance, que l'importance de leur rôle dans le langage varie, chez les divers sujets, selon la cote psychique (sensorielle ou motrice) de ceux-ci, et qu'enfin les *véritables* voies de communication des centres entre eux sont, pour la

(1) Paul BLOCQ et ONANOFF. *Séméiologie et diagnostic des maladies nerveuses ;* Paris, 1892.

plupart, non seulement inconnues dans leur direction anatomique, mais encore relativement hypothétiques quant à leur fonction physiologique.

Nous devons ajouter que la question a été étendue, en dernier lieu, par des études intéressantes sur les troubles parallèles de la *fonction musicale*, par les recherches sur l'*amusie*, dont neuf formes déjà ont été décrites par certains auteurs, et à laquelle des travaux très importants ont été consacrés par Stricker (1), Knoblauch (2), Wallascheck (3), Brazier (4).

On voit par là quelle distance considérable sépare la notion primitive de l'aphémie de Broca, telle qu'elle a été exposée même par Legroux (5) en 1875, de l'état de complexité de l'aphasie telle qu'elle résulte des travaux actuels.

II

C'est qu'aussi bien la faculté de l'utilisation des mots, soit pour comprendre, soit pour exprimer des états de conscience, dont le terme aphasie embrasse dans sa généralité tous les troubles, est la résultante d'un mécanisme complexe qu'il importe, avant tout, d'exposer en se fondant sur les données psychologiques que nous possédons aujourd'hui.

(1) STRICKER. *Le langage et la musique.* Traduction française ; Paris, 1885.

(2) KNOBLAUCH. Troubles de la faculté musicale (*Brain*, 1890).

(3) VALLASCHECK. Troubles de l'expression musicale (*Vierteljahrschrift für Musikwissenschaft;* Leipzig, 1891).

(4) BRAZIER. Troubles des facultés musicales dans l'aphasie (*Revue philosophique*, 1892, n° 10).

(5) LEGROUX. *De l'Aphasie.* Th. d'agrégation, 1875.

L'aphasie dans ses diverses formes résulte d'une perte de la *mémoire* au sens générique du mot, car cette faculté est à l'origine de la propriété de l'*utilisation des symboles*. C'est donc à l'étude du mode de constitution de la mémoire qu'il nous faut avoir recours pour nous orienter plus aisément dans la genèse : 1° de la formation des associations cellulaires considérées comme *centres* ; 2° de leurs connexions entre elles ; 3° enfin, des fonctions et des rapports entre elles, de celles qui sont préposées au mécanisme de la parole en particulier.

Lorsqu'une excitation est produite sur le système nerveux, elle laisse une trace dans les trajets et stations nerveuses qu'elle parcourt, et cette trace, dont la direction première a été spécifiquement déterminée par la nature même de l'excitation, dirigera à son tour ultérieurement, d'une façon élective, le parcours de toute noúvelle excitation de même nature qui se manifestera. Or, tout d'abord il faut savoir qu'une excitation, quelle qu'elle soit, n'est jamais simple qu'en apparence ; elle est composée toujours d'éléments nombreux et différents. Lorsqu'un objet *sollicite*, par exemple, le sens de la vision, donnant lieu à ce qu'on appelle communément une *excitation visuelle*, il se produit, en même temps qu'une impression *optique lumineuse*, des impressions différentes : *tactiles* — dues aux frottements qui se passent entre la conjonctive bulbaire et palpébrale ; *musculaires* — dues aux mouvements des muscles de l'œil, moteurs du globe et accommodateurs. Ce sont ces impressions multiples et connexes que nous appelons les *éléments composants* de l'excitation. Nous répétons que notre organisation nerveuse est telle que toutes les excitations que nous sommes susceptibles de recevoir sont ainsi plus ou moins *composées*. Ni la vue, ni le toucher, ni aucun de nos sens n'est jamais impres-

sionné tout à fait isolément; les éléments optiques purs,
ou tactiles purs, jouent effectivement un rôle prépondérant,
lors de la mise en jeu de l'un ou l'autre des deux sens de
la vue et du toucher; mais à leur activité propre s'associe,
toujours *en fait*, le concours, plus ou moins effacé, de plusieurs autres sens, d'où la constante complexité d'une *excitation* et la possibilité, si *simple* que paraisse celle-ci, de la
décomposer en des éléments. On conçoit, de plus, que ces
éléments différents doivent, en raison de la spécificité des
voies nerveuses, être dissociés en premier lieu lors de l'excitation, obligés qu'ils sont de se répartir, chacun selon sa
nature, en suivant les voies conductrices spécifiques prédé-
terminées par les traces des dépôts antérieurs. La spécialisation de ces voies conductrices et des arrêts où elles aboutissent entraîne forcément à son tour la spécialisation des
mouvements, c'est-à-dire des manifestations extérieures
répondant aux excitations. Ces mouvements deviennent
pour leur propre compte source d'excitations nouvelles,
dont la résultante est représentée par le sens musculaire.

Ainsi, un grand nombre de centres sont-ils influencés par
les éléments composites et dissociés de chaque excitation, si
simple soit-elle, avant que le fait de la synthèse ultérieure
de ceux-ci, l'idéation, n'ait provoqué l'état subjectif correspondant à une sensation relativement simple. Cet état
provoque l'ébranlement consécutif d'un centre, moteur le
plus souvent, d'où une chaîne de mouvements, lesquels ont
pour conséquence nécessaire des impressions qui font
encore retour aux centres.

Ajoutons que la complexité de ce mécanisme est plus
grande que nous la montrons, tant en raison de l'action
réciproque et variable qu'exercent les centres directement
mis en jeu les uns sur les autres qu'en raison des relations

qui lient ceux-ci par des voies d'association — directes ou indirectes — à des centres correspondant à d'autres excitations.

Il suit de là que l'*image*, qui n'est que le souvenir d'une excitation, n'est, elle non plus, jamais *simple* qu'au point de vue *subjectif*. Aussi ne saurait-on considérer les sièges anatomiques *dits* des *images visuelles* ou *auditives*, par exemple, comme représentant *effectivement* le siège de ces images. Ces localisations figurent *seulement* le lieu géométrique pour ainsi dire des *éléments visuels* et *auditifs* qui constitue une partie, la plus importante si l'on veut, de ces images, pour aller impressionner les autres centres.

Toutefois, ces réserves, sur lesquelles nous aurons à revenir, étant faites, il est commode, pour bien saisir le mécanisme de l'aphasie, de s'en rapporter d'abord aux conceptions fondamentales, et relativement simples, formulées par M. Charcot. Selon cet auteur, après que l'*idée* s'est formée en premier lieu, par l'apport et l'association des divers sens, le *mot* lui est associé ensuite par l'éducation. Celui-ci comporte l'organisation suivante : il est composé d'une image auditive — mot entendu — et d'une image motrice d'articulation — mot parlé. Cette dernière ne se produit qu'à la suite et sous l'influence de la première. De plus, chez les sujets éduqués, le mot offre, en outre, une image visuelle — mot lu — à laquelle est liée une image motrice graphique — mot écrit. Il existe, en somme, dans la composition du mot : deux images sensorielles (auditive et visuelle) et deux images motrices (motrice d'articulation et motrice graphique).

La rémémoration de ces images, qui, si elles ne le sont pas au début, deviennent le plus souvent autonomes et

plus ou moins indépendantes les unes des autres, au bout
d'un certain temps, constitue le phénomène que M. Charcot
a appelé le *langage intérieur*. Celui-ci se présente, chez les
divers sujets, sous des formes variant selon que prédominent chez eux les images de l'une ou l'autre catégorie.
Ainsi existerait-il à cet égard des types : *visuels*, c'est-à-dire
chez lesquels la pensée se manifeste sous l'apparence de
visions intérieures de mots, *auditifs* auxquels, lorsqu'ils
pensent, il semble qu'on parle, *moteurs* chez lesquels interviennent, dans la même circonstance, les sensations des
mouvements d'articulation ou d'écriture, ou encore des
indifférents, soit des sujets qui pour la pensée utilisent aussi
bien les unes que les autres images. Ce serait alors l'abolition *isolée* de chacune de ces fonctions considérées
comme autonomes qui constituerait chacune des quatre
formes dites *simples* de l'aphasie. On distinguerait, en conséquence, correspondant à celles-ci, la perte de l'audition des
mots ou *surdité verbale*, celle de la lecture ou *cécité verbale*,
celle de la parole ou *aphasie motrice*, celle de l'écriture ou
agraphie, les deux dernières représentant des *aphasies de
transmission*, les deux autres des *aphasies de réception*. Il
faudrait compter, de plus, avec les cas, les plus nombreux,
où plusieurs de ces fonctions sont, en même temps, ou
inégalement, altérées, *aphasies complexes*.

M. Ballet s'est longuement étendu, dans son remarquable
travail (1), sur les suites diverses que peut entraîner la
perte de l'une ou l'autre fonction du langage, non seulement selon l'importance *absolue* de chacune de ces fonctions,
mais encore selon la prépondérance *relative* exercée par
chacune d'elles chez les divers types individuels. On com-

(1) BALLET. *Loc. cit.*

prend, en effet, que, chez un *auditif*, par exemple, la surdité verbale sera beaucoup plus fâcheuse que si elle survient chez un *moteur d'articulation*, puisque le premier sujet seul sera de la sorte privé des images auxquelles il était accoutumé de se servir. C'est ainsi que la lésion d'un même centre pourra déterminer des conséquences variables selon le type psychique du sujet chez lequel elle interviendra.

L'autonomie et l'indépendance des centres ne sont toutefois pas absolues, ainsi que l'a admis, du reste, M. Charcot, et c'est là une première cause de complexité qui mérite de nous arrêter. Il existe, en effet, des circonstances où la suppression d'un centre entraîne en même temps par cela seul l'impuissance d'un autre centre, qui semble ainsi lui être subordonné, du moins dans le cas particulier. Doit-on conclure de là, comme l'enseignent Wernicke et Kussmaul, en se fondant, de plus, sur la loi de développement successif des centres, que les centres sensoriels exercent sur les centres moteurs une suprématie telle que ceux-ci n'entrent guère en fonction que par une sorte de réflexe parti des premiers ?

D'une part, en ce qui concerne le *centre moteur articulatoire*, la subordination est parfois évidente en apparence, en ce qui a trait du moins à ses relations avec le centre auditif ; et, comme l'a montré Lichtheim, il est habituel, pour ne pas dire constant, que la surdité verbale s'accompagne de troubles de la parole articulée. De même, M. Déjerine (1) a récemment rapporté un fait de surdité et de cécité verbales complètes avec autopsie, où, malgré l'intégrité reconnue du centre de Broca, il avait existé une paraphasie très prononcée pendant la vie.

(1) Déjerine. Un cas d'aphasie sensorielle, suivi d'autopsie (*Société de Biologie*, 14 mars 1891).

D'autre part, en ce qui a trait au *centre moteur graphique*, la subordination semble, en effet, très fréquente, pour ce qui est de ses relations avec le centre visuel, car, dans le plus grand nombre des faits, la cécité visuelle coexiste avec l'agraphie et, dans certains cas, paraît l'avoir déterminée incontestablement. C'est ainsi que M. Déjerine (1) a observé un exemple de ce genre dans lequel, l'agraphie ayant coexisté pendant la vie avec de la cécité verbale, l'autopsie n'avait révélé que les seules lésions du pli courbe, soit du centre visuel verbal.

Mais n'est-il pas permis de se demander si, en semblable occurrence, on n'a pas plutôt affaire à des sujets de *type sensoriel*, c'est-à-dire qui utilisent d'une façon si prépondérante leurs images sensorielles pour le langage articulé et écrit, que la perte de celles-là suffit à déterminer les troubles de celui-ci ?

Ce qui tendrait à confirmer cette manière de voir, en plus des données de l'observation intérieure qui déjà l'autorisent, c'est qu'il est arrivé, d'un côté, que la suppression du centre auditif verbal ne s'est pas accompagnée d'aphasie motrice (Hitzig) et que, d'un autre côté, l'altération du centre visuel verbal n'a de même pas entraîné l'agraphie (Osler).

On est toutefois allé plus loin pour ce qui regarde cette dernière forme d'aphasie, et M. Déjerine, à l'occasion d'un cas qu'il rapporte, et dans lequel, l'agraphie ayant coexisté pendant la vie avec de la cécité verbale, l'autopsie n'avait révélé que les seules lésions du pli courbe, est parti de là pour faire valoir diverses considérations desquelles il croit pouvoir conclure à l'incertitude, sinon à la négation complète de l'existence d'un centre graphique autonome. A l'appui de

(1) Déjerine. Sur un cas de cécité verbale avec agraphie, suivi d'autopsie (*Société de Biologie*, 12 mars 1892).

son opinion, cet auteur rappelle que Wernicke suppose que
l'acte d'écrire se réduit toujours à une copie des images
optiques des lettres et des mots, et que rien ne prouve que
cet acte dépend d'un centre spécial et autonome qui jouerait
pour l'écriture le même rôle que la circonvolution de Broca
pour le langage parlé ; la destruction de la mémoire optique
des lettres suffirait pour entraîner alors l'agraphie.

Or, déjà nous avons dit qu'il existait un cas (1) de cécité
verbale, *par lésion du pli courbe,* sans agraphie ; nous pouvons ajouter qu'on connaît un autre cas (Bernard) (2) où
une agraphie caractéristique s'est présentée sans cécité
verbale (le malade ne peut écrire, mais peut lire mentalement et à haute voix, et indiquer, sur une page d'écriture
cursive et imprimée, les lettres et les mots, qu'il lui est
devenu impossible de tracer). Déjà ces faits pathologiques
se complètent l'un l'autre pour combattre l'opinion qui
conteste la réalité de l'existence d'un centre graphique. De
plus, la pathologie générale de l'agraphie elle-même montre
qu'il s'agit, pour l'exécution des mouvements de l'écriture,
d'une faculté *spécifique,* puisque cette faculté de tracer des
mouvements spécialisés peut disparaître sans qu'il existe de
troubles dans les mouvements généraux du bras et de la
main. Aussi paraît-il nécessaire, au point de vue *physiologique* comme au point de vue *pathologique,* d'admettre
l'existence d'un centre d'images motrices distinct pour
l'écriture, centre que l'anatomie, nous le reconnaissons, n'a
pas encore déterminé, actuellement du moins, d'une façon
indiscutable.

On a vu que les faits dont nous avons parlé et qu'on a

(1) Osler. A case of sensory aphasia. Word blindness with hemia-
nopsia (*American Journal of the medical Sciences,* mars 1891, p. 219).
(2) Bernard. *Loc. cit.* Obs. XV, p. 232.

interprétés comme étant démonstratifs de la théorie de la
subordination des centres ne sauraient avoir la portée
absolue qui leur a été attribuée puisqu'il existe des observations contradictoires. Il y a plus et on connaît, en outre,
des cas où la prétendue loi de la subordination des centres
moteurs aux sensoriels paraît renversée au profit des centres
moteurs ; l'atteinte du centre de Broca, par exemple, ayant
déterminé de la cécité verbale, et ces faits sont, eux aussi,
hautement confirmatifs des vues de M. Charcot sur l'indépendance relative et la prépondérance individuelle des
centres. Une malade, dont l'histoire est rapportée par
M. Parisot (1), a perdu presque complètement la faculté du
langage articulé, dont elle n'a conservé que quelques mots.
Elle comprend ce qu'on lui dit (pas de surdité verbale) ; elle
reconnaît les objets qu'on lui désigne (pas de cécité
psychique) ; elle nomme les *lettres* de l'écriture (pas de
cécité littérale) ; mais elle ne peut désigner les mots écrits
lorsqu'on le lui demande, ni exécuter les ordres qu'on lui
intime par écrit. Toutefois, elle *reconnaît les quelques mots
écrits qu'elle a conservé la faculté d'articuler.* A l'autopsie, le
centre visuel des mots est intact et il existe une lésion
comprenant le centre de Broca.

En conclusion, les divers centres du langage ne sont, en
tous les cas, ni complètement indépendants, ni absolument
subordonnés selon une règle invariable. Il est certain qu'ils
peuvent s'influencer les uns les autres, de façon telle que
l'altération isolée de l'un d'entre eux entraîne à elle seule
le trouble fonctionnel d'un autre ; mais il ne paraît pas qu'il
soit permis d'établir *avec certitude*, actuellement du moins,
les lois auxquelles sont soumises ces dépendances.

(1) Parisot. Aphasie motrice avec perte de la lecture mentale (*Revue
médicale de l'Est*, 1er mai 1891).

Cependant, les vues si simples de M. Charcot se sont trouvées encore compliquées par la démonstration de l'influence que peuvent exercer sur les fonctions du langage des centres *différenciés* de ceux des images de la parole, du moins tels que ceux-ci étaient ordinairement considérés.

Avec Onanoff, nous avons cherché, pour notre part, à établir l'importance acquise à cet égard par les centres (1) des images du *sens musculaire.* Pour une fonction motrice spéciale, disions-nous, il se différencie un centre moteur spécial; mais il s'agit de savoir si le *même centre* est le siège des *sensations résultant de la mise en jeu* de cette même fonction motrice. Les considérations fondées sur la répartition des centres, sur leur ontogénie et leur philogénie plaident pour la séparation du *centre moteur proprement dit* et du *centre de la mémoire motrice,* ou autrement du *sens musculaire* (2).

Les données de la pathologie nous ont paru confirmer entièrement cette manière de voir ; il arrive, en effet, que celles de ces images de la *mémoire des sensations musculaires* qui correspondent aux centres moteurs de la parole et de l'écriture proprement dits, en particulier, sont parfois mises en défaut, indépendamment de ces *centres moteurs* eux-mêmes qui demeurent indemnes, et réciproquement.

Dans le premier mode — atteinte isolée du centre de la *mémoire motrice articulatoire* des mots, le *centre moteur proprement dit* étant respecté — le malade entendra, comprendra et répétera les mots qu'on lui dit, mais il ne pourra pas les émettre *intentionnellement.* Or, il existe précisément un cas de Hertz, dans lequel le sujet est incapable de parler

(1) Le mot est pris dans son acception physiologique et sans prétendre s'il existe un seul centre, ni où il siège.
(2) Paul Blocq et Onanoff. *Loc. cit.,* p. 88-89.

volontairement, alors que cependant il peut lire à *haute voix*
et avec facilité, et articuler distinctement tous les mots qui
viennent *au moment* même de frapper ses oreilles. La mémoire *motrice d'articulation*, indispensable pour actionner le
centre moteur dans la parole volontaire, est seule intéressée ;
aussi le centre moteur en question n'en fonctionne-t-il pas
moins (puisqu'il est indemne) sous l'influence de ses autres
excitants ordinaires, soit les impressions visuelles (lecture
à haute voix) et les impressions auditives (parole en écho)
des mots.

Des exemples du second mode — atteinte isolée du
centre moteur, avec intégrité du *centre de la mémoire motrice*
— nous sont fournis par certains cas d'agraphie. Grâce à
l'ingénieux procédé de M. J.-B. Charcot (1), on a pu mieux
se rendre compte qu'il arrive qu'un agraphique, incapable
d'écrire, reconnaît néanmoins, les yeux fermés, les lettres
qu'on lui fait tracer en guidant sa main. C'est qu'alors,
contrairement à ce qui a lieu dans l'exemple précédent, les
images du sens musculaire se rapportant aux mouvements
graphiques sont conservées, tandis que le centre coordinateur des mouvements pour l'écriture est seul intéressé.

Ainsi donc : d'une part, le *centre de la mémoire motrice*
peut être altéré avec intégrité du *centre moteur*, et, d'autre
part, le *centre moteur* peut être lésé alors que le *centre de la
mémoire* motrice reste indemne.

Il nous paraît probable que le trouble auquel on a donné
le nom d'*apraxie*, et qui consiste, comme on sait, dans le
contraste se produisant entre l'impossibilité d'apprécier les
formes et la possibilité de se rendre compte des autres

(1) J.-B. Charcot. Sur un procédé destiné à évoquer les images
motrices graphiques chez les sujets atteints de cécité verbale (*Société
de Biologie*, 11 juin 1892).

attributs des objets, est lié à l'altération isolée des souvenirs du sens musculaire associés aux images optiques pures, dont le centre propre demeure alors intact.

Enfin, l'atteinte des *centres sensoriels généraux*, celle des divers *centres psychiques* ou d'interprétation des objets, entraînent secondairement l'aphasie. Il est évident qu'un sujet frappé de surdité vulgaire, ou de surdité psychique, par exemple, n'entendra pas les sons, ou ne comprendra pas leur signification, et *a fortiori* pas celle des mots.

Soit qu'avec nous on admette l'indépendance relative, soit qu'au contraire on prenne parti pour la subordination des centres, il n'en est pas moins certain que ceux-ci affectent entre eux *des relations* dont la *rupture* n'est pas sans influence sur leur fonctionnement propre. Toutefois, cette influence devrait être *variable*, selon la première hypothèse, et *spéciale*, au contraire, selon la seconde, et il est encore impossible, actuellement, de décider à cet égard, vu la pénurie des documents, en se fondant sur la seule conception psychologique de ces troubles de conduction.

Partant de vues théoriques, Lichtheim (1) avait déjà exposé le mécanisme de cinq au moins de ces variétés d'aphasies : le centre auditif commandant, à son avis, au centre de Broca, l'interruption de la voie de communication qui réunit entre eux ces deux centres entraînerait nécessairement l'aphasie. La réalité de cette aphasie de conductibilité a été, comme nous le verrons, établie sur des faits anatomiques. Des troubles particuliers du langage pourraient résulter aussi, selon Lichtheim, de l'interruption des voies de communication qui relient le centre intellectuel commun aux centres moteurs et auditifs.

(1) *Loc. cit.*

Wysman (1) a décrit, dans cet ordre d'idées, des variétés extrêmement nombreuses d'aphasies de conductibilité. Nous citerons seulement : celles qui résultent de la rupture des communications entre le centre de l'image visuelle des mots et le centre graphique, entre le centre des images optiques générales et le centre visuel verbal (dont il existe aujourd'hui des observations concluantes avec autopsie de M. Déjerine), entre le centre visuel des mots et le centre moteur d'articulation, entre le centre auditif des mots et le centre de Broca, entre le centre auditif général et le centre auditif des mots, etc. L'existence de nombre de ces troubles n'est, il est vrai, encore basée que sur des vues hypothétiques, édifiées sur l'idée que se fait chaque auteur de communications, logiques sans doute au point de vue purement psychologique, mais dont certaines, au moins, n'ont pas été démontrées par l'anatomie et la physiologie. Aussi ne saurait-on considérer les descriptions correspondantes que comme idéales jusqu'à plus ample information.

Il n'en est plus ainsi en ce qui concerne cette variété intéressante d'aphasie, pour un des modes de laquelle Wernicke a proposé le nom d'*alexie sous-corticale*. Les vues d'abord hypothétiques de cet auteur ont, en effet, été confirmées sur un point par une observation avec autopsie de Mœli (2). Le trouble consiste, en général, en ce que les objets étant reconnus par un des sens dont le centre est indemne, et la voie d'association qui unit le centre de ce sens avec le centre moteur de la parole étant interceptée, le sujet est devenu incapable de *nommer* l'objet, bien que celui-ci soit reconnu par le sens isolé ; il n'arrive à trouver ce nom que par l'intermédiaire d'un autre sens. En suppo-

(1) *Ibid.*
(2) *Loc. cit.*

sant, comme cela s'est rencontré effectivement dans le cas auquel nous avons fait allusion, la voie ainsi coupée entre le centre des images *optiques* et le centre de Broca, un objet est vu et reconnu pour ce qu'il est par le malade; mais, la notion de cet objet ne pouvant plus être transmise au centre *moteur verbal*, l'objet ne sera pas nommé, à moins que n'intervienne l'aide de l'audition (si on dit le nom de l'objet) ou du toucher (si on palpe l'objet), les centres de ces sens étant restés, eux, en communication avec le centre moteur verbal.

Un autre mécanisme analogue d'*aphasie de conductibilité* repose également sur un fait clinique bien observé et a été confirmé par une autopsie tout à fait irréprochable. Il peut arriver, en ce qui concerne la cécité verbale, que, le centre situé dans le pli courbe et qui correspond à la *vision des mots* demeurant indemne, puisse cependant devenir impuissant, en raison de ce que les images optiques formées au *centre visuel général*, et qui sont nécessaires à son fonctionnement, ne lui sont pas transmises, par suite de la rupture des communications qui normalement unissent entre eux ces deux centres. Dans ce cas, la cécité verbale n'existerait pas pour le langage intérieur, mais seulement pour la lecture, et n'entraînerait pas l'agraphie. Le cas de ce genre auquel nous faisons allusion et que M. Déjerine (1) a rapporté récemment a permis à cet auteur de distinguer deux variétés de cécité verbale : l'une, dont nous avons déjà parlé, avec agraphie, celle-ci *pure* sans agraphie (2).

(1) DÉJERINE. Sur la localisation de la cécité verbale avec intégrité de l'écriture spontanée et sous dictée; cécité verbale pure (*Soc. de Biologie*, 27 févr. 1892).

(2) Un mécanisme analogue a été invoqué par M. Sérieux, à l'occasion d'un cas de surdité verbale, pour distinguer parallèlement deux variétés de surdité verbale: l'une avec aphasie (destruction du centre

Disons, enfin, que l'aphasie en ses diverses formes peut résulter, comme il est facile de le comprendre, de la rupture des faisceaux qui tirent leur origine des centres corticaux des diverses images : *aphasie sous-corticale*. Le sujet a conservé alors son langage intérieur, mais il ne peut l'extérioriser. Selon la comparaison de M. Charcot, « il joue sur un piano muet dont les touches fonctionnent, mais ne font pas vibrer les cordes. »

Wysman a même étendu plus loin cette dernière application ; il décrit, en effet, des aphasies qu'il appelle *infra-corticales*, déterminées par l'altération, dans un point de leur trajet plus ou moins distant du centre ovale proprement dit, des faisceaux cortico-bulbaires préposés spécialement à la transmission des mouvements destinés à l'articulation des mots, et qui, du centre de Broca, se rendent aux noyaux bulbaires. Il est arrivé à distinguer ainsi : des *aphasies corticales* de *réception* et de *transmission*, et des *aphasies non corticales*, qui sont *intra-corticales, sous-corticales* et *infra-corticales*.

Il serait facile, pour synthétiser, en quelque sorte, les vues pathogéniques que nous venons d'exposer, de montrer, par exemple, comment les diverses influences que nous avons étudiées peuvent, en agissant sur le *seul centre articulatoire* de la parole, en arriver à produire de l'aphasie motrice.

1° Le centre de la mémoire motrice d'articulation est seul affecté ; 2° le centre moteur lui-même est uniquement intéressé ; 3° ses faisceaux sous-corticaux sont rompus ; 4° ses faisceaux de projection sont interceptés ; 5° le centre

auditif des mots), l'autre sans aphasie (rupture des communications entre le centre auditif général et le centre auditif verbal) (*Revue de Médecine*, 1893, n° 9).

auditif des mots est altéré ; 6° les faisceaux d'union qui
relient le centre auditif au centre moteur sont lésés ;
7°, 8°, 9°, 10° les faisceaux d'union qui unissent les centres
optique, tactile, gustatif, olfactif aux centres moteurs sont
coupés ; 11° les divers centres mentionnés sont respective-
ment et isolément privés du concours obligatoire de leurs
centres psychiques d'interprétation...

Cette longue énumération est encore incomplète, car elle
ne tient pas compte de combinaisons éventuelles nombreuses, qui, en réalité, sont plus fréquentes que les cas
simples.

III

Il s'en faut que, jusqu'à présent, les données de l'anatomie pathologique aient ratifié toutes les conceptions que
les auteurs se sont crus autorisés à bâtir, d'après des
schémas construits sur des données plus subjectives que
réelles ; mais, néanmoins, nous possédons aujourd'hui sur
certaines localisations cérébrales, qui correspondent au
siège anatomique de plusieurs formes d'aphasie, des documents probants et parfaitement authentiques.

Il doit être entendu, par avance, que la *nature histologique*
des lésions — ramollissement, hémorragie, inflammation,
abcès, tumeurs liquides et solides, spécifiques, ou non —
importe médiocrement, du moins à notre point de vue, et
que seule la *topographie* de ces lésions devra ici retenir
notre attention.

Toutefois, il est bon de savoir que, parmi les altérations
qu'on rencontre dans les autopsies, c'est le plus souvent à
des ramollissements du cerveau qu'on a affaire. Il existe, du
reste, quant à la distribution des vaisseaux de l'encéphale, des

.dispositions anatomiques particulières qu'on a pu invoquer avec raison pour expliquer ces rapports de fréquence.

Le siège du *centre moteur articulatoire* des mots, de celui dont la lésion entraîne l'aphasie motrice, et dont ·nous devons la découverte à Broca, l'initiateur en la matière, se trouve dans la partie postérieure de la troisième circonvolution frontale gauche ou circonvolution de Broca.

Ce siège, fixe, selon E. Brissaud (1), quant à ses rapports avec l'évolution et la terminaison des fibres de projection qui y aboutissent, subit des variations apparentes selon les divers types que peuvent revêtir les circonvolutions cérébrales. Dans le cerveau schématique, — idéal, considéré comme normal, — la localisation de Broca occupe la région dite du *pied* de la troisième circonvolution frontale gauche. Cette partie de la circonvolution est limitée, en arrière, par le sillon prœrolandique inférieur, en avant par la partie perpendiculaire de la scissure de Sylvius, en bas par l'opercule frontal, en haut par le sillon de la deuxième circonvolution frontale. En d'autres cas (Brissaud), la localisation se trouve reportée, soit en arrière du sillon prœrolandique inférieur, soit en avant de la branche verticale de la scissure de Sylvius, dans cette partie de la troisième frontale qu'on appelle le *cap*, et que limitent, en avant et en arrière, les branches antérieure et verticale de la scissure sylvienne. Mais, comme l'a établi le même auteur des planches du remarquable Atlas duquel nous nous sommes servi pour indiquer ces délimitations, ces variations ne portent que sur les relations de cette localisation avec les parties avoisinantes de l'écorce, et nullement sur ses

____

(1) Brissaud. Anatomie du cerveau de l'homme. *Atlas et texte ;* Paris, 1893.

rapports avec les parties profondes du cerveau qui, elles, sont invariables.

Dans les faits prétendus contradictoires avec la découverte de Broca, les lésions peuvent être aussi *sous-corticales*, sous-jacentes alors aux régions précitées de l'écorce. Elles atteignent seulement dans ce cas la substance blanche au niveau du faisceau pédiculo-frontal inférieur de Pitres, qui relie les cellules nerveuses de l'écorce à celles du bulbe.

Nous avons vu, d'autre part, que l'aphasie motrice, ou tout au moins la paraphasie, pouvait être due exclusivement à des lésions des centres sensoriels, dont les sièges vont être indiqués, et que seules alors on rencontrerait à l'autopsie (cas cité de M. Déjerine).

Il arrive, enfin, que l'on ne trouve à l'examen que des lésions des fibres du lobule de l'insula [Lépine (1), Marié (2), Clausel de Boyer (3), Luys et Magnan (4), Lichtheim (5), Déjerine (6)]. Ces fibres unissent le centre auditif au centre de Broca, et nous savons que la rupture de ces communications est susceptible d'entraîner indirectement de l'aphasie; il semble donc, selon les idées développées par M. Déjerine, que, si les lésions de l'insula de Reil déterminent de l'aphasie motrice, c'est parce que ce lobule renferme les fibres qui unissent les circonvolutions temporales à la troisième frontale.

La localisation du centre de l'*agraphie* repose sur des faits moins bien établis, au point que cette localisation est

(1) Lépine (*Bulletins de la Société anatomique*, 1874).

(2) Marié (*Ibid.*, 1882).

(3) Clausel de Boyer (*Ibid.*, 1877).

(4) Luys et Magnan (*Société médico-psychologique*, 1881).

(5) Lichtheim. *Loc. cit.*

(6) Déjerine. Étude sur l'aphasie dans les lésions de l'insula de Reil (*Revue de Médecine*, mars 1885).

actuellement contestée. Exner (1), se basant sur cinq autopsies qu'il a rassemblées, a placé son siège au niveau du pied de la deuxième circonvolution frontale gauche. Mais « le fait décisif d'une agraphie pure avec lésion nettement circonscrite n'a pas encore été recueilli » (Ballet). Tant dans les observations d'Exner que dans les plus récentes, celles de Tamburini et Marchi (2) notamment, les lésions étaient multiples. Toutefois, on peut admettre comme *vraisemblable* que la localisation d'Exner correspond, en réalité, à l'agraphie. En tout état de cause, en ce qui concerne l'existence même, sinon le siège exact dans l'écorce, d'un centre graphique autonome, nous avons déjà invoqué des raisons physiologiques et pathologiques qui nous paraissent suffisantes pour confirmer, selon l'opinion de M. Charcot, sa réalité.

Les localisations des autres centres — *auditif* et *visuel* — du langage sont, par contre, basées, dès à présent, sur des examens anatomiques irréfutables.

Pour ce qui est du *centre auditif*, les observations rapportées par Nothnagel (3) avaient déjà déterminé son siège, dont l'existence a depuis été confirmée par tous les auteurs : Giraudeau (4), Seppili (5), Netter (6), Mills (7), etc. Le centre de l'audition verbale occupe les deux premières circonvo-

<hr>

(1) Exner. *Untersuchungen ueber die Localisation*, etc. ; Vienne, 1881.

(2) Tamburini et Marchi. *Rivista sperimentale di freniatria*, an. IX.

(3) Nothnagel. *Traité clinique des maladies de l'encéphale.* Trad. franç., 1885.

(4) Giraudeau. *Revue de Médecine*, 1882, t. II, p. 446.

(5) Seppili. La surdité verbale (*Rivista sperimentale di freniatria* 1884).

(6) Netter. *Surdité verbale avec lésion de la première circonvolution, sphénoïdale* (Société de Biologie, 21 mars 1891).

(7) K. Mills. Lesions of the superior temporal circonvolutions accuratily locating the auditory centre (*University medical Magazine*, 1891, n° 2, p. 103).

lutions temporales gauches, et plus précisément la partie
qui correspond à leur tiers postérieur, au niveau d'une ligne
qui serait abaissée verticalement de l'extrémité postérieure
de la branche horizontale de la scissure de Sylvius. On n'est
toutefois pas encore d'accord sur le point de savoir si, de
l'avis de Nothnagel et de Ballet, la seule *première circonvolution* temporale doit être considérée comme étant le siège
de cette variété d'aphasie.

Le *centre de la vision des mots* n'a été déterminé d'une
façon précise que dans ces derniers temps, bien que des
autopsies rassemblées par Bernard (1) il semblât résulter,
comme M. Charcot (2) l'avait déjà dit, que la lésion qui
tient sous sa dépendance la cécité verbale fût située dans
le lobule pariétal inférieur. Actuellement, deux autopsies récentes et très nettes de M. Déjerine (3), une autre
de M. Sérieux (4) ont montré que le centre visuel des mots
occupe exactement le pli courbe. Ce pli, qui représente la
partie postérieure du lobe pariétal inférieur (à la constitution duquel concourent, comme on sait : le pied, le lobule
pariétal inférieur, le lobule du pli courbe et le pli courbe),
coiffe par sa concavité l'extrémité postérieure de la branche
supérieure de la scissure parallèle. Il est limité, en avant
par l'incisure du pli courbe, en arrière par une branche de
la scissure occipitale, en haut par le sillon pariétal. En bas,
il se continue avec la deuxième circonvolution occipitale.

Nous avons vu que la cécité verbale pouvait résulter
indirectement — cas de Wernicke et de M. Déjerine — de

(1) DÉJERINE, D'HEILLY et CHANTEMESSE, ROSENTHAL, Mlle SKWORTZOFF,
AMIDON, FÉRÉ et observations personnelles.

(2) CHARCOT. *Progrès médical,* 1883.

(3) DÉJERINE. Société de Biologie, 21 mars 1891 et 27 février 1892.

(4) SÉRIEUX. *Sur un cas d'agraphie d'origine sensorielle, suivi d'autopsie* (Société de Biologie, 21 nov. 1891).

la lésion des voies de communication qui existent entre le centre du pli courbe et celui de la mémoire visuelle *commune*. On trouve alors lésées le faisceau d'association occipito-temporal partant des quatrième, cinquième et sixième circonvolutions occipitales, nommées aussi : gyrus fusiforme, gyrus lingual et gyrus cunéiforme ou cunéus.

On pourra donc, dans les cas de cécité verbale, selon la variété de celle-ci, rencontrer l'une ou l'autre, et parfois les deux localisations.

Nous devons ajouter que c'est sur le seul hémisphère gauche que siègent ces diverses *localisations;* il résulte d'un assez grand nombre de faits que, chez les *gauchers*, c'est dans l'hémisphère droit que l'on rencontre les mêmes lésions dans les cas analogues.

IV

L'étude clinique de l'aphasie ne nous sera guère permise ici qu'au seul point de vue séméiologique, c'est-à-dire abstraction faite des circonstances très variables au milieu desquelles intervient le trouble du langage.

Nous dirons seulement que les altérations du langage sont parfois *transitoires;* elles sont alors ordinairement la conséquence de la gêne circulatoire partielle des territoires cérébraux auxquels correspondent les centres. Leur pathogénie reconnaît, ou des spasmes vasculaires de diverse origine, qui ischémient par accès la région, ou bien, l'artériosclérose étant présente, c'est le mécanisme connu de la *claudication intermittente* (Charcot) qui entre en jeu pour produire une anémie fonctionnelle.

Le plus souvent, néanmoins, les signes aphasiques sont

plus ou moins *persistants* et liés à des désordres anatomiques — ramollissements, hémorragies, encéphalites, tumeurs, compression, — qui sont eux-mêmes causés par des
maladies d'ordre différent.

On conçoit combien la diversité des affections locales ou
générales, au cours desquelles l'aphasie est ainsi susceptible d'intervenir, sera capable de modifier les caractères
extrinsèques du trouble du langage, soit : son mode de début,
sa durée, sa gravité ; et l'on s'explique, de plus, que les phénomènes somatiques concomitants soient assez différents,
selon les cas, pour transformer le tableau clinique *général*.
Toutefois, considérée isolément des troubles qui l'accompagnent, l'aphasie offre des caractères *intrinsèques* assez
semblables en toute circonstance ; aussi sont-ce ceux-là seuls
que nous nous attacherons ici à mettre en relief.

A cet égard, il nous semble indispensable, au point de
vue didactique, de ne décrire d'abord que des formes *simples*,
c'est-à-dire dans lesquelles une seule des fonctions du langage est compromise à l'exclusion des autres. Pour relativement schématique que soit ainsi la description, elle n'en
permettra pas moins d'en inférer es spects des formes réalisées par les combinaisons, ou autrement les signes des aphasies *complexes* si nombreuses, en réalité, dans la clinique.

Quant à ces aphasies *simples*, nous en relèverons trois groupes : les *corticales*, dans lesquelles l'un des centres que nous
venons de localiser est seul intéressé, — *aphasie motrice
d'articulation, graphique, aphasie sensorielle, visuelle, auditive ;*
— les *sous-corticales*, où nous ne trouvons à ranger actuellement qu'une seule variété bien connue : l'*aphasie motrice
sous-corticale ; —* enfin, les *trans-corticales* ou *aphasies de
conductibilité*, où, dans la sélection qui nous est imposée par
le cadre restreint de ce travail, nous nous bornerons à dé-

crire comme types les seules formes dont il existe des exemples cliniques confirmés : l'*aphasie motrice de conductibilité* par interruption des voies unissant le centre auditif au centre moteur, les *alexies sous-corticales* par interruption des faisceaux qui lient le centre visuel aux centres moteurs articulatoire et graphique, la *cécité verbale* par rupture des communications entre le centre optique et le centre visuel v erbal ; nous négligerons volontairement les autres formes, si nombreuses, indiquées par Lichtheim et par Wysman, parce qu'elles sont pour la plupart encore hypothétiques.

Quant aux formes de l'*amusie*, elles ne rentrent pas, à vrai dire, dans l'aphasie (1).

Parmi ces variétés, celle qu'on a occasion d'observer le plus souvent, non seulement parce qu'elle est, en somme, la plus fréquente, mais peut-être aussi parce qu'elle est la plus facile à reconnaître, est l'*aphasie motrice d'articulation*, l'*aphémie* de Broca.

Elle est caractérisée par la perte plus ou moins complète de la parole articulée, en toutes ses manifestations (parole volontaire, parole en écho, lecture à haute voix), chez un sujet dont l'intelligence est relativement conservée, dont les voies d'articulation (langue, lèvres, voile du palais, larynx, etc.) sont intègres, et qui a gardé, à l'ordinaire, la faculté d'entendre, de comprendre, de lire et parfois même d'écrire les mots.

Beaucoup de ces malades ne peuvent arriver à prononcer un seul mot ; d'autres fois, ils ont conservé la faculté d'articuler, soit un ou plusieurs termes monosyllabiques, soit des mots, les adverbes « oui » et « non », soit enfin des lambeaux de phrases, souvent des jurons. Certains mêmes ont

(1) Voir, sur l'amusie, notre « Revue générale, » *in Gazette hebdomadaire de Médecine et de Chirurgie*, 25 février 1893.

comme forgé des néologismes dépourvus de toute signification symbolique appréciable (pan-pan, cousisi...), et que,
du reste, ils répètent à tout propos. Il arrive enfin, le trouble
étant encore moins accentué, que seuls un certain nombre
de mots aient disparu du vocabulaire, et il existe à cet
égard des règles suivant lesquelles diverses catégories de
souvenirs de mots manquent selon un ordre déterminé.
C'est ainsi que parfois l'aphasie entraîne seulement la perte
d'une ou de plusieurs des langues étrangères parlées par le
malade, tandis qu'elle en respecte une ou plusieurs autres.
Celles-ci, comme l'a montré M. Charcot, disparaissent ordinairement dans l'ordre inverse de leur acquisition, la langue
maternelle persistant en dernier lieu.

Cette aphasie motrice n'entraîne pas nécessairement la
perte de la faculté de chanter, et des sujets aphasiques ont
pu *chanter* un air avec ses *paroles*, alors qu'ils étaient incapables de *dire* ces mêmes *paroles*. On connaît ainsi le cas d'un
aphasique qui n'avait conservé que deux à trois mots au
service de sa conversation, et qui néanmoins chantait admirablement et pouvait parler très bien en chantant (1).

L'aphasie motrice s'accompagne le plus souvent d'agraphie; elle peut coexister avec de la surdité et de la cécité
verbale, et aussi bien se montrer à l'état de simplicité.

L'aphasie motrice graphique ou *agraphie* (Ogle) est
caractérisée par la perte plus ou moins complète de l'écriture en toutes ses manifestations (volontaire, sous dictée,
copiée), chez un sujet dont l'intelligence est conservée, dont
les voies motrices (épaule, bras, main) ne sont ni incoordonnées, ni paralysées, et qui a gardé, à l'ordinaire, la
faculté d'articuler, d'entendre, de comprendre et parfois
même de lire les mots.

(1) Brown-Séquard. Société de Biologie, 19 avril 1884.

Tantôt le sujet n'arrive, malgré ses efforts, à tracer aucun caractère d'écriture, tantôt il parvient à écrire des traits incohérents, quelques lettres, un mot sans signification, et assez souvent sa signature. On a pu distinguer, de plus, l'agraphie *littérale* ou *verbale*, selon que les lettres ou seulement les mots ne peuvent être écrits.

Il est exceptionnel que l'agraphie existe seule; le plus souvent, elle s'associe à l'aphasie motrice d'articulation, et plus souvent encore à la cécité verbale.

Dans la *surdité verbale* (Kussmaul), le sujet a perdu la faculté de comprendre le sens des mots qui sont prononcés à ses oreilles ; il est toutefois intelligent, offre une acuité auditive normale, comprend la signification des sons et a gardé le pouvoir de lire, d'écrire et de parler, sinon correctement. Les sons sont donc entendus et appréciés, non seulement dans leurs qualités (intensité, hauteur, timbre), mais encore quant à l'objet dont ils émanent; mais les paroles n'ont plus aucun sens et semblent prononcées dans une langue étrangère dont le sujet n'aurait aucune connaissance. Il peut arriver que la surdité verbale soit moins complète. Un Russe, cité par M. Charcot, ne comprenait pas l'allemand, mais entendait encore le français et le russe.

Le plus souvent, la surdité verbale s'accompagne de *paraphasie*, c'est-à-dire que le malade prononce les mots d'une façon incorrecte et dit des noms absurdes à la place des autres.

La *cécité verbale* (Kussmaul), *alexie* (Wernicke), est caractérisée par la perte de la faculté de lire soit les mots, soit les lettres, chez un sujet dont l'intelligence est conservée, dont la vision n'offre pas d'altération suffisante pour empêcher la lecture, et qui est, le plus souvent, capable de parler, de comprendre la parole entendue, et parfois même d'écrire.

Le plus ordinairement, la cécité verbale s'accompagne d'hémianopie latérale droite homonyme. Tantôt le malade est incapable de déchiffrer les lettres — *cécité littérale* — tantôt les lettres sont reconnues, et seuls les mots ne sont pas compris — *cécité verbale, asyllabie*. Il peut arriver que le trouble soit moins complet, que la lecture des caractères typographiques soit relativement conservée, alors que celle de l'écriture cursive est tout à fait abolie, ou réciproquement. La cécité verbale entraîne souvent l'agraphie, laissant intacte la faculté de copier et d'écrire sous dictée ; dans une variété de cécité verbale (trans-corticale) que nous décrirons, l'écriture spontanée est, au contraire, conservée, avec perte de la faculté de copier.

Les caractères qui paraissent les plus significatifs de *l'aphasie motrice sous-corticale* sont que l'aphasie motrice existe sans agraphie, sans cécité, ni surdité verbale, sans perte de la mémoire motrice d'articulation. Il y a perte du langage parlé volontaire, de la faculté de répéter les mots, de la lecture à haute voix. De plus, un caractère dont l'importance diagnostique est attribuée à Lichtheim par M. Déjerine (1) serait que, dans ce cas, le malade aurait conservé la faculté d'indiquer avec les doigts, ou en serrant à plusieurs reprises la main de l'observateur, le nombre de syllabes que contient chacun des mots qu'il lui est impossible de prononcer ; ce signe n'a pas une valeur univoque, car, ainsi que nous l'avons fait remarquer (2), il peut rester au sujet, dans ces conditions, des images intactes, visuelles,

(1) Déjerine. Société de Biologie, 28 février 1891.

(2) Paul Blocq. De l'aphasie sous-corticale (*Gazette hebdomadaire,* mars 1891).

auditives et graphiques du mot, lesquelles suffisent à le renseigner parfaitement sur le nombre des syllabes que contient le mot qu'il ne peut articuler, et lui permettraient, par conséquent, de faire connaître ce nombre de syllabes par une mimique appropriée.

Dans un des types principaux des *aphasies de conductibilité*, dans celui qui correspond à la rupture des communications entre le centre auditif des mots et le centre moteur articulatoire, il existe de l'abolition de la parole répétée et de l'écriture sous la dictée ; en même temps, le plus souvent, il y a des troubles du langage et de l'écriture volontaire — paraphasie et paragraphie. La compréhension de la parole entendue, la faculté de lire et de copier sont conservées.

L'une des variétés de l'*alexie sous-corticale*, celle qui résulte de l'interruption des communications entre le centre visuel général et le centre articulatoire des mots se caractérise ainsi : le malade voit les objets, les apprécie et peut même les désigner par une périphrase ; mais il est incapable de dire *spontanément* leurs noms. Il peut lire, écrire, comprend la parole entendue ; de plus, il nommera les objets, soit qu'on lui en dise le nom, soit que lui-même en prenne connaissance, mais à l'aide d'un autre sens que la vue, par le toucher par exemple.

Dans une autre variété d'*alexie sous-corticale*, lorsque les voies de communication sont supprimées entre le centre optique général et le centre visuel des mots, il existe de la cécité verbale — impossibilité de lire — avec conservation de la remémoration des images visuelles des mots. L'écriture spontanée et sous dictée est conservée, mais la faculté de copier est supprimée ou altérée.

Il convient de dire, en terminant, qu'il est exceptionnel

de rencontrer en clinique des cas typiques simples et que,
le plus ordinairement, les aphasiques que l'on observe sont
ou des *aphémiques* — type Bouillaud-Broca — ou des
aphasiques complexes, ou enfin et surtout des *aphasiques
complets,* c'est-à-dire privés de toutes les fonctions du
langage (1).

(1) *Annales de Médecine,* février et mars 1893.

XV

DE L'APHASIE SOUS-CORTICALE

Dès le début même des recherches qui suivirent la découverte de l'aphasie, on avait signalé ce qu'on appelait alors des *exceptions* à la loi de Broca, c'est-à-dire des observations dans lesquelles l'aphasie avait existé pendant la vie, bien que l'écorce de la partie postérieure de la troisième circonvolution frontale ne fût pas trouvée intéressée dans les autopsies ; dans quelques-uns de ces cas, enfin, on avait vu que la lésion était alors sous-corticale.

L'histoire de l'aphasie sous-corticale date donc presque du début de la découverte de Broca ; elle comprend deux phases : l'une pendant laquelle on se préoccupe surtout du point de vue *anatomique*, l'autre où l'on cherche à différencier *cliniquement* l'aphasie sous-corticale de l'aphasie vraie ou corticale.

L'étude *anatomique* a fait particulièrement l'objet des recherches de M. Pitres, qui a exposé, dans sa très remarquable thèse, à l'aide d'observations appropriées, « que la lésion du faisceau pédiculo-frontal inférieur gauche détermine de l'aphasie, tout aussi sûrement que la destruction de l'écorce de la troisième circonvolution frontale gauche. » Si la lésion est très exactement limitée à ce faisceau, l'aphasie est même le seul symptôme appréciable. En effet, les fibres contenues dans ce faisceau sont destinées à assurer la communication entre le centre cortical et la périphérie. Si ces fibres sont détruites, les voies de communication sont interrompues et la section des conducteurs équivaut, jusqu'à un certain point, à la destruction des centres.

M. Pitres conclut, en somme, que l'aphasie permanente peut être le résultat d'une lésion isolée du centre ovale, la substance grise de la troisième circonvolution restant parfaitement intacte, et que, pour qu'une lésion du centre ovale détermine de l'aphasie, il faut qu'elle atteigne primitivement ou secondairement le faisceau pédiculo-frontal gauche dans un point quelconque de son trajet.

Clauzel de Boyer confirma ces conclusions de point en point, en montrant que l'aphasie pouvait résulter de la section sous-corticale de la circonvolution de Broca. Dans ces cas, il peut y avoir intégrité de l'écorce de la troisième circonvolution frontale, et l'étude des coupes indique l'altération des faisceaux blancs dans la couche pédiculo-frontale.

Sur ces notions anatomiques, au surplus, tous les observateurs sont aujourd'hui d'accord; aussi importe-t-il-peu de s'y appesantir plus longtemps.

Mais à ces variétés anatomiques de l'aphasie ne correspondrait-il pas des différences *cliniques* ? ou autrement, est-il permis, du vivant des malades, de distinguer par leurs symptômes l'aphasie sous-corticale de l'aphasie corticale?

Déjà Trousseau et Gairdner avaient dit que l'aphasie sans

(1) Pitres. Th. de Paris, 1877.

agraphie était rare et formait une classe à part, dans laquelle il s'agissait probablement de lésions périphériques ; mais cette distinction est donnée comme vraisemblable, et sans plus de preuves.

Broadbent pense que la guérison est possible dans le cas de lésions sous-corticales, ce qui aurait rarement lieu dans le cas de lésions centrales. Il cite notamment un cas d'abcès où la substance grise de la circonvolution était intacte. Il arriverait alors que les fibres du système d'association pourraient, par l'intermédiaire du corps calleux, servir de voie de transmission à la circonvolution frontale droite, qui, passivement, automatiquement en quelque sorte, reproduirait, après une courte éducation, les actes moteurs spécialisés ressortissant à la circonvolution frontale gauche. Dans ce cas, la perte de la parole ne durerait que quelques semaines. Bastian est également d'avis que, dans les cas de ce genre, la perte de la parole ne dure que quelques semaines. Il pense aussi que la lésion corticale entraîne habituellement avec elle des troubles du langage associés, du centre visuel auditif, tandis que les troubles d'articulation, qui se montrent parfaitement isolés, appartiendraient à la lésion sous-corticale. M. Déjerine cite, pour sa part, un cas de guérison avec foyer sous-cortical, et l'explique en admettant la régénération des nerfs sectionnés. Mais ce n'est pas là un caractère définitif, car il y a également des lésions corticales qui peuvent guérir. On le conçoit *a priori*. Tels les cas de simple ischémie qui semblent présider à l'aphasie de la migraine ophtalmique, et dépendent d'un rétrécissement artériel spasmodique. Ils reconnaissent le même mécanisme que la claudication intermittente.

D'un autre côté, on connaît des exemples de lésions souscorticales dans lesquelles l'aphasie s'est montrée *persistante*, malgré l'intégrité de la substance grise (observations de Mougin et d'Oulmont). Pour M. Legroux (thèse d'agrégation), l'aphasique sous-cortical se distinguerait en ce qu'il substitue un mot à un autre, alors que le cortical est celui qui ne peut prononcer qu'un mot, qu'une syllabe ; cette opinion n'est nullement en rapport avec les faits. C'est même plutôt l'inverse qui a lieu.

M. Magnan (1) consacre, en 1880, une de ses leçons à cette différenciation. Selon lui, l'aphasie sous-corticale est la *logoplégie :* le malade, ayant un objet devant les yeux, donne l'objet quand on le nomme. Il a donc conservé l'intégrité du langage intérieur. Il comprend ce qu'on lui dit : l'image et le mot s'accordent. Tout le mal est dans le mécanisme de l'articulation. Dans l'aphasie corticale, la substance grise étant détruite, la fonction elle-même est perdue ; le malade serait atteint alors d'*amnésie* verbale. Quand on lui dit de désigner un objet placé devant ses yeux, il ne comprend pas ; il a perdu le souvenir du symbole qu'il n'entend pas.

M. Charcot pense qu'il y a là une confusion, car la mémoire des mots ne réside pas dans la seule troisième circonvolution frontale. Outre la mémoire motrice d'articulation, en effet, qui peut être profondément altérée, il y a à considérer la mémoire motrice graphique et aussi la mémoire visuelle, ainsi que la mémoire auditive du mot, qui peuvent être, au contraire, respectées.

Cette question du diagnostic clinique de l'aphasie corticale et sous-corticale fut aussi traitée très complètement par M. Charcot dès 1883 (2), dans une série de leçons qui furent publiées les premières, par M. Féré, dans le *Progrès médical,*

(1) MAGNAN. De l'aphasie (*Tribune médicale,* 25 janv. 1880. p. 40).
(2) CHARCOT. Des différentes formes de l'aphasie (*Progrès médical,* 1883, n⁰ˢ 23, 24, 27).

et les dernières par M. Rummo, qui les réunit en un volume (1) ; nous avons fait à ces leçons, ainsi qu'aux documents réunis sur ce sujet et mis libéralement à notre disposition par notre éminent maître, de larges enprunts. M. Charcot établit dans ces leçons que, pour la détermination de l'aphasie motrice, on doit reconnaître deux sortes de lésions : l'une *corticale*, la plus grave, l'autre *sous-corticale*, relativement de moindre gravité, du moins au point de vue intellectuel. Dans ce dernier cas, la substance grise est intacte, l'altération siégeant sur les fibres nerveuses qui mettent en relation les cellules de l'écorce avec le bulbe. Ce fait n'a pas seulement un intérêt anatomique, il en a un autre encore. Il serait possible, en effet, que les deux espèces anatomiques pussent se distinguer *en clinique* par un certain nombre de caractères.

L'écorce étant détruite, le centre n'existe plus ; tandis que, si seules les fibres efférentes sont coupées, il y a uniquement interruption entre l'appareil coordinateur resté intact et l'appareil moteur. On comprend par là, *a priori*, que la lésion du centre sera beaucoup plus grave, car, dans le second cas, il est possible de concevoir qu'une restitution de la fonction puisse avoir lieu, le centre de la mémoire d'articulation pouvant, à la rigueur, trouver une nouvelle voie de communication. Il importe de remarquer que, dans ces conditions, le défaut du langage est tout dans l'expression extérieure. Le malade n'a perdu que la coordination des mouvements nécessaires pour articuler la parole ; il *lit*, *écrit*, *entend* et *comprend* ce qu'on lui dit. Pour mieux dire, la coordination motrice d'articulation persiste, puisque l'appareil où elle s'est organisée par l'éducation, où elle

____

(1) Charcot. *Differenti forma d'afasia ;* Milan, 1884.

siège, n'est pas détruit. Ce sont les appareils de transmission qui sont coupés

Aussi l'aphasique sous-cortical idéal n'a-t-il ni surdité, ni cécité verbale, ni agraphie, ni même perte de la mémoire motrice d'articulation.

En somme, il a conservé le langage intérieur dans son entier ; seulement, il ne peut transmettre ce langage par la parole, puisque les fibres d'articulation sont coupées.

Lichtheim (1) a publié, à son tour, en 1885, un travail sur l'aphasie en général, dans lequel il est amené à parler de l'aphasie sous-corticale en particulier, celle-ci constituant une des six formes d'aphasie qu'il reconnaît. Cet auteur admet la subordination absolue des centres moteurs aux centres sensoriels. Il est donc conduit à supposer que la surdité verbale entraîne fréquemment des troubles de l'articulation des mots. Comment alors, se demande-t-il, lorsqu'on est en présence de ces troubles de la parole parlée, pourra-t-on reconnaître si ceux-ci dépendent de l'altération du centre de Broca lui-même, ou du centre auditif, puisque l'une et l'autre lésion sont également susceptibles de provoquer des désordres analogues? Il indique, à cette occasion, un procédé qui serait capable, à son avis, de démontrer l'intégrité du centre auditif, c'est-à-dire de l'image verbale auditive. Cela consiste à se faire presser la main autant de fois qu'il y a de syllabes dans le nom de l'objet qu'on demande au sujet de désigner.

En ce qui concerne les cas d'aphasie par interruption des faisceaux qui partent du centre de Broca, Lichtheim indique comme appartenant à cette variété les signes suivants : perte du langage volontaire, de la faculté de répéter les

____

(1) Lichtheim. *On aphasia* (Brain, janv. 1885, p. 433).

mots, de la lecture à haute voix; conservation de la compréhension de la parole, de la compréhension de l'écriture, de la faculté de copier. Il ajoute que cette aphasie se distingue du type Broca en ce qu'elle comporte l'intégrité de l'écriture volontaire et de l'écriture à la dictée.

On voit par là que Lichtheim n'a pas ajouté de notions nouvelles à celles qui avaient été indiquées *deux ans auparavant*, dans les leçons de M. Charcot, sur l'aphasie sous-corticale.

M. Lichtheim ne tient d'ailleurs aucun compte de l'indépendance possible des centres, ni surtout des différences individuelles qui font, par exemple, que certains sujets atteints de surdité verbale sont aphasiques moteurs, tandis que d'autres ne le sont pas.

Cette apparente contradiction s'explique cependant fort bien dans la doctrine des variations individuelles. Si, par exemple, un sujet appartient à la catégorie des *auditifs*, c'est-à-dire si chez lui, dans l'exercice de la parole, l'évocation des images auditives des mots est absolument nécessaire pour mettre en jeu l'image motrice d'articulation, on comprend que ce sujet-là deviendra aphasique moteur presque nécessairement, si les fibres qui relient le centre auditif au centre moteur d'articulation viennent à être coupées ; le résultat serait tout à fait différent s'il s'agissait, au contraire, d'un *moteur*, c'est-à-dire d'un individu habitué à évoquer directement, dans le langage intérieur, tout aussi bien que dans le langage parlé, les images motrices d'articulation, sans l'intervention obligatoire des images auditives. Un tel sujet pourrait subir soit une destruction du centre auditif lui-même, soit encore l'interruption des voies qui relient ce centre à la circonvolution de Broca, sans devenir pour cela aphasique moteur.

Dans un travail tout à fait récent, M. Déjerine rapporte deux observations d'aphasie sous-corticale avec autopsie, qui sont d'autant plus intéressantes que les cas d'aphasie motrice sous-corticale, diagnostiqués pendant la vie et vérifiés à l'autopsie sont encore très rares.

A cette occasion, M. Déjerine écrit « que Lichtheim, il y a quelques années, a tracé les caractères cliniques de cette forme d'aphasie motrice, à laquelle *il a donné le nom d'aphasie sous-corticale* ». Or, nous venons de montrer qu'un grand nombre d'auteurs français, longtemps avant Lichtheim, avaient anatomiquement et cliniquement établi l'existence de cette variété d'aphasie, sous cette même dénomination d'*aphasie sous-corticale*, opposée à la corticale.

Le mémoire de Lichtheim, quelle qu'en puisse être, du reste, la valeur, que nous ne songeons point à contester, tant s'en faut, ne saurait donc, en ce qui concerne l'histoire de l'aphasie sous-corticale, prétendre au rang d'initiateur que semble vouloir lui assigner M. Déjerine.

On peut même dire que la question de l'aphasie sous-corticale n'y a pas trouvé, en somme, de solution plus décisive que celle qu'avait proposée M. Charcot dans une série de leçons qui ont paru deux ans avant le travail de l'éminent professeur de Berne.

M. Déjerine, dans la même communication, faite à la Société de Biologie, ajoute que le caractère le plus important de l'aphasie sous-corticale serait, d'après Lichtheim, la faculté qu'aurait, en pareil cas, conservée le malade d'indiquer à l'aide des doigts, ou en serrant à plusieurs reprises la main de l'observateur, le nombre des syllabes que contient chacun des mots qu'il lui est impossible de prononcer.

Il nous avait semblé que ce signe avait été indiqué par

M. Lichtheim à l'occasion de la surdité verbale (variété n° 2
de cet auteur) et non pas comme appartenant spécialement
à l'aphasie sous-corticale (variété n° 5), dont elle serait,
au contraire, d'après M. Déjerine, comme l'apanage en
quelque sorte.

Mais peu importe ce point de détail ; nous tenons à
relever seulement ce qui suit : que l'aphasique indique, soit
à l'aide des doigts qu'il meut successivement, soit en serrant
d'une façon significative la main de l'observateur, le nombre
des syllabes que contient chacun des mots qu'il lui est
devenu impossible d'articuler, cela ne prouverait pas
péremptoirement, à notre avis, qu'il a conservé les images
motrices d'articulation.

En effet, le mot est un complexus formé de quatre
éléments chez les sujets qui ont appris à lire et à écrire —
c'est le cas que nous supposons — et, en admettant que les
images motrices d'articulation fussent détruites isolément,
il resterait encore au sujet l'image motrice graphique, en
outre des images visuelles et auditives du mot, lesquelles
pourraient le renseigner parfaitement sur le nombre des
syllabes que contient le mot qu'il ne peut articuler, et lui
permettraient, par conséquent, de faire connaître ce
nombre de syllabes par une mimique appropriée. On voit
d'après cela que, très certainement, la connaissance du
nombre des syllabes d'un mot, exprimée par la mimique
imaginée par M. Lichtheim ne saurait être, comme le
voudrait M. Déjerine, un caractère univoque de l'aphasie
sous-corticale.

En réalité, cette question du diagnostic clinique entre
l'aphasie corticale et l'aphasie sous-corticale est plus
complexe qu'on ne serait tenté de le supposer au premier
abord.

Il est extrêmement difficile de se rendre compte de l'intégrité de la mémoire motrice d'articulation. Il est seulement permis de dire que la conservation de l'image auditive, de l'image visuelle et de l'image graphique du mot plaidera en faveur d'une lésion sous-corticale, en raison de la rareté relative de l'aphasie de Broca *pure*.

En terminant, nous relèverons une fois de plus une considération qui se trouve déjà explicitement signalée à plusieurs reprises dans cet exposé : c'est que les différences individuelles si remarquables qui peuvent se manifester dans l'exercice du langage intérieur créent et créeront sans doute longtemps encore un grand obstacle à la détermination précise des aphasies par lésion des conducteurs (aphasies de communication, de conduction, Leitungs aphasien, comme on les appelle aussi) — opposées aux aphasies par lésion des centres (1).

(1) *Gazette hebdomadaire*, 16 mars 1891.

XVI

L'AMUSIE

Le terme général *amusie* a été récemment introduit dans la nomenclature médicale, pour servir à désigner certains troubles de la faculté musicale qui paraissent correspondre à ceux de la faculté du langage, connus sous le nom d'aphasie. L'amusie constitue donc une des formes de l'asymbolie, c'est-à-dire un mode d'altération de l'utilisation des signes qui servent à l'homme pour exprimer ou pour comprendre les idées et les sentiments, presque au même titre que l'aphasie, à laquelle, au reste, elle est le plus souvent associée.

Ces troubles n'ont guère été étudiés que dans ces dernières années, et ils ne paraissent pas avoir attiré l'attention autant qu'il eût été désirable. Cela tient, sans doute, à ce que, en premier lieu, ils sont véritablement exceptionnels à l'état de pureté ou mieux d'isolement ; cela provient aussi de ce qu'ils supposent un degré spécial de culture chez les sujets qui sont frappés des lésions susceptibles de leur donner naissance.

Il nous faut, en effet, arriver jusqu'en 1888, date du mémoire de Knoblauch, pour trouver un véritable travail d'ensemble sur ce point spécial, car, auparavant, nos connaissances sur l'amusie se réduisent aux.quelques rares particularités notées sur ce mode d'expression au cours des relations d'aphasie.

Toutefois, l'intégrité que peut conserver la faculté de chanter chez les aphasiques est déjà mentionnée par Bouillaud dès 1865. L'histoire est devenue classique de cet aphémique, dont il rapporte le cas, qui chantait la *Marseillaise* avec le seul son qu'il pouvait articuler. Un aphasique de Béhier, cité par Bernard, « chantait très nettement la *Marseillaise* et la *Parisienne*, sans articuler les paroles, mais en modulant ces airs à l'aide du même monosyllabe *tan, tan, tan,* qu'il pouvait émettre. »

Un malade de M. Proust pouvait écrire la musique, mais était devenu incapable de la lire. M. Grasset (1878) a raconté un fait plus curieux : un officier réduit aux seules expressions : *pardi* et *b*, et incapable de prononcer les mots *enfant* et *patrie*, isolément, était capable de chanter exactement, *paroles* et musique, le premier couplet de la *Marseillaise*. Un cas semblable est rapporté par M. Brown-Séquard. M. Charcot a cité deux faits d'amusie ayant trait à des variétés diverses du syndrome. Dans l'un, le sujet ne pouvait plus lire la musique ; dans l'autre, il s'agit d'un joueur de trombone qui était devenu incapable de se servir de son instrument, bien qu'il eût conservé toutes ses autres facultés d'expression.

Jusque-là, ces particularités ne sont guère remarquées, sinon comme des complications ou des anomalies de l'aphasie. Avec Kast déjà, mais surtout avec Stricker (1885), on se préoccupe de rapporter ces phénomènes à des altérations d'une mémoire *spéciale*. Dans l'observation de Kast, le malade présentait, il est vrai, de l'aphasie motrice et de la cécité verbale ; mais ce qui frappait surtout chez lui, c'était l'impossibilité où il était de chanter, alors.cependant qu'il entendait et comprenait très bien les airs qu'on exécutait devant lui. Stricker, de son côté, étudiait la psychologie du langage intérieur, et en particulier celle de la musique.

Toutefois, Bernard non plus que M. Ballet ne consacrent dans leurs remarquables travaux sur l'aphasie (1885-1886) aucun *chapitre spécial* à l'amusie, bien que ce dernier auteur ait, pour sa part, reconnu nettement l'indépendance des troubles de la faculté musicale. « Certains faits, dit-il, démontrent la réalité et l'indépendance d'images motrices des mouvements du larynx et du thorax affectés à la production des sons musicaux. Il y a, en effet, *une aphasie motrice pour la musique*, comme il y a une aphasie motrice pour les mots. »

Malgré cela, il est permis de dire que l'autonomie de l'amusie n'a été réellement établie qu'à dater du premier mémoire de Knoblauch (1888). Il est certain que les travaux de cet auteur sont surtout d'ordre théorique. C'est en quelque sorte un « cadre sans tableau », pour employer ici l'expression imagée de M. Charcot, qu'il s'est attaché à construire, en créant neuf formes d'amusies, basées sur des analogies supposées avec les formes aphasiques décrites par Lichtheim, dont il adopte les vues et le schéma fameux. Ces études eurent néanmoins un résultat considérable et heureux en ce qu'elles suscitèrent des recherches ultérieures, et surtout en ce qu'elles différencièrent plus complètement qu'on ne l'avait fait jusque-là les troubles de la faculté musicale de ceux de la parole. Wysman s'inspira des vues de Knoblauch pour émettre, à son tour, diverses considérations sur les aphasies de conductibilité et sur les modes d'amusie qui y correspondent.

Mais l'importante publication de Wallaschek (1891) est assurément l'essai le plus complet de systématisation des troubles de la faculté musicale qui ait été produit jusqu'ici. Cet auteur distingue : l'*amusie motrice*, — le malade comprend la musique, mais ne peut plus chanter ; l'*amusie sensorielle*, — le sujet ne distingue plus les sons ; la *paramusie*, — le patient chante, mais se trompe sur les intervalles et les sons ; enfin, l'*agraphie musicale*, — impossibilité d'écrire les notes ; l'*alexie musicale*, — perte de la faculté de lire la musique ; et l'*amimie musicale*, — impuissance de jouer d'un instrument.

Nous avons nous-même adopté avec Onanoff une division analogue dans notre *Séméiologie des maladies nerveuses*, et distingué : une *amusie réceptive ou sensorielle*, — amusie auditive et alexie, et une *amusie motrice*, — amusie vraie (chant), amimie musicale et agraphie musicale. Il nous reste à mentionner, en dernier lieu, un travail très complet et très intéressant de M. Brazier, qui représente la seule monographie française que nous possédions actuellement sur ce sujet. Cet auteur, après une revue critique d'ensemble de la question, la reprend à son point de vue personnel, expose la psychologie du trouble, en complète la description en se basant sur de nouvelles observations originales, et propose enfin de reconnaître des amusies *complexes* et *simples*, ces dernières comprenant des amusies de réception — auditive et visuelle — et des amusies de transmission — motrice, chant et instruments. Nous aurons occasion de revenir sur cette étude, à laquelle nous ferons, du reste, de fréquents emprunts.

La connaissance du mécanisme de la formation du langage pourra-t-elle nous éclairer sur la *pathogénie* des troubles de la faculté musicale ? Il est certain que, si les deux fonctions ne sont pas identiques d'une façon absolue, en ce que le langage articulé offre une précision à laquelle ne saurait en aucun cas prétendre le langage musical, toutes deux sont cependant analogues, du moins par leur caractère symbolique commun, qui, à notre avis, importe le plus d'être considéré dans la circonstance.

Au reste, la musique paraît avoir la même origine que la parole, car leur fond est évidemment tiré, pour l'une et pour l'autre, du langage émotionnel. L'émission réflexe de cris, sous l'influence de diverses excitations, en serait l'unique point de départ. Ultérieurement, ce genre d'expression se serait différencié, et chacun des deux modes, la parole, la musique, issus de cette différenciation se serait perfectionné en suivant des voies d'organisation parallèles.

La musique vocale, le chant, procédant du *cri*, est apparue en premier lieu ; plus tard, la musique instrumentale, destinée sans doute, au début, à imiter le *bruit* (1), a pris naissance. Ce n'est qu'ultérieurement que furent créés les signes symboliques, les notes, répondant aux mots.

De même que, d'après la doctrine de M. Charcot, le mot est un complexus à la formation duquel concourent quatre éléments : la mémoire auditive, la visuelle, la motrice d'articulation et la motrice graphique, de même aussi la note est-elle parallèlement un composé d'éléments analogues. Il est aisé, en effet, de concevoir que la note peut être entendue, vue, chantée et écrite mentalement, et qu'il existe, de plus, des représentations mentales correspondant au jeu des divers instruments.

(1) D'après M. Letourneau (*La Sociologie;* Paris, 1880), le premier instrument de musique aurait été une sorte de tambour.

Poursuivant le parallèle au point de vue de l'acquisition de ces diverses fonctions du langage musical, on voit que ce sont les images auditives qui se sont formées les premières ; sous leur influence se sont différenciées ensuite les images motrices du chant. Seules, ces deux variétés pourront exister chez les sujets non éduqués. La lecture et l'écriture de la musique, le jeu des instruments, s'acquerront par des études particulières plus ou moins durables et détermineront à la longue la formation de centres fonctionnels correspondants, dont les manifestations ultérieures seront d'autant plus importantes que l'éducation qui aura présidé à leur formation aura été mieux et plus longtemps poursuivie.

A cet égard, si, au début et comme pour le langage verbal, il existe une dépendance certaine entre les centres sensoriels et les moteurs, si même le jeu des instruments apparaît comme un dernier perfectionnement, il n'en est pas moins vrai, comme on le verra, que chacun des centres peut, ici aussi, acquérir une autonomie relative. La connaissance des signes graphiques représentatifs des notes ne précède pas non plus, en tous les cas, celle des mouvements nécessaires au jeu des instruments. On sait, en effet, qu'il est des sujets qui sont aptes à se servir plus ou moins brillamment d'instruments de musique et qui ne possèdent cependant aucune notion symbolique des notes ; on peut les comparer, à notre avis, à ces grands calculateurs qui ne savent ni lire ni écrire les chiffres.

Bien qu'il en soit, les images *auditives* paraissent jouer un rôle prépondérant, et, selon M. Brazier, « les représentations auditives, les images sonores sont si bien *spécifiques* de la musique, que, sur soixante musiciens professionnels ou tout au moins pratiquant à fond cet art, neuf seulement ont affirmé se servir sciemment, mais non d'une façon constante, des images d'ordre visuel et moteur comme complément des images auditives. Les cinquante et un autres ne conçoivent intérieurement la musique qu'au moyen de ces dernières. »

On sait que, pour le langage, les images auditives jouent également un rôle important, puisqu'en réalité ce sont elles qui se forment en premier lieu et qui servent à établir les autres. A cet égard, M. Ballet s'est demandé si les images des sons musicaux ne s'installeraient pas avant celles des mots, et, se basant sur un certain nombre d'observations, il résout cette question par l'affirmative pour la plupart des cas. Beaucoup d'enfants, a-t-il remarqué, chantent avant de savoir parler. Il cite aussi le cas de Reyer, d'un enfant de neuf mois qui répétait exactement les notes jouées au piano, celui de l'enfant de Dworak, qui chantait des airs complets à l'âge d'un an. Ces derniers exemples sont, à n'en pas douter, exceptionnels ; mais il est une observation que nous serions plutôt tenté d'invoquer à l'appui de la manière de voir de M. Ballet : les enfants attribuent une signification aux airs musicaux bien avant que les paroles revêtent pour eux aucun sens.

A l'encontre de cette opinion, toutefois, M. Brazier fait valoir que, chez un certain nombre d'enfants, les centres auditifs relatifs à la musique ne fonctionnent que très tardivement, quelquefois même jamais, comme dans le cas de Grant-Allen. Le sujet dont parle ce dernier auteur resta toute sa vie dans l'incapacité absolue de distinguer deux notes du même octave. C'est là aussi un fait d'exception.

L'époque relative d'acquisition des images auditives musicales et verbales aurait une certaine importance, car, en se fondant sur la *loi de régression* formulée par

M. Ribot à l'occasion des amnésies et d'après laquelle la désagrégation se fait des impressions les plus récentes aux plus anciennes, M. Ballet a pu conclure, avec réserve il est vrai, que les représentations auditives musicales s'organisant avant les verbales, celles-là ne sauraient disparaître avant celles-ci. La surdité verbale précéderait alors en tous cas la surdité musicale, qui ainsi ne serait pas susceptible de se montrer isolément.

« Nous nous représentons, dit M. Ballet, le langage émotionnel, le langage musical et le langage verbal comme correspondant à trois cercles d'inégales dimensions, le plus grand étant celui du langage émotionnel, le plus petit celui du langage verbal. En supposant que ces trois cercles soient concentriques et que la dissolution de la mémoire commence par le centre commun, on comprend que cette dissolution intéressera d'abord les souvenirs auditifs verbaux, puis les musicaux, puis enfin les images qui correspondent au langage naturel. »

Nous verrons que M. Brazier a rapporté, contradictoirement, une observation de perte isolée de l'audition musicale sans surdité vocale.

Les images auditives, il importe de le remarquer, ne sont jamais purement sensorielles, en ce sens qu'à leurs éléments composants auditifs, essentiels, s'associent toujours, entre autres et pour une part importante, des éléments de sensibilité musculaire provenant du jeu nécessaire des muscles de l'oreille moyenne. C'est en particulier dans l'appréciation de la *direction* et de l'*intensité* des sons que nous renseigneraient ces sensations ; aussi nous semble-t-il permis de préjuger que les centres particuliers de ces éléments pourraient être affectés isolément, parallèlement à ce qui se passe, comme nous l'avons montré, en ce qui

concerne les centres moteurs du langage en particulier.
Dans cette hypothèse, un sujet ne reconnaîtrait plus ni la
direction, ni l'intensité des sons, alors qu'il en distinguerait
la hauteur et le timbre.

Le rôle des images *visuelles*, dans le langage musical
intérieur, ne peut offrir d'intérêt que chez des musiciens
exercés. Encore est-il que, dans ces cas, il est rare de voir,
lors de la remémoration musicale, ces images réapparaître
isolément, c'est-à-dire sans que soient évoqués simultanément des concomitants auditifs ou moteurs. Cependant,
M. Brazier cite le cas d'un jeune chef d'orchestre qui dirige
ses partitions de mémoire, en *lisant* mentalement l'œuvre
entière. Le même auteur ne peut lui-même se rappeler le
motif le plus élémentaire à la simple audition, même
plusieurs fois renouvelée ; il faut qu'il l'ait vu *écrit* pour
que l'image en demeure fixée.

Les images *motrices* (pour le chant et pour le jeu des
instruments) (1) offrent, au contraire, une grande importance, comme suffit à le démontrer ce fait vulgaire, que
souvent un musicien qui ne parvient pas à se remémorer
un souvenir musical y arrive en fredonnant ou en jouant
d'un instrument. Il fait, dans ce cas, appel à sa mémoire
motrice de la même façon que nous, lorsque, pour retrouver
l'orthographe d'un mot qui nous échappe, nous écrivons
ce mot. Parfois même, certains sujets sont de véritables
moteurs, en ce sens qu'ils ne peuvent « se figurer un air »
qu'en le chantant intérieurement, soit en se remémorant les
mouvements nécessaires. Les mouvements pour le chant,
aussi bien que ceux qu'exige le jeu des divers instruments,
paraissent ainsi dépendre de centres spécialisés, et ce qui

(1) On ne connaît pas jusqu'à présent de cas purs d'agraphie
musicale.

suffirait au besoin à le démontrer, en dehors des considérations d'ordre physiologique que nous avons fait valoir, c'est qu'en réalité on a rencontré des cas pathologiques qui réalisent leur dissociation.

On a isolé des images motrices particulières relatives au chant et au jeu des instruments un de leurs éléments, commun à tous deux, celui qui correspond au *rythme*. Il s'agit là d'un élément de sens musculaire, comme le démontre non seulement le rôle évolutif du rythme qui apparaît comme l'unique condition de la musique primitive — bruit rythmé, — mais, de plus, cette constatation, à savoir qu'il nous est impossible de nous représenter un rythme déterminé autrement que sous forme de mouvement. On conçoit ainsi que Wallaschek ait pu constater dans certains cas (paramusie) la conservation de l'élément *rythme* chez des malades incapables soit de se représenter les sons, soit de les reproduire avec leurs autres qualités.

Nous venons de passer en revue les *composantes essentielles*, pourrait-on dire, de la faculté musicale, la dissociant en des éléments moteurs et sensoriels parallèles à ceux qui constituent le langage parlé. Il est aisé de concevoir que la lésion de l'un ou de l'autre des centres correspondant à ces fonctions distinctes sera susceptible d'entraîner une forme *simple* de l'amusie.

· Il s'en faut, néanmoins, qu'il en soit toujours ainsi dans la réalité, et l'on devra compter, si l'on veut comprendre la pathogénie des troubles : d'une part, avec les rapports qui existent entre le langage parlé ou écrit et la musique, d'autre part avec, les relations qui unissent entre eux tous les centres précités, ceux de la musique les uns aux autres ou à ceux de la parole.

L'éducation musicale nécessite, en effet, l'aide du lan

gage verbal, tant en ce que le chant est généralement vocalisé qu'en ce que, pour l'apprentissage de la signification des notes, c'est à des mots qu'on a recours pour fixer dans l'esprit leur valeur symbolique. Il résulte de là qu'il se crée à l'état normal une union intime entre les deux ordres de fonctions, ce qui rend compte de leurs liens à l'état pathologique.

A un autre point de vue, il faut remarquer avec Wysman que le son musical peut être représenté, non seulement par un symbole (note), mais aussi par une *lettre* ou par un *chiffre*. Ces éducations différentes engendreront, en conséquence, des rapports très particuliers entre les images des représentations diverses des sons musicaux et celles des mots correspondants.

Il peut survenir, en dernier lieu, des troubles des communications (amusies de conductibilité), que nous, nous contenterons de signaler plus loin au point de vue descriptif.

En somme, le mécanisme psycho-physiologique qui préside à l'élaboration et à la constitution de la faculté musicale est plus ou moins analogue à celui de la faculté du langage.

Il nous reste à établir que ce parallélisme se poursuit également sur le terrain pathologique, c'est-à-dire qu'aux diverses variétés d'aphasie correspondent autant de formes d'amusies similaires.

En ce qui a trait aux constatations *anatomiques* relatives à l'amusie, nous ne connaissons encore, à la vérité, rien de très précis ; car, dans tous les cas où des troubles amusiques avaient été notés pendant la vie, il existait en même temps de l'aphasie, et ce sont les lésions du centre du langage qui ont été trouvées dans les autopsies. Sans doute paraît-il vraisemblable, d'après cela, que les centres des images musicales occupent dans les zones corticales les mêmes régions que ceux des images verbales correspondantes ; il est cependant admissible qu'il s'est différencié pour la musique des centres spéciaux, que, par exemple, du centre moteur articulatoire des mots s'est séparé un centre particulier pour le chant ; seules des études ultérieures conduites dans cette direction pourront nous renseigner sur ces délicates localisations.

Nous sommes, à la vérité, mieux instruits peut-être en ce qui concerne les données *cliniques*, encore que les cas d'amusie pure publiés jusqu'ici soient relativement rares.

A cet égard, sinon au point de vue didactique, du moins pour la description clinique, il nous sera aisé de suivre la division proposée par M. Brazier, car elle a le mérite de ne tenir compte que des *faits réellement observés*. Cet auteur distingue les *amusies totales complexes*, dépendant du défaut simultané de plusieurs ou de toutes les mémoires musicales, et les *amusies simples* ne portant que sur l'un quelconque des centres. Ces dernières comportent alors les diverses catégories que nous-même avons exposées avec Onanoff.

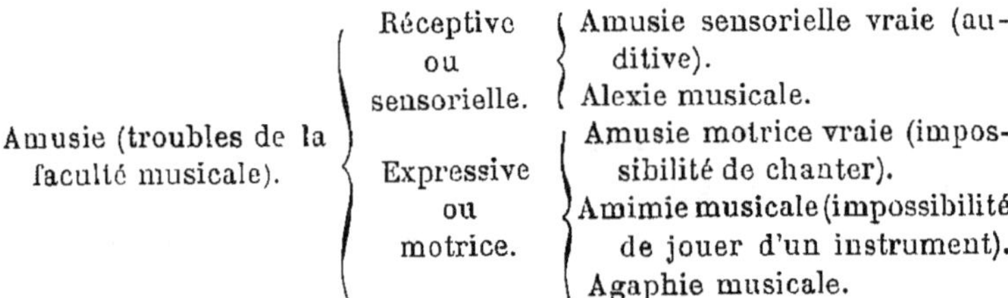

Toutefois, après avoir passé en revue ces dernières formes, relativement simples, et dans lesquelles l'amusie se montre plus ou moins isolée des troubles aphasiques en général, nous reviendrons sur les rapports de l'amusie et de l'aphasie, et sur les amusies de conductibilité.

Les *amusies complexes* sont celles où plusieurs modalités de la faculté musicale sont atteintes en même temps, indépendamment des fonctions du langage verbal qui, elles, demeurent indemnes. Un sujet devient par exemple incapable de comprendre la *musique entendue* et de *chanter*, alors qu'il a conservé le pouvoir de répondre correctement (pas d'aphasie) à ce qu'on lui dit (pas de surdité verbale).

Des faits de ce genre sont vaguement mentionnés par Wallaschek ; M. Brazier en rapporte, lui, deux observations concluantes. Il cite le cas d'un ténor qui, en pleine représentation, s'aperçut tout à coup qu'il ne comprenait plus ce que ses partners chantaient, et qu'il ne pouvait plus lui-même émettre une note, bien qu'il perçût très bien le langage ordinaire et n'eût pas d'aphasie. Un autre cas est celui d'un pianiste qui perdit, de même, pendant qu'il exécutait un concert en public, la mémoire musicale visuelle (il ne pouvait plus lire la musique), la mémoire musicale auditive (il ne comprenait plus les sons de l'orchestre qui l'accompagnait) et la mémoire motrice instrumentale (il était incapable de jouer), sans qu'il existât, en même temps, d'aphasie verbale.

Ces amusies *complexes* seraient, pour M. Brazier, plus fré-quentes que les *amusies simples*. Toutefois, les exemples de ces dernières sont mieux connus. La *surdité musicale* — amusie sensorielle vraie — a, en effet, été signalée depuis longtemps. Elle consiste, à l'état de pureté, en ce que le sujet est devenu incapable de reconnaître les sons et les airs qu'il entend, et qui ne lui paraissent plus dès lors qu'un bruit dépourvu de tout caractère, alors qu'il comprend parfaitement ce qu'on lui dit. Un cas de ce genre a été également rapporté par M. Brazier. Il s'agit d'un homme de cinquante ans, sujet depuis trois ans à des accès de migraine ophtalmique accompagnée. A la suite d'une crise de ce genre, il fut pris de *surdité tonale* (il ne reconnaissait plus, en particulier, l'air de la *Marseillaise*, joué par la musique d'un régiment passant sous ses fenêtres, non plus que différents airs joués sur le piano). « Il rapportait fort bien les sons entendus à leur source, à leur cause, aux instruments, mais il était devenu incapable d'apprécier les seuls sons musicaux, en tant que sons musicaux. » Il connaissait les airs, comme on pouvait s'en assurer en les lui indiquant et en le priant de les fredonner. Il n'avait pas, comme on voit, de surdité verbale.

Des cas plus fréquents sont ceux où la surdité musicale s'accompagne de surdité verbale (Wernicke, Bernard).

La *cécité musicale* — alexie musicale — est caractérisée par la perte de la faculté de lire les notes de musique, alors que la vision en général et que la vision des lettres même sont conservées. M. Charcot a raconté l'histoire d'un malade, musicien distingué, qui s'aperçut un jour, en se mettant au piano, qu'il lui était impossible de déchiffrer les notes. Des exemples analogues sont rapportés par M. Proust (malade pouvant écrire la musique, mais incapable de la lire), par Finkelburg (musicien jouant de mémoire très aisément et devenu incapable de lire la musique), par Bernard (malade capable de chanter de mémoire, n'arrivant plus à lire la musique, bien que reconnaissant le sens des mots imprimés sur la partition — pas de cécité verbale). La cécité musicale peut précéder la cécité verbale et se montrer isolément, comme dans le cas précédent, ou l'accompagner. Outre le fait de Bernard, il existe une observation de cécité musicale pure et complète. La malade dont il s'agit, observée par M. Brazier, chantait et jouait du piano de mémoire (pas d'amusie motrice), appréciait bien la musique entendue (pas de surdité musicale), mais ne pouvait lire les notes, bien que la lecture des caractères ordinaires fût conservée (pas de cécité verbale).

M. Déjerine a rapporté récemment un cas de cécité verbale et musicale, dont la pathogénie était surtout intéressante en ce que le trouble était lié non pas à la destruction du centre visuel des mots (pli courbe), mais à la rupture des communications existant entre le centre visuel commun (cunéus) et ce centre spécial. Son cas se rapporte également à de l'alexie musicale pure, car le malade avait conservé la faculté de jouer d'un instrument et de comprendre les airs entendus, mais la cécité musicale était accompagnée de cécité verbale.

L'amusie motrice comprend deux variétés. Dans *l'amusie motrice vraie*, le sujet a perdu la faculté de chanter ou de *fredonner* des airs ; dans *l'amimie motrice instrumentale*, il est devenu incapable de jouer d'un instrument de musique. Les exemples ressortissant à la première de ces catégories sont assez nombreux ; il arrive, réciproquement, et ces cas démontrent jusqu'à un certain point l'autonomie du centre moteur musical, que des aphasiques, incapables de parler, ont conservé la faculté de chanter. Tels la malade aphasique de Béhier qui chantait la *Marseillaise* à l'aide d'un seul monosyllabe qu'il lui était impossible d'articuler, celui de M. Charcot qui chantait le même air avec un son guttural, etc.

On connaît aussi des cas qui diffèrent en ce que les malades articulent, en les chantant, des mots qu'ils ne peuvent prononcer en parlant (Brown-Séquard, Grasset).

Dans l'amusie motrice, au contraire, les sujets ont com-

plètement perdu la faculté de chanter. Une malade de
M. Proust reconnaissait les airs entendus, jouait par cœur,
mais ne pouvait fredonner. La malade de Grasset est incapable de chanter l'air de musique qu'elle exécute au
piano.

On ne connaît guère, jusqu'à présent, d'exemples très
typiques d'*amimie motrice instrumentale*, sinon le cas de
M. Charcot. Il a trait, comme nous l'avons rappelé, à un
musicien joueur de trombone, qui, ayant conservé intactes
ses autres mémoires motrices, avait perdu le souvenir des
mouvements nécessaires au jeu de son instrument.

Nous exposerons en dernier lieu, schématiquement, et
d'après Wysman, les amusies *dans leurs corrélations avec
l'aphasie*, et les *amusies de conductibilité*. Cet auteur ne figure
dans son schéma sur l'aphasie qu'un seul centre différencié
pour la faculté musicale : le centre de l'*image motrice du
chant*.

Il admet alors que des amusies pourront survenir dans
les cas suivants : A. dans le cas d'altérations des centres;
B. dans le cas de rupture des voies de communication de
ces centres entre eux.

A. — 1° Suppression du centre des images motrices du
chant (Erinnerungsbilder Gesangbewegung). Elle entraîne
l'impossibilité absolue de chanter volontairement et en
écho; toutes les autres fonctions sont intactes.

2° Suppression du centre des images du son (Lautbild).
Elle détermine la perte de la compréhension des airs, l'impossibilité de composer, de chanter volontairement et en
écho, de lire les notes de musique ; les autres fonctions sont
intactes.

3° Suppression du centre des images visuelles des objets
(Objectbild). Il en résulte : l'impossibilité de reconnaître

les objets vus, la perte des représentations visuelles, des
troubles de la parole et de l'écriture volontaires, le défaut de
la compréhension de la lecture, l'impossibilité de dessiner
volontairement ou en copiant, et de lire les chiffres; enfin,
celle de lire les notes (alexie musicale). La parole en écho,
la lecture à haute voix, le chant volontaire, l'écriture sous
dictée, l'acte de copier, sont respectés.

4° Suppression des représentations motrices graphiques.
Elle entraîne l'impossibilité absolue d'écrire ou de dessiner quoi que ce soit, soit spontanément, soit sous la
dictée, soit en copiant ; toutes les autres fonctions sont
intactes.

B. — 1° Rupture de communication entre le centre des
représentations graphiques et le noyau moteur des nerfs
destinés à l'écriture. Elle entraîne l'agraphie complète, musicale par conséquent.

2° Rupture des communications entre le centre visuel des
images des objets et le centre des représentations graphiques. Il en résulte de l'agraphie musicale, en même
temps que la perte du dessin volontaire ou copié et de la
faculté d'écrire les chiffres.

3° Rupture des communications entre le centre des représentations motrices du chant et le noyau moteur des nerfs
qui fonctionne pour l'exécution. Elle a pour seule conséquence la perte de la faculté de chanter spontanément ou en
écho.

4° Rupture des communications entre le centre des
images du son et le centre des représentations motrices du
chant. Perte du chant volontaire et en écho. Toutefois, on
pourra chanter la mélodie d'une chanson connue, dont on
entendra dire les paroles.

5° Rupture des communications entre le centre des

représentations motrices des mots et celui du chant. Elle a pour conséquence l'impossibilité de chanter une chanson, en adaptant régulièrement les paroles à la musique.

Ce résumé montre suffisamment, et sans qu'il soit besoin d'y insister, que les vues de Wysman, non seulement sont hypothétiques, mais, de plus, qu'elles ne font guère que représenter les déductions tirées par cet auteur d'une théorie de l'aphasie basée elle-même sur une certaine subordination des centres admise par lui, et qui est loin d'être rigoureusement démontrée.

Toutefois, et la seule appréciation des données cliniques que nous avons mises ici à contribution nous paraît à cet égard amplement démonstrative, l'*autonomie* de la faculté musicale ne saurait être contestée, non plus que la réalité de l'existence des diverses formes de l'amusie. Il n'en est pas moins vrai que la question recèle encore actuellement un très grand nombre d'inconnues, à la solution desquelles des faits bien observés contribueraient sans doute mieux que des hypothèses, si judicieuses soient-elles ; celles-ci ne doivent pas pour cela être négligées en ce qu'elles peuvent servir à susciter, sinon à guider, les recherches nécessaires (1).

BIBLIOGRAPHIE. — BOUILLAUD (*Bulletins de l'Académie de médecine*, 1865). — PROUST (*Archives de médecine*, 1866). — WERNICKE, *Die aphasische Symptomencomplex ;* Breslau, 1874. — GRASSET (*Montpellier médical*, 1878). — GRANT-ALLEN (*Mind,* avril 1878). — CHARCOT (*Progrès médical*, 1883). — BROWN-SÉQUARD (*Société de Biologie*, 19 avril 1884). — KAST, Ueber Stœrungen des Gesangs und des müsikalischen Gehœrs bei Aphasischen (*Acrtzlich Intelligenzblatt*, n° 44, 1885). — STRICKER (*Le langage et la musique*. Trad. française ; Paris, 1885). — BERNARD (*De l'aphasie et de ses diverses formes*. Th. Paris, 1885). — BALLET (*Le langage intérieur*. Th. d'agrég. ; Paris,

(1) *Gazette hebdomadaire*, 25 février 1893.

1886). — KNOBLAUCH, Ueber Stœrungen der musikalischen Leistungsfahigkeit infolge von Gehirnlœsionen (*Deutsches Archiv. für klinische Medicin*, Bd. XLIII, Ht 4 et 5, 1888). — WYSMAN. Aphasie und verwandte Zustande (*Deutsches Archiv. für klinische Medicin*, Bd. XLVII, Ht 1 et 2, 1890). — KNOBLAUCH (*Brain*, n° 41, 1890). — WALLASCHECK, L'aphasie et l'expression musicale (*Viertelsjahrschrift für Musikwissenschaft*, fasc. 1, 1891). — DÉJERINE, Cécité verbale avec autopsie (*Société de Biologie*, 27 févr. 1892). — P. BLOCQ et ONANOFF (*Séméiologie et diagnostic des maladies nerveuses ;* Paris, 1892). — BRAZIER, Du trouble des facultés mentales dans l'aphasie (*Revue philosophique*, n° 202, p. 337, oct. 1892). — PAULHAN, La composition musicale et les lois générales de la psychologie (*Revue philosophique*, n° 204, p. 590, déc. 1892).

XVII

DE L'INVERSION SEXUELLE

L'inversion sexuelle est connue depuis les temps les plus reculés et, si à maintes reprises elle a préoccupé les moralistes, suscité les travaux des législateurs, et provoqué les écrits des littérateurs, voire les œuvres des artistes ; si, plus récemment, elle a intéressé les médecins légistes, il est permis d'affirmer qu'elle a été réclamée dans ces toutes dernières années seulement par les psychiâtres et les nosologistes, comme ressortissant à la pathologie. Encore est-il, et ce point méritera de nous arrêter, que, même à présent, l'accord n'est pas unanime, tant s'en faut, entre les auteurs, sur le fait de savoir si elle réalise ou non, en tout cas, une manifestation de nature pathologique.

A notre avis, et nous ne manquerons pas, au surplus, de faire valoir ultérieurement les raisons qui justifient cette manière de voir, pour, par cela même, légitimer la place que nous nous proposons de consacrer ici à cette question, l'inversion sexuelle est incontestablement un *phénomène morbide* qu'il importe grandement au médecin praticien de connaître autrement que par les écrits des profanes, car

elle comporte non seulement des vues théoriques — pathogénie, nature — mais encore elle est passible de considérations pratiques, — diagnostic, valeur séméiologique,
traitement — utilisables.

C'est, au reste, au point de vue purement médical, et non
pas médico-légal, que nous allons nous placer.

Il importe, au préalable, de préciser ce qu'on doit entendre par *inversion sexuelle*, en différenciant cette perversion
des diverses anomalies et aberrations de l'instinct génital qui
ont été décrites, comme on sait, en grand nombre déjà. On
peut ranger celles-ci en trois catégories, selon que l'instinct
est aboli : *impuissance, agénésie,* — exagéré : *satyriasis, nym-
phomanie,* — ou perverti. C'est dans cette dernière catégorie,
qui comprend l'*onanisme,* le *fétichisme,* le *masochisme,* le
sadisme, que rentre l'*inversion.* Celle-ci est caractérisée par
l'attraction sexuelle qu'éprouvent les uns pour les autres
des individus du même sexe (*homosexualité*).

Chez l'homme, on peut, à l'exemple de Moll, lui donner
le nom d'*uranisme,* réservant l'expression de *pédérastie,* pour
désigner le groupe particulier des individus de l'espèce qui
pratiquent le *coït in ano* d'une façon élective.

Chez la femme, l'homosexualité est désignée sous les noms
de *tribadisme* et de *saphisme* (ou *lesbisme*), selon les modes
employés pour la satisfaction (frictions clitoridiennes ou
linguales) du penchant sexuel.

L'inversion peut exister, comme nous le verrons, à l'état
de *simplicité,* c'est-à-dire sans autre trouble pathologique,
ou s'associer soit à quelqu'une des autres perversions que
nous avons nommées, soit à des affections névrosiques ou
organiques diverses.

Les études médicales sur l'inversion sont, avons-nous dit,

de date relativement récente, bien que les phénomènes de perversion sexuelle soient signalés déjà dans la Bible, et ces études se sont autorisées des documents nombreux que renferme sur le sujet l'histoire des différents peuples.

Parmi les premiers écrits scientifiques on doit citer, dès 1844, un travail de Kaan, intitulé : *Psychopathia sexualis*, et un autre de Casper, après lesquels un grand nombre d'observations isolées, plus ou moins commentées, mais surtout descriptives, sont rapportées, jusqu'à l'important ouvrage de Tardieu, lequel, bien que datant de 1858, a représenté, pendant très longtemps, l'unique monographie d'ensemble que l'on possédât dans la littérature médicale.

L'année 1870 marque une nouvelle étape à laquelle le nom de Westphal doit rester attaché. Cet auteur étudie les mêmes aberrations et, le premier, n'hésite pas à les considérer comme des épisodes *morbides* dépendant d'altérations mentales et pour la désignation desquels il introduit le terme d'*inversion sexuelle*. Ses travaux furent l'origine de plusieurs mémoires intéressants que publièrent, dans les *Archives de Psychiatrie*, qu'il dirigeait, Gock, Schminke, Blumer.

En 1882, à l'occasion d'un cas des plus remarquables, MM. Charcot et Magnan publient, dans les *Archives de Neurologie*, un travail qui marque un stade scientifique de cette histoire. L'*inversion de l'instinct sexuel* — tel était le nom proposé par ces auteurs, nom qui fut généralement adopté en France depuis — y était mise au rang des syndromes épisodiques des héréditaires dégénérés. Il faut, disent-ils, des terrains de choix (dégénérescence) pour que pareille floraison puisse se produire. Depuis, M. Magnan, tant dans son enseignement que dans diverses publications, et notamment dans le travail de son élève M. Sérieux, a cherché à établir par de nouveaux arguments le bien fondé de cette conception.

Nous trouvons à citer ensuite un livre très complet et parfaitement documenté de Tarnowsky, qui s'attache à démontrer que l'inversion peut également résulter de diverses affections mentales et nerveuses, notamment de l'épilepsie, avant d'en arriver à l'œuvre, colossale en la matière, de Krafft-Ebing, qui constitue, à vrai dire, le monument scientifique le plus considérable qui ait été édifié sur la question des perversions sexuelles. Exposées en un travail déjà compact dès 1877, les recherches de cet auteur, poursuivies depuis sans trêve, sont réunies dans un Traité qui fait époque en 1881, et dont la dernière édition, parue en 1891, représente certainement la monographie la plus autorisée qui existe sur ce sujet.

Entre temps, nous devons signaler une excellente revue critique de M. Gley, et un court et substantiel mémoire de M. Binet sur le fétichisme dans l'amour, qui ne se rapporte qu'indirectement à notre sujet, publiés l'un et l'autre dans la *Revue philosophique*.

Nous n'insistons pas sur les remarquables travaux de MM. Brouardel et Lacassagne, car ces auteurs envisagent surtout le côté médico-légal de la question.

Tout récemment enfin, l'inversion sexuelle a été étudiée spécialement dans les ouvrages, parus à peu de temps d'intervalle, de M. Chevalier, qui, en 1885, s'était déjà occupé de l'inversion, et de M. Moll. Ces ouvrages constituent des monographies très étendues et inspirées par des conceptions également originales bien que fort différentes. Le travail de M. Moll, soigneusement documenté, considère, en effet, l'inversion sexuelle comme un phénomène essentiellement *pathologique*, contrairement aux vues de l'auteur précédent, qui, lui, distingue l'*inversion-maladie* ou congénitale et l'*inversion-vice* ou acquise, dualisme qu'il ne nous

24

semble pas légitime d'admettre à bien des points de vue.

M. Chevalier s'autorise, pour l'étude clinique qui forme la plus grande partie de son ouvrage, de divisions d'ordre étiologique et reconnaît trois catégories : l'inversion *acquise* (par perversité), l'inversion *secondaire* par viciation du type sexuel (féminisme, masculisme, hypospadias, hermaphrodisme), ou par maladie mentale (manie, mélancolie, épilepsie, etc.), enfin, l'inversion *congénitale*, instinctive, par perversion (dégénérescence). Cette classification est surtout inspirée par des vues *a priori*, et nous ne saurions nous y conformer pour plusieurs motifs. En ce qui concerne la première classe de M. Chevalier, on ne pourrait considérer les *professionnels*, par exemple, comme des sujets atteints d'inversion au sens vrai du mot, car il n'est pas permis de dire que ces sujets offrent, malgré leurs agissements, l'*attraction* homosexuelle *seule* caractéristique ; de même, nous ne nous croyons pas autorisé à différencier des inversions par *luxure*, l'influence effective de ce mode étiologique n'étant pas irréfutablement établie. Nous en dirons autant de la seconde catégorie du même auteur : il n'est nullement démontré que des troubles du développement, comme le féminisme, le masculisme, déterminent plutôt l'homosexualité qu'ils ne sont déterminés par elle. Ils peuvent lui être simplement associés, de même que l'hermaphrodisme. Quant aux maladies mentales, ne prennent-elles pas place à côté de la folie des héréditaires dont, en la circonstance, il n'y a pas lieu de les séparer, et dont le rôle directement *pathogène* à cet égard n'est pas tout-à-fait certain.

Nous avouons trouver beaucoup plus solide la conception de M. Moll, qui, lui, sans remonter à un élément étiologique inconsistant, cherche à établir que l'inversion constitue *par*

elle-même un phénomène pathologique qu'elle qu'en puisse
être la cause, et que, par conséquent, pour un sujet, le seul
fait d'en être atteint suffit à le ranger dans la catégorie des
anormaux (1).

Les *malades* présenteront alors le syndrome de l'inversion,
soit à l'état isolé, soit associé ou combiné à diverses manifestations pathologiques (symptômes de dégénérescence), et
il n'importe pas, du moins pour le stigmatiser, qu'en ce qui
concerne son substratum anatomique et son mécanisme
physiologique, nous en soyons encore réduit aux hypothèses
que ces parentés autorisent jusqu'à un certain point. On
peut, selon cet observateur, comparer l'instinct sexuel, dont
le but, au point de vue téléologique, est de conserver la vie
de l'espèce, aux instincts de nutrition qui tendent à assurer
la vie de l'individu, et, poursuivant le paradigme, rapprocher les anomalies de l'un des anomalies de l'autre. « La
faim, dit M. Moll, a pour but de rappeler à l'organisme qu'il
lui faut des aliments. On trouve pourtant des états pathologiques où la sensation de faim fait défaut, bien que l'estomac
reste normal. Il en est de même de l'absence du penchant
sexuel pour la femme, chez l'homme possédant des organes
normaux. » N'est-il pas aisé de comprendre que l'instinct
génital puisse présenter les mêmes anomalies morbides que
les autres fonctions du corps ?

Toutefois, on a pu objecter que le rôle de l'individu en

---

(1) De même, M. Danville s'est-il efforcé de montrer parallèlement,
dans un travail fait sous notre inspiration, et paru récemment dans
la *Revue philosophique*, la nature physiologique de *l'amour normal*.
« L'amour, y est-il dit, produit différencié du développement émotionnel au point de vue physiologique, modalité particulière du mécanisme général de la connaissance au point de vue psychologique, loin
de constituer une forme morbide et de régression, ressortit à l'évolution mentale, normale et progressiste. »

bonne santé étant de perpétuer l'espèce, on ne saurait qualifier de *morbide* l'absence du penchant sexuel normal, puisque, alors, la fonction de reproduction restait néanmoins possible. Il arrive, en effét, que des uranistes entretiennent, pour diverses raisons, des rapports avec des femmes dont ils ont des enfants. Toutefois, reprenant la comparaison précédente, il ne nous sera pas difficile d'établir que ce n'est pas là une raison suffisante pour réfuter la nature pathologique de l'inversion. En effet, personne ne niera que l'absence de l'appétit soit pathologique, peu importe pour cela que l'organisme reçoive ou non la quantité d'aliments qui lui est nécessaire; de même, le défaut du penchant sexuel est pathologique, que le coït soit possible ou non.

Dans les cas où la tendance homosexuelle existe concurremment avec le désir normal, la même comparaison est possible avec ces anormaux qui ont du goût pour les substances indigestes — craie, morceaux de brique, — goûts incontestablement pathologiques, encore que ces malades aient conservé l'appétit pour des substances nutritives. En tout état de cause, on doit donc, pensons-nous, avec Moll et Krafft-Ebing, qualifier de *pathologique* l'inversion sexuelle qui ne sert en rien à la propagation de l'individu, quelle qu'en soit la cause apparente, et non pas dans les seuls cas où elle nous paraît relever d'un état morbide déterminé.

Dans la description, nous aurons surtout en vue l'inversion sexuelle chez l'homme, plus fréquente, plus répandue, pour laquelle aussi le médecin aura plus souvent à intervenir, et nous consacrerons seulement quelques lignes à celle de la femme.

Il est un certain nombre de caractères *généraux* de l'inversion que nous rappellerons en premier lieu. Cette tendance peut, tout d'abord, se révéler dès l'apparition des premières manifestations génésiques, ou plus tard, ou enfin seulement à l'occasion du développement d'un état pathologique déterminé (folie héréditaire, paralysie générale).

L'inversion peut aussi ne procéder que par *accès* intermittents, dans l'intervalle desquels les penchants restent normaux. Elle peut exister seule, ou s'accompagner d'autres perversions génitales. Quant à son degré, enfin, elle revêt soit les allures du penchant sexuel ordinaire, soit l'intensité et les caractères obsessifs de l'amour.

En ce qui concerne les signes *particuliers*, nous aurons en vue les plus constants de ceux qui ont trait et à la constitution anatomique des sujets, et à leurs goûts, à leurs tendances, à leur état mental.

A cet égard, nous croyons devoir insister plutôt sur les cas *simples*, c'est-à-dire sans immixtion de vices de conformation des organes, ou d'affections mentales.

A. — Le plus souvent, le sujet est parfaitement normal au point de vue physique. Contrairement à certaines assertions, ses *organes génitaux* ne sont le siège d'*aucune anomalie :* les modifications des dimensions du pénis ou du volume des testicules sont à ce point exceptionnelles qu'on ne peut établir de rapport entre celles qui ont été relatées et la perversion sexuelle. Il en est de même de la conservation des aptitudes fonctionnelles de ces organes (érection, éjaculation).

Les troubles de l'organisme, qui se développent le plus souvent à l'époque où se déclare la perversion, consistent d'une façon générale en une *effémination* de l'individu, modifiant sa physionomie, sa voix, son attitude, sa démarche, d'une part, influençant ses tendances affectives et son état mental, d'autre part. Ces signes n'ont rien d'absolu, car, d'un côté, il existe des uranistes avoués qui se comportent, dans la vie ordinaire, comme tous les hommes, d'un autre côté, il est des sujets qui, malgré des allures très efféminées, n'ont pas de tendances homosexuées. Toutefois, la relative constance de l'effémination et de l'uranisme n'a pas manqué de frapper tous les observateurs.

Le *type de la physionomie*, si déjà par lui-même il ne rappelle pas le facies féminin, est modifié artificiellement dans ce but autant que possible, soit que les sujets se fassent raser barbe et moustache, soit même qu'ils se soumettent à l'épilation. Parfois, la *voix* de fausset, qui est particulière à la femme, existe chez les uranistes, sinon ils s'essaient à l'acquérir. Ulrichs a prétendu qu'ils ne savaient pas siffler; mais le fait n'est pas établi.

Leur *écriture* aurait très souvent les allures graphologiques habituelles à celle de la femme. Quant à leur *démarche*, elle serait caractéristique. Ils marchent à petits pas, levant les genoux et exagérant le déhanchement habituel jusqu'au dandinement.

Au point de vue de leurs *goûts* et de leurs tendances, mêmes recherches inspirées par le désir de se sentir femme. Les uranistes éprouvent le besoin de revêtir le costume féminin, et, s'ils ne vont pas jusqu'à satisfaire leur désir, ils montrent une coquetterie tout à fait particulière, en ce qu'elle vise à la ressemblance féminine. Ils se fardent, se peignent les sourcils, se rougissent les lèvres, se parent de bagues, de bracelets, de bijoux. Pour d'autres détails de la toilette, on constate la même recherche : ils portent des bas de soie longs, des souliers à talons hauts, se serrent la taille d'un corset.

Dans leurs *ameublements* se révèle toujours une préoccupation identique : profusion de bibelots, d'éventails, tables à toilette, couvertes de parfums et d'accessoires de toute espèce.

Ils acquièrent, même pour leurs *distractions*, des goûts du même ordre, aimant à s'occuper de travaux à l'aiguille, au crochet.

On a dit, quant à leur *caractère*, qu'ils étaient vains, envieux et lâches (Gyurkowechky), mais surtout qu'ils ressemblaient plus à la femme qu'à l'homme par leur mobilité, leurs caprices, leur facilité au mensonge. L'habitude du mensonge et de la dissimulation est spécialement notée chez eux par M. Moll. Ils se distingueraient aussi par une pudeur excessive.

En ce qui concerne leur état *intellectuel*, du moins dans les cas simples que nous considérons, il ne laisserait rien à désirer. Nombre d'uranistes occuperaient sans déchoir des postes très importants, beaucoup se trouveraient même parmi l'élite intellectuelle de la société.

Vis-à-vis des femmes, les uranistes éprouvent souvent une véritable aversion, qui fait qu'ils ne les recherchent pas. Ce sentiment de dégoût est extrêmement variable dans son degré, et il en résulte que les sujets évitent la société des femmes en général. Certains, néanmoins, pour cacher leur véritable passion, affectent de les courtiser.

Moll remarque que, vis-à-vis des hommes normaux, les uranistes gardent sur leur vie sexuelle une réserve très rigoureuse, et qu'il est très difficile de gagner leur confiance à cause du mépris qu'ils savent rencontrer en avouant leur prédisposition.

Au point de vue plus précis de la *vie sexuelle* des uranistes, les manifestations psychiques de leur inversion ne diffèrent pas de celles de l'amour normal. Il semble qu'ils éprouvent pour l'homme des passions analogues à la passion hétérosexuée, du moins se révèlent-elles ainsi par leurs aveux qui, lorsqu'ils sont écrits, sont d'un ton aussi passionné que celui qui caractérise l'amour. Il existe sur ce chapitre un grand nombre de documents dont la lecture est convaincante.

Les *sujets qui inspirent ces passions* ne présentent rien de particulier ; ce seraient plutôt des hommes normaux que des jeunes garçons, ainsi qu'on l'a prétendu.

Certains points sont à relever dans la *façon dont les uranistes satisfont leur passion* ; disons d'abord qu'en ce qui concerne la physiologie de l'acte lui-même (érection, éjaculation), elle ne diffère en rien de la normale. Contrairement à l'opinion généralement admise, la pédérastie — répondant à la définition que nous en avons donnée plus haut — serait un des actes *les moins fréquemment pratiqués* par ces anormaux. Dans le cas où ce mode est habituel, on peut observer, chez ceux de la catégorie passive, les déformations, les ulcérations et les écoulements du rectum qui ont été bien étudiés par les médecins légistes. Les autres pratiques, celles qui leur sont plus habituelles, consistent le plus souvent dans le *coit in ore*, dans la masturbation réciproque, ou dans l'apposition du pénis sur diverses parties du corps d'un autre individu. En ces cas, les rôles sont, soit joués réciproquement, soit distribués, mais toujours partagés de la même façon. Certains uranistes ne trouvent, par exemple, la satisfaction de leur penchant qu'à l'aide d'un procédé actif, d'autres à l'aide d'un procédé passif, la *technique* restant identique en tous cas pour chaque sujet (1).

(1) A cet égard, il est intéressant de savoir par quels moyens les uranistes arrivent à se rencontrer dans la société, comment ils parviennent à y découvrir des sujets qui appartiennent précisément à leur catégorie, c'est-à-dire qui recherchent pour leur satisfaction des procédés complé-

B. — L'inversion chez la *femme* prête à des considérations semblables quant à ses caractères généraux, à ce que nous en avons dit, au point de vue descriptif chez l'homme.

Les femmes atteintes d'inversion ne présentent pas de particularités du côté des *parties génitales*. Souvent leur *physionomie* n'a rien de spécial, mais parfois elle revêt des caractères masculins, bien que, selon Moll, les femmes à barbe ne soient pas pour cela prédisposées à l'inversion.

On remarque dans leurs *vêtements* une tendance à imiter ceux de l'homme : toque ou chapeau masculin comme coiffure, veste ouverte, chemise à col droit à cravate d'homme, jupe collante, etc., port de la canne plutôt que de l'éventail, usage de la cigarette et surtout du cigare.

Dans leurs *occupations* et leurs distractions on retrouve le même esprit : c'est ainsi qu'elles ne peuvent supporter les travaux à l'aiguille, n'aiment pas à diriger le ménage, etc.

Leur caractère, leur *état mental* porte la même marque masculine : absence de sensiblerie, peu de caprices, grande ténacité. Malgré qu'elles éprouvent pour l'homme une relative aversion, un grand nombre d'entre elles se marient pour avoir une situation sociale.

Quant aux *procédés* à l'aide desquels elles satisfont à leur passion, nous avons indiqué les deux principaux : le tribadisme et le saphisme ou lesbisme. Ici encore les rôles actif et passif sont séparés, et chaque sujet se renferme exclusivement dans celui des deux qu'il a dû adopter sous l'influence de son penchant. Il y aurait, de plus, des inverties en grand

mentaires des leurs. Ces détails sont indiqués en partie dans les livres précités (Moll). Toutefois, nous n'avons pas trouvé mentionné dans ces auteurs le rôle très considérable que jouent à cet égard les *somnambules professionnelles,* qui, à Paris du moins, où leurs cabinets sont au nombre d'une centaine environ, sont le plus souvent employées pour ces sortes d'intermédiaire.

nombre, qui n'entretiendraient de rapports sexuels d'aucune sorte.

C. — En dehors de la forme *simple* de l'inversion sexuelle, que seule jusqu'ici nous avons eue en vue, il en existe d'autres que nous appellerons *complexes* et parmi lesquelles nous distinguerons les suivantes : 1° l'*hermaphrodisme psycho-sexuel* ; 2° l'*inversion avec perversion* ; 3° l'*inversion avec malformations* (partielle et générale) ; 4° l'*inversion avec affections mentales*.

1° La forme à laquelle Krafft-Ebing a donné le nom d'*hermaphrodisme psycho-sexuel* est caractérisée par cela que, malgré les tendances prédominantes, homo-sexuelles, il existe des traces de tendances hétéro-sexuelles. Pour cet auteur, cette forme représenterait l'inversion dans son état rudimentaire ; il considère, en effet, que l'on peut distinguer dans l'anomalie les degrés suivants : l'*hermaphrodisme psycho-sexuel*, que nous venons d'indiquer, et l'*homo-sexualité*, dans laquelle toute tendance vers l'autre sexe manque, le penchant sexuel ne portant exclusivement que sur les individus du même sexe; l'*effémination*, dans laquelle l'individu subit, de plus, une déviation psychique en rapport avec son inversion; l'*androgynie*, enfin, dans laquelle, non seulement l'état mental, mais encore l'état physique, subit des transformations dans le même sens.

On peut rapprocher de l'hermaphrodisme psycho-sexuel ces cas rapportés par Moll où l'anomalie génitale ne se manifeste, pour ainsi dire, que par accès, dans l'intervalle desquels les penchants sont normaux.

2° Dans l'*inversion avec perversion*, on constate, non seulement la tendance homo-sexuelle, mais encore des impulsions à des modes anormaux de satisfaction sexuelle. Parmi les principaux, nous citerons seulement: le *félichisme*, le *sadisme* et le *masochisme*, qu'il nous suffira de définir. Le *fétichisme*, bien étudié par M. Binet, consiste dans l'importance sexuelle élective attribuée à certains objets ou à certaines parties du corps. Dans ces cas, l'excitation sexuelle est produite seulement par la vue et le contact de divers objets : des bottines, des mouchoirs, des tabliers, des bonnets, des uniformes, ou de certaines parties du sujet : les cheveux, les oreilles, les yeux, la main et le pied.

Dans le *sadisme*, le penchant sexuel s'accompagne du désir de faire du mal au sujet qui provoque le penchant, et ne peut se satisfaire qu'en passant en même temps à un acte brutal.

Nous retrouverons ces liens entre la volupté et la cruauté dans le *masochisme*. Les sadiques martyrisent l'individu avec lequel ils commettent l'acte sexuel, et l'intensité de la douleur qu'ils provoquent chez leur victime paraît augmenter proportionnellement le degré de leur satisfaction. C'est, au contraire, l'association d'une douleur propre aux sensations sexuelles que recherchent les *masochistes*, qui, eux, ne se satisfont qu'autant qu'ils se font maltraiter eux-mêmes en même temps (la flagellation des fesses est le mode le plus ordinaire) par les individus qui ont suscité leur désir.

3° Il est très fréquent qu'il existe chez un même sujet de l'inversion sexuelle en même temps que des *vices de développement*, ou des *psychoses vraies*, ou encore des *stigmates de dégénérescence héréditaire*. Ainsi que nous nous en sommes expliqué, et contrairement à l'opinion de M. Chevalier, aucun argument ne paraît démontrer péremptoirement qu'il y ait entre ces anomalies ou ces maladies et l'inversion sexuelle une relation de causalité directe, une véritable dépendance. L'inversion peut exister sans ces anomalies, et celles-ci s'observent sans entraîner d'inversion consécutive(1). Nous sommes plutôt disposé à admettre pour notre part, pour expliquer ces rapports, qu'il existe entre ces diverses modalités pathologiques des liens de parenté permettant de soupçonner qu'elles appartiennent à une même famille, qu'elles naissent, en un mot, d'une souche commune : la dégénérescence héréditaire.

Aussi bien aucun des caractères indiqués par M. Chevalier comme spécialisant chacune des catégories de ce genre qu'il décrit ne leur appartient-il en propre, et, pour fonder sa division, en est-il réduit à tenir compte de ces seuls signes associés étrangers, que nous ne ferons, nous, que signaler, car ils stigmatisent, en réalité, non pas des modes d'inversion différents, mais les anomalies sexuelles, les psychoses, la folie héréditaire incriminées, et à l'étude desquelles ils ressortissent plutôt.

Les malformations des *organes génitaux* auxquels nous faisons allusion sont les vices de développement variés auxquels on a donné le nom d'*hermaphrodisme*, et qui portent, comme on sait, à des degrés divers, en rapport avec le développement embryologique, sur les organes génitaux externes et internes. Nous rappelons, à cet égard, qu'il n'existe pas d'hermaphrodisme véritable, c'est-à-dire caractérisé par la réunion sur un même sujet des appareils mâles et femelles complets.

Les malformations portant sur la *constitution* tout entière sont : l'*infantilisme*, le *masculisme* et les états analogues.

(1) Je viens de voir récemment un jeune malade, âgé de vingt-cinq ans, qui m'a été adressé d'Alexandrie, par le Dr Valensin, et qui présente le tableau caractéristique de l'*infantilisme*, tel que l'ont décrit Brouardel et Fournier. Ce jeune homme, que j'ai interrogé à cet égard, n'éprouve nullement de penchants homo-sexuels, et, malgré l'atrophie considérable de ses organes génitaux, il possède un instinct sexuel normal, bien que peu accusé.

Dans l'infantilisme, l'adulte conserve des caractères infantiles : absence de barbe, organes génitaux atrophiés, rudimentaires, os petits, formes arrondies par surcharge graisseuse. On a rapproché de l'infantilisme la *gynécomastie*, consistant dans le développement exagéré des mamelles chez l'homme, et qui paraît assimilable à un stigmate physique de dégénérescence. Quant au *masculisme*, ce terme serait applicable à ces viragos dont certaines sont demeurées historiques, femmes homasses, masculines, ayant les formes et les goûts des hommes.

4° Parmi les *psychoses* qui se rencontreraient le plus souvent chez les invertis ou au cours desquelles pourrait, selon certains auteurs, se manifester l'inversion, il faut citer en premier lieu l'épilepsie. Pour Tarnowski, l'inversion pourrait représenter, en effet, un *équivalent comitial*. Il importe, en plus, de savoir qu'on a noté en dehors des syndromes psychiques épisodiques, ou même de la folie des héréditaires dégénérés : la paralysie générale progressive, la démence sénile, la manie, la mélancolie, le délire chronique. Il est bon, quel que soit le rôle qu'on soit disposé à attribuer à ces psychoses, d'être prévenu de l'éventualité de leur association avec l'inversion, au moins au point de vue clinique.

Il est rare que l'uraniste se considère comme un malade et vienne solliciter les conseils du médecin. D'autre part, il sait la honte dont on stigmatise son penchant et il le dissimule autant que possible, même s'il est questionné à cet égard. Il en résulte, étant donné le peu de consistance des signes objectifs, que le *diagnostic* de l'inversion sexuelle présente de réelles difficultés.

Les éléments de ce diagnostic délicat ont été très bien indiqués par Moll. Il importe, en premier lieu, de poser au sujet soupçonné — pour raison d'impuissance ou toute autre — des questions précises. « Sent-il un penchant pour l'homme ? » — D'autre part, on devra l'interroger sur ses rêves, car un inverti rêve à des hommes, et ses rêves s'accompagnent souvent de pollutions. C'est même par des questions sur les rêves, sur lesquelles le sujet aura moins de gène pour répondre, qu'il sera bon de commencer l'interrogatoire.

Nous avons indiqué antérieurement les signes tirés du facies, de l'attitude, de la démarche, lesquels permettraient à un œil exercé de reconnaître l'uraniste. Toutefois, on ne saurait attribuer à l'allure efféminée une importance trop grande, car elle peut exister chez des sujets sexuellement normaux. D'après les confessions des uranistes eux-mêmes, leur regard d'une obliquité particulière permettrait de les reconnaître ; il ne semble pas, cependant, qu'on puisse faire grand fonds sur ce symptôme. Un des signes les plus importants consisterait en ce que, dès qu'ils ne se sentent pas observés, les uranistes dirigent presque involontairement leurs regards dans la direction où est supposé se trouver à ce moment le pénis de leur interlocuteur.

L'existence d'une blennorrhagie ne suffit pas à faire rejeter le diagnostic. Il ne faudra pas, en dernier lieu, confondre l'inversion avec certains troubles de la personnalité ressortissant à l'aliénation mentale, dans lesquels le sujet se croit devenu femme.

Le fait de l'inversion sexuelle étant reconnu, il restera à se demander si elle existe à l'état de trouble morbide isolé, ou si elle est en rapport avec l'une ou l'autre des affections génitales ou psychiques dont nous avons parlé, et dont un examen plus approfondi révélera l'existence.

Même dans les cas d'inversion simple, on devra ne pas

négliger de rechercher les antécédents héréditaires similaires ou nerveux, non plus que les causes occasionnelles, dont la connaissance peut intéresser le traitement du trouble sexuel.

Au point de vue *étiologique*, nous avons à considérer les causes générales et prédisposantes, et les causes occasionnelles ou agents provocateurs, tout en n'ignorant pas que la cause véritablement efficiente réside en une *prédisposition congénitale*.

Il est presque impossible de savoir quelle est la *fréquence* de l'inversion proportionnellement au chiffre de la population des villes. Selon des nombres que Moll donne avec réserve, il existerait 4 à 500 uranistes à Berlin; la proportion de 1 à 2,000 a été formulée par Ulrichs. L'inversion existe dans toutes les classes de la société, mais elle se rencontre de préférence dans certaines *professions* : pour les hommes, dans celles qui sont également ou même plus spécialement du ressort des femmes, comme les acteurs, fleuristes, tailleurs pour dames; chez les femmes, c'est de préférence chez les prostituées et les ac trices.

L'*âge* auquel se développe le penchant varie entre douze et seize ans, et la tendance homosexuelle peut persister jusqu'à l'âge le plus avancé (quatre-vingt-deux ans dans un cas de Moll).

La question de savoir si l'inversion est *congénitale* ou *acquise* est, actuellement encore, interprétée différemment. Pour les uns, cette tendance est toujours congénitale, et les causes qui paraissent efficientes ne sont, en réalité, que des occasions qui révèlent au sujet une prédisposition jusque-là inconsciente. Pour les autres, c'est, soit le dégoût par excès de la femme, soit la luxure, soit la difficulté de pratiquer le coït régulier, soit enfin l'habitude de l'onanisme, qui provoquent l'inversion chez des individus normaux. Il se pourrait même, suivant Gley, que l'acte, accompli d'abord dans un but de curiosité, devienne plus tard une habitude !

L'interprétation critique des observations permet néanmoins de se rendre compte qu'en réalité l'homosexualité procède, en tout cas, d'une *prédisposition*, dont les causes que nous venons d'énumérer provoquent seulement la mise en jeu.

Cette prédisposition est-elle *directement héréditaire ?* Krafft-Ebing l'a prétendu, et a rapporté, d'une part, des cas où l'inversion existait chez les ascendants, d'autre part, des cas où elle se manifestait chez plusieurs enfants d'une même famille. Toutefois, ce que l'on rencontre le plus souvent chez ces sujets, et sur ce point tous les auteurs sont unanimes (Krafft-Ebing, Charcot, Magnan, Kowalewsky, Moll, Bourneville, Gley, Tarnowsky), c'est l'*hérédité nerveuse* sous diverses formes. A cet égard, l'inversion se place *à côté* des autres formes neuropathiques, et on trouve le plus souvent chez des ascendants, soit des psychoses, soit des névroses, ou encore l'*alcoolisme*, dont on sait l'influence pathogène sur le système nerveux.

Certaines *maladies mentales* et nerveuses compteraient l'inversion au nombre de leurs symptômes. Tarnowsky admet que l'inversion peut se manifester à la période de début de la *paralysie générale* et considère que, dans ces cas, le malade ne cherche pas à cacher sa vie sexuelle, phénomène exceptionnel chez les uranistes, et qui permettrait à lui seul de soupçonner l'affection mentale. On aurait également ment constaté l'inversion, souvent compliquée de sadisme dans la *démence sénile*, où ce syndrome serait même parfois prépondérant, à une époque où il n'existe pas encore de troubles marqués de l'intelligence. L'inversion serait, enfin, très fréquente dans l'*épilepsie* et pourrait constituer un équivalent comitial d'après Tarnowski, qui rapporte effectivement une observation à l'appui.

Mais de toutes les manifestations pathologiques, celles qui se rencontrent le plus souvent à l'origine de l'inversion, ce sont les différentes modalités de la *folie des héréditaires dégénérés*, soit sous forme de délire, soit plutôt sous forme de syndromes épisodiques, et cela au point qu'on serait tenté de mettre l'inversion au nombre des formes que peut prendre la dégénérescence mentale.

Parmi les causes occasionnelles, on a cité en premier lieu l'influence de l'*imitation*, qui, par contagion morale, s'exercerait dans les pensions. M. Moll nie que l'*onanisme* puisse conduire à l'inversion, comme Moreau l'a prétendu ; il pense que la fréquence de la masturbation chez les uranistes, invoquée à l'appui de cette manière de voir, est seulement attribuable à la difficulté que rencontrent ceux-ci pour satisfaire leur instinct. La *licence* de la littérature, la *privation de femmes*, l'*excès de la séparation des sexes* dans l'enfance, les *excès* sexuels en raison de la satiété, sont autant de causes que l'on peut considérer comme jouant le rôle d'agents provocateurs favorisant, chez des dégénérés, l'éclosion d'une disposition congénitale spéciale.

Un grand nombre de théories ont été proposées pour expliquer la *genèse* de l'inversion, et il sera intéressant de passer en revue certaines d'entre elles avant que d'aborder l'exposé des mesures thérapeutiques qui reposent en partie sur la pathogénie.

Mantegazza pense que la raison d'être de l'inversion est d'ordre anatomique. A son avis, chez les pédérastes passifs, les filets nerveux, qui à l'état normal se rendent aux organes génitaux, par une étrange anomalie, se distribueraient chez les pédérastes, à la muqueuse rectale; par suite, seule l'excitation de celle-ci serait susceptible alors de provoquer l'orgasme vénérien! Il est inutile d'insister sur ce que cette ingénieuse manière de voir ne rend aucunement compte de la pédérastie active, sans compter que sa démonstration matérielle n'a jamais été donnée jusqu'ici par aucune autopsie.

L'excitant normal du sens génital consistant le plus souvent en des *représentations mentales*, on a été amené à supposer avec raison que l'inversion provenait d'un trouble cortical, et pour MM. Magnan et Gley ce trouble consisterait en ce que le cerveau des uranistes offrirait des caractères anatomiques féminins. Une autopsie négative de Krafft-Ebing ne permet pas de se rallier non plus à cette opinion.

Ce dernier auteur, néanmoins, est d'avis, lui aussi, que l'inversion dépend d'une altération de l'écorce cérébrale, et comme, selon lui, la sphère génitale est localisée aux environs du centre olfactif, il pense qu'il doit exister alors une *lésion de ce centre* autonome. Jusqu'ici, aucune des rares autopsies qui ont été produites n'a paru confirmer cette hypothèse.

M. Chevalier donne de l'inversion sexuelle *congénitale* l'explication suivante. Étant connues les lois de l'hérédité philogénique, en raison desquelles l'embryon est asexué à une certaine phase de son développement, on peut supposer que l'aptitude à l'inversion provient d'une sorte d'innéité due à cet hermaphrodisme antérieur. Cette hypothèse est basée sur un principe discutable, soit que l'organe fait la fonction; en second lieu, si on se rappelle que l'inversion est, par sa nature, un phénomène essentiellement psychique, on comprendra difficilement qu'elle puisse représenter l'état résiduel d'une phase embryonnaire (souvenir de l'hermaphrodisme de la série et hermàphrodisme embryonnaire) pendant laquelle la vie psychique n'a, pour ainsi dire, pas d'existence.

Pour M. Moll, l'inversion est attribuable à une anomalie de l'instinct génital survenant le plus ordinairement chez des dégénérés dont cet instinct représente alors le *locus minoris resistentiæ*. Cette dernière opinion nous paraît se conformer le mieux aux faits.

L'inversion sexuelle, d'un côté par ses *caractères essentiels*, d'un autre côté par les *rapports qu'elle affecte* avec les tares nerveuses personnelles et héréditaires parmi lesquelles doivent figurer les vices de conformation, équivaudrait, selon nous, à un *syndrome de dégénérescence*, susceptible de se développer soit spontanément, soit sous l'influence d'un agent provocateur, soit seul, soit accompagné de divers autres signes indiquant sa nature, de la même façon que les différents stigmates psychiques, à côté desquels elle mérite, en conséquence, de prendre place au même rang en pathologie.

Deux indications peuvent se présenter au point de vue du *traitement* de l'inversion sexuelle. Chez certains sujets, chez lesquels en même temps que l'homosexualité il existe une sorte d'hyperesthésie génitale, la première indication sera de chercher à atténuer cet état d'excitation. On parviendra le plus souvent à ce but par les moyens habituels : hydrothérapie sous forme de douches tièdes prolongées, ingestion des bromures, du camphre et du lupulin associés, etc.

Chez d'autres, il s'agira de tâcher d'obtenir le retour à l'hétérosexualité. Tout d'abord, en raison de l'état névropathique général du sujet, que, selon, nous l'existence seule du syndrome inversion suffit à démontrer, l'usage prolongé des toniques du système nerveux s'imposera en tous cas. Pour combattre le penchant morbide en particulier, on cherchera à modifier le milieu où vit le sujet, et on s'efforcera de détourner sa préoccupation sexuelle en lui imposant un travail nécessitant un grand déploiement d'activité physique. Parfois, on sera autorisé à essayer l'emploi de la suggestion hypnotique, et on se trouvera toujours bien de la suggestion non hypnotique.

L'intervention chirurgicale sous forme de castration a été proposée. Nous ne croyons pas devoir y insister (1).

BIBLIOGRAPHIE : CASPER, *Handbuch der gerichtl. Medic.;* Berlin, 1858. *Biolog. Theil,* p. 182. — TARDIEU, *Étude médico-légale sur les attentats aux mœurs;* Paris, 1867. — WESTPHAL, Die contrære Sexualempfindung Symptom einer nevropatisches Zustand (*Archiv. für Psychiatrie,* 1870, t. II, p. 73). — GRIESINGER, Ueber einen wenig bekannten psychopatischen Zustand (*Archiv. für Psychiatrie,* t. I, p. 651). — SCHMINKE, Ein fall von contrærer Sexualempfindung (*Archiv. für Psychiatrie,* 1872, t. III, p. 225. — SCHOLTZ, Bekentniss eines an perverser geschlechtsrichtung (*Viertelsisch. für germed.,* 1873, t. IV, p. 321. — GOCK, Beitrag zur kenntniss der contrærer Sexualempfindung (*Archiv. fur Psychiatrie,* 1875, t. V, p. 564). — SERVAES, Zür kenntniss von der contrærer Sexualempfindung (*Archiv. für Psychiatrie,* 1876, t. VI, p. 484). — VIDAL et LEGRAND DU SAULLE (*Annales médico-psychol.,* 1876, t. XV, p. 446). — STARK, Ueber contrære Sexualempfindung, *Allg. ztsch f. psych.,* 1877, t. XXXIII, p. 209. — TOMASSIA ARIGGIO, Sull'inversione dell'instints sessuale, (*Riv. sperim,* 1878, p. 95). — JULIUS KRUEG, Perverted sexual instincts (*Brain,* 1881, p. 368). — CHARCOT et MAGNAN, Inversion du sens génital et autres perversions (*Archives de Neurologie,* nᵒˢ 7 et 12; Paris, 1882). — MOREAU (de Tours), *Aberrations du sens génésique;* Paris, 1883. — A. KRAUSS, *Die Psychologie des Verbrechens;* Tubingen, 1884. — GLEY, Les aber-

____

(1) *Gazette hebdomadaire,* 8 juillet 1893.

rations de l'instinct sexuel d'après les travaux récents (*Revue philosophique*, vol. XVII, p. 66 ; Paris, 1884). — LACASSAGNE, article : PÉDÉRASTIE, in *Dictionnaire encyclopédique des sciences médicales ;* Paris, 1885). — MAGNAN, Des aberrations, des anomalies et des perversions sexuelles (Société médico-psychologique, 13 janv. 1885). — TARNOWSKY, *Die krankaften Erscheinungen der Geschleschtsinnes ;* Berlin, 1886. — BALL, *Folie érotique*, Encéphale, 1887. — BROUARDEL, Leçons (*Gazette des hôpitaux*, 1886-87). — SÉRIEUX, *Recherches cliniques sur les anomalies de l'instinct sexuel ;* Paris, 1887. — HOFFMANN, article : PÉDÉRASTIE, in *Eulenburg's Real Encyclopedie*, II Auff. 1887. — LADAME, *Revue de l'hypnotisme*, 1888-89. — BINET, *Le fétichisme dans l'amour ;* Paris, 1888. — KRAFFT-EBING, *Psychopathia sexualis mit besonderer Berücksichtigung der contrœren Sexualempfindung ;* Stuttgart, 1891. — CHEVALIER, *L'inversion sexuelle ;* Paris, 1893. — A. MOLL, *Les perversions de l'instinct génital* (traduction française de Pactet et Romme); Paris, 1893. — G. DANVILLE, L'amour est-il un état pathologique (*Revue philosophique*, mars 1893, n° 3, p. 261). — MAGNAN, *Recherches sur les maladies du système nerveux ;* Paris, 1893.

TABLE DES MATIÈRES

CORBEIL. — IMP. CRÉTÉ-DE L'ARBRE